全国中医药高等教育中医儿科学专业规划教材

儿童保健学

主 编

尚莉丽（安徽中医药大学）

赵　霞（南京中医药大学）

全国百佳图书出版单位

中国中医药出版社

·北京·

图书在版编目（CIP）数据

儿童保健学 / 尚莉丽，赵霞主编 . —北京：中国中医药出版社，2021.10（2022.8重印）

全国中医药高等教育中医儿科学专业规划教材

ISBN 978 – 7 – 5132 – 7159 – 2

Ⅰ . ①儿⋯　　Ⅱ . ①尚⋯　②赵⋯　　Ⅲ . ①儿童—保健—中医学院—教材　　Ⅳ . ① R174

中国版本图书馆 CIP 数据核字（2021）第 175868 号

中国中医药出版社出版

北京经济技术开发区科创十三街 31 号院二区 8 号楼

邮政编码　100176

传真　010–64405721

山东百润本色印刷有限公司印刷

各地新华书店经销

开本 889×1194　1/16　印张 12.25　字数 298 千字

2021 年 10 月第 1 版　2022 年 8 月第 2 次印刷

书号　ISBN 978 – 7 – 5132 – 7159 – 2

定价　48.00 元

网址　www.cptcm.com

服 务 热 线　010–64405510

购 书 热 线　010–89535836

维 权 打 假　010–64405753

微信服务号　zgzyycbs

微商城网址　https：//kdt.im/LIdUGr

官 方 微 博　http：//e.weibo.com/cptcm

天猫旗舰店网址　https：//zgzyycbs.tmall.com

如有印装质量问题请与本社出版部联系（010–64405510）

全国中医药高等教育中医儿科学专业规划教材

编审委员会

主　任

汪受传（南京中医药大学）

副主任

丁　樱（河南中医药大学）

熊　磊（云南中医药大学）

马　融（天津中医药大学）

委　员（以姓氏笔画为序）

王　茹（河北中医学院）

王孟清（湖南中医药大学）

王俊宏（北京中医药大学）

王雪峰（辽宁中医药大学）

艾　军（广西中医药大学）

任献青（河南中医药大学）

许　华（广州中医药大学）

孙丽平（长春中医药大学）

李新民（天津中医药大学）

杨　昆（成都中医药大学）

张　伟（黑龙江中医药大学）

张葆青（山东中医药大学）

赵　霞（南京中医药大学）

尚莉丽（安徽中医药大学）

姜之炎（上海中医药大学）

唐　彦（云南中医药大学）

彭　玉（贵州中医药大学）

翟文生（河南中医药大学）

全国中医药高等教育中医儿科学专业规划教材

《儿童保健学》编委会

主　编

尚莉丽（安徽中医药大学）

赵　霞（南京中医药大学）

副 主 编

张葆青（山东中医药大学）

陈　华（浙江中医药大学）

杨　昆（成都中医药大学）

唐　彦（云南中医药大学）

黄岩杰（河南中医药大学）

编　　委（以姓氏笔画为序）

王丹谊（广西中医药大学）

龙旭浩（辽宁中医药大学）

孙洮玉（北京中医药大学）

孙海鹏（贵州中医药大学）

李　敏（首都医科大学）

李江全（南京中医药大学）

张　霞（河南中医药大学）

陈永宏（安徽中医药大学）

段晓征（长春中医药大学）

秦艳虹（山西中医药大学）

薛　征（上海中医药大学）

学术秘书

张珊珊（安徽中医药大学）

前　言

　　新中国中医药普通高等教育中医学专业自 1956 年以来，已经为中医药行业培养了大批人才。为了适应社会对儿科医生的迫切需求，教育部 2017 年起又陆续批准了一批中医药院校新设中医儿科学本科专业，同时有一些中医药院校自主设置了中医学专业中医儿科学方向。为了新设立中医儿科学专业本科人才培养的需要，2018 年 7 月在南京召开了全国相关中医药院校与中国中医药出版社联席会议，初步统一了中医儿科学专业培养方案。2019 年 3 月在郑州召开了第二次联席会议，就中医儿科学专业的专业课课程设置达成一致意见，确定开设《中医儿科学》《儿童保健学》《小儿推拿学》《儿科学》《儿科急症医学》五门课程，研究决定了教材编写分工，启动了教材编写工作。

　　中医儿科学专业的培养目标是：培养思想进步，品德优良，事业心强的中医儿科专门人才。系统掌握中西医基础理论、基本知识和基本技能，能应用中医学思维和手段熟练处理儿科临床问题，具有一定的科研、教学工作能力。具备熟练阅读本专业古文、外文资料的能力。具备现代信息技术应用技能。身心健康。

　　中医儿科学专业的专业课教材具有以下特色：

1. 切合本专业培养目标

　　教材以中医儿科学专业本科人才培养目标为导向，按照"政府指导，院校联办，出版社协办"的运作机制，结合以往培养中医儿科学各层次人才的经验，要求这一套全新的教材必须面向社会需求、切合中医儿科学本科人才的培养要求。本套教材要区别于中医学专业《中医儿科学》教材，在涵盖其基本学术内容的基础上，设置为五门专业课，扩大与中医儿科学专业相关知识的深度和广度，增强儿科临床动手能力的培养；同时区别于中医儿科学研究生教材，以中医儿科住院医师为要求，侧重打好比较扎实的临床基础。

2. 提高学生的专业素养

　　中医儿科医师作为一个服务于儿童特殊群体的专业工作者，有着较高的职业素养要求。本专业学生必须具备从事儿科医疗工作需要的中西医基础理论、基本知识和基本技能，还要接受人文、科学、职业素养教育，掌握开展儿科临床工作的基本能力。关注儿童健康成长是全社会的共识，儿科医师要以"幼吾幼，以及人之幼"的仁爱之心，体贴家长、关怀患病儿童。要学习和践行孙思邈"大医精诚"的医师道德、钱乙倾心服务基层儿童的榜样，热心、耐心、细心地做好患病儿童的诊治工作。

3. 打好扎实基础，提高专业技能

　　为了使中医儿科学专业的学生具有更扎实的专业基础和工作能力，开设了五门专业课程。《中医儿科学》培养学生以中医学思维和方法认识和处理儿科临床问题的能力，《儿童保健学》弘扬"治未病"思想要求学生系统掌握中医、西医儿童保健防病知识，《小儿推拿学》让学生学习应用具有中医特色的推拿疗法防治儿科疾病，《儿科学》教授现代中医儿科临床医师必须掌握的西医儿科学知识，《儿科急症医学》培养学生初步具备处理儿科急症的能力。

4. 开阔学术视野，培养自学能力

在围绕本专业培养要求开设多门课程的基础上，拓宽学生的儿科知识范围，要求学生熟悉历代中医古籍对于儿科疾病防治的相关论述、了解现代中医儿科学术进展、掌握采用中西医两套手段处理儿科临床问题的能力，开阔学生的学术视野，成为一名适应时代发展需要的儿科临床医师。同时，提出儿科临床问题，培养学生获取和更新知识的意识、自主学习和终身学习的能力，为将来的事业发展打下良好的基础。

中医儿科学专业教材编写以国内中医药院校长期从事中医儿科学教学经验丰富的专家组成团队，得到中西医结合、西医儿科专家的大力协同，历经一年多的砥砺研讨，教材的编写思路日渐成熟、方法不断完善，教材陆续出版，适应了本专业教学的迫切需要。但是，因新专业、新教材编写提出的新问题还需要时间来求得更完满的解决，所以，迫切希望各院校在教材使用过程中继续探索、提出意见，以便使本套教材在修订时质量得到进一步的提升。

全国中医药高等教育中医儿科学专业规划教材编审委员会

2021 年 1 月

编写说明

　　我国中医药高等教育体系经过半个多世纪的建设，已经培养了大批适应现代临床需要和学科发展的人才。中医儿科学专业也选拔已完成中医学本科教育的学生进一步深造，培养了一批中医儿科学硕士、博士，充实了本专业的骨干队伍。但是，随着社会的发展，人民群众对儿童卫生保健的要求越来越高，需要有更多的中医儿科医师来提供社会服务。

　　全国中医药高等教育中医儿科学专业规划教材《儿童保健学》，是中医儿科学专业设置的教材之一。本教材以原《中医儿科学》教材中儿童保健的内容为基础，根据人才培养目标，对中医儿童保健知识和技能进行细化和拓展，增加了西医儿童保健相关内容，对各系统疾病提出保健策略。通过这门课程的学习，使学生对儿童保健有系统的认识，能够应用中医学思维和方法认识和处理儿童保健问题。为编写好这本教材，中国中医药出版社在全国遴选14所中医药院校的22位专家组成编委会，于2019年5月24～26日在南京召开了《儿童保健学》教材编写工作会，讨论编写计划，启动编写工作，历时近1年，最终完成本教材编写任务。

　　《儿童保健学》教材共分七章三十九节。第一章绪论，介绍儿童保健的范围和任务、儿童保健发展史及儿童保健的目标和展望；第二章至第六章介绍儿童保健基本理论、基本知识和基本技能；第七章介绍各系统疾病保健。本教材主要是对中医儿科学专业学生进行系统的儿童保健学基础知识教育，要求学生既要熟练掌握儿童体格生长、神经心理行为发育与儿童营养特点等知识，掌握各年龄期保健要点及相关疾病的预防保健，也要熟知中医小儿体质学说、中医儿科保健方法及措施等中医特色内容。其目的是使学生能够较熟练地应用儿童保健学知识解决儿童生长发育、喂养与营养、疾病防治等临床问题，同时利用中医特色与优势，充分发挥中医"治未病"理念和适宜技术在儿童保健中的作用，满足现代社会对儿童保健的需求。书末附有0～18岁儿童青少年生长标准、0～6岁儿童发育行为评估量表、中国儿童膳食营养素参考摄入量、常用食物成分表、0～6岁中医健康管理技术规范，0～6岁儿童健康管理服务规范，以供学习参考。本教材不仅适用于中医儿科学专业本科教学，也是从事中医儿科临床工作的专科医师必读的参考书。

　　我们在教材编写中突出以学生为中心的理念，在介绍儿童保健学基本理论、基本知识、基本方法和反映本学科目前发展水平的前提下，体现素质教育、实践能力和创新能力的培养。在教材中渗入医德医风教育，强化课程思政，同时引导学生掌握本学科的学习方法，以及部分内容开展自主学习。

　　本教材编写分工如下：尚莉丽编写第一章绪论，第七章第二节肺系病证；赵霞编写第二章小儿体质学说，第三章第四节变蒸学说；张葆青编写第五章第五节中医常用保健适宜技术，第六章第七节青春期保健；陈华编写第三章第一节体格生长的规律及影响因素；杨昆编写第七章第八节儿童其他常见疾病肥胖、性早熟；唐彦编写第三章第二节与体格生长有关的其他系统的发育、第三节神经心理行为发育；黄岩杰编写第四章第一节营养学基础、第四节一岁以上各年龄期儿童膳食安排原则；王丹谊编写第六章第五节学龄前期保健、第六节学龄期保健；龙旭浩编写第七章第一节新生儿病证、第八节儿童其他常见疾病湿疹；孙洮玉编写第六章第三节婴儿期保健、第四节幼儿期保健；孙海鹏编写第七章第六节传染病、第七节寄生虫病；李敏编写第六章第一节胎儿期保健、第二节新生儿期保健；李江全编写第七章第三节脾系病证、第四节心肝病证；张霞编写第五章第二节饮食保健；陈永宏编写第七章第五节肾系病证、第八节儿童其他常见疾病过敏性鼻炎；段晓征编写第四章第二节胎儿期营养、第三节婴儿喂养；秦艳虹编写第五章第三节起居保健、第四节精神保健；薛征编写第五章第一节免疫规划。张珊珊为本教材学术秘书。

　　本教材的编写凝聚了各中医药院校中医儿科学专家集体的经验与智慧，编委会全体同仁充分认识到这项工作对于中医儿科学专业人才培养的重要性。教材在出版后，需要在教与学的实践过程中、在临床对中医儿科专科医生知识和能力要求的变化中，不断探求教材学术内容的更新，提高教材质量。欢迎中医儿科同道对本教材提出批评、指正意见，以便再版时修订完善。

《儿童保健学》编委会

2021 年 6 月

目　录

第一章　绪　论　1

第一节　儿童保健学的概念和研究任务 ……… 1
　　一、儿童保健学的概念 　1
　　二、儿童保健学的研究任务 　1
第二节　儿童保健学发展简历史 ……………… 2
　　一、儿童保健学的萌芽期（远古—南北朝） 2
　　二、儿童保健学的形成期（隋代—宋代） 2
　　三、儿童保健学的发展期（明代—中华人民
　　　　共和国成立前） 　3
　　四、儿童保健学的新时期（中华人民共和国
　　　　成立后） 　4
第三节　儿童保健的目标和展望 …………… 5
　　一、儿童保健发展取得的成效 　5
　　二、儿童保健存在的问题 　6
　　三、儿童保健工作展望 　6

第二章　小儿体质学说　8

第一节　小儿的体质特点 ……………………… 8
　　一、体质的概念 　8
　　二、小儿体质形成的相关因素 　9
　　三、小儿体质的中医分型 　11
第二节　小儿体质与疾病 ………………………… 13
　　一、体质与发病 　13
　　二、体质与证候的异同 　15
　　三、体质与疾病证候表现及传变 　15
　　四、体质与疾病预后 　16
　　五、体质与疾病治疗 　16
第三节　小儿体质与治未病 …………………… 17
　　一、治未病的概念和范畴 　17
　　二、体质与治未病 　17

　　三、体质的可调性 　19
　　四、体质调理 　19

第三章　体格生长发育　22

第一节　体格生长的规律及影响因素 ……… 22
　　一、体格生长的规律 　22
　　二、影响体格生长的因素 　23
　　三、体格生长的常用指标 　25
　　四、体格测量的方法 　26
第二节　与体格生长有关的其他系统的发育　27
　　一、骨骼的发育 　27
　　二、牙齿的发育 　28
　　三、肌肉、皮下脂肪的生长发育 　29
　　四、生殖系统的发育 　29
第三节　神经心理行为发育 ………………… 31
　　一、感知觉的发育 　31
　　二、运动发育 　32
　　三、语言发育 　34
　　四、性格发育 　34
　　五、家庭与社会对儿童心理发展的影响 　34
第四节　变蒸学说 …………………………… 35
　　一、变蒸学说的起源 　35
　　二、变蒸学说的主要内容 　35
　　三、古代医家对变蒸学说的观点 　36
　　四、现代医家对变蒸学说的观点 　36

第四章　儿童营养　37

第一节　营养学基础 ………………………… 37
　　一、营养素与参考摄入量 　37
　　二、消化系统功能与营养关系 　39
第二节　胎儿期营养 ………………………… 41

一、孕母所需能量 …… 41
二、孕母所需蛋白质 …… 42
三、孕母所需脂类 …… 42
四、孕母所需矿物质 …… 42
五、孕母所需维生素 …… 43
六、孕母的饮食调护 …… 44
第三节　婴儿喂养 …… 44
一、婴儿喂养方式 …… 44
二、食物转换 …… 47
三、婴儿喂养建议 …… 49
四、婴儿喂养常见的问题 …… 50
第四节　一岁以上各年龄期儿童膳食安排
　　　　原则 …… 51
一、幼儿期膳食安排原则 …… 51
二、学龄前期膳食安排原则 …… 53
三、学龄期和青春期膳食安排原则 …… 53

第五章　儿童保健学方法及措施 55

第一节　免疫规划 …… 55
一、免疫规划的概念 …… 55
二、防疫方式及常用制剂 …… 55
三、免疫程序 …… 56
四、预防接种的准备及注意事项 …… 57
五、预防接种的反应及处理 …… 58
六、预防接种不良反应的报告 …… 58
第二节　饮食保健 …… 59
一、饮食安全 …… 59
二、体质调理 …… 60
三、脏腑调理 …… 61
四、季节调理 …… 61
第三节　起居保健 …… 62
一、日常起居调护 …… 62
二、体格锻炼运动 …… 63
三、环境污染的防护 …… 63
四、儿童伤害的防护 …… 64
第四节　精神保健 …… 64
一、精神保健的概念 …… 64
二、精神保健的原则 …… 65

三、精神保健的意义 …… 65
四、精神保健的内容 …… 65
第五节　中医常用保健适宜技术 …… 66
一、药物外治保健法 …… 66
二、非药物外治保健法 …… 67

第六章　儿童各年龄期保健 71

第一节　胎儿期保健 …… 71
一、调摄精神 …… 71
二、外感内象之胎教 …… 71
三、调和饮食 …… 72
四、调适寒温 …… 72
五、劳逸结合 …… 72
六、避免外伤 …… 73
七、谨慎用药 …… 73
八、定期检查 …… 73
第二节　新生儿期保健 …… 73
一、出生时保健 …… 74
二、新生儿日常生活保健 …… 74
第三节　婴儿期保健 …… 75
一、婴儿期定义 …… 75
二、婴儿期保健措施 …… 75
第四节　幼儿期保健 …… 77
一、幼儿期定义 …… 77
二、幼儿期保健措施 …… 77
第五节　学龄前期保健 …… 78
一、学龄前期定义 …… 78
二、学龄前期保健措施 …… 78
第六节　学龄期保健 …… 79
一、学龄期定义 …… 79
二、学龄期保健措施 …… 79
第七节　青春期保健 …… 80
一、生理保健 …… 80
二、心理保健 …… 82

第七章　相关疾病的预防保健 84

第一节　新生儿疾病 …… 84
一、生理病理特点 …… 84

二、病因特点 84
三、西医解剖、生理特点 85
四、新生儿病证的预防保健原则 85
五、新生儿病证的保健措施 85

第二节 肺系病证 87
一、生理病理特点 87
二、病因特点 88
三、西医解剖、生理特点 89
四、历代医家对肺系保健的认识 89
五、肺系病证的预防保健原则 90
六、肺系疾病的保健措施 90

第三节 脾系病证 93
一、生理病理特点 93
二、病因特点 93
三、西医解剖、生理特点 94
四、历代医家对脾系保健的认识 94
五、脾系病证的预防保健原则 95
六、脾系疾病的保健措施 95

第四节 心肝病证 99
一、生理病理特点 99
二、病因特点 99
三、历代医家对心肝系保健的认识 100
四、心肝疾病的预防保健原则 101
五、心肝疾病的保健措施 101

第五节 肾系病证 104
一、生理病理特点 104
二、病因特点 105
三、西医解剖、生理特点 106
四、历代医家对肾系保健的认识 106
五、肾系病证的预防保健原则 106
六、肾系病证的保健措施 107

第六节 传染病 110
一、生理病理特点 110
二、病因特点 111
三、西医解剖、生理特点 111
四、历代医家对传染病保健的认识 111
五、传染病的预防保健原则 112
六、传染病的预防保健措施 112

第七节 寄生虫病 116
一、生理病理特点 116
二、病因特点 116
三、历代医家对寄生虫病保健的认识 117
四、寄生虫病的预防保健原则 117
五、寄生虫病的预防保健措施 117

第八节 儿童其他常见疾病 118
一、湿疹 118
二、过敏性鼻炎 121
三、肥胖 124
四、性早熟 126

附录 129

附录一 0～18岁儿童青少年生长标准 129
附录二 0～6岁儿童发育行为评估量表
（儿心量表－Ⅱ） 132
附录三 中国儿童膳食营养素参考摄入量 151
附录四 常用食物成分表 156
附录五 0～6岁儿童中医健康管理技术
规范（试行） 162
附录六 0～6岁儿童健康管理服务
规范 169

主要参考书目 179

第一章 绪 论

第一节 儿童保健学的概念和研究任务

一、儿童保健学的概念

儿童保健学是在"治未病"理念指导下，研究儿童时期生长发育规律及其影响因素，运用中医传统的保健方法和适宜技术解决儿童生长发育、喂养与营养、疾病防治和康复等临床问题，从而达到维护和保障儿童健康的一门学科。

"保健"有保养、抚育之义。《说文解字》曰："保，养也。"所谓"养"，即摄养、调养、补养、护养之意。儿童保健学是一门交叉学科，其内容涵盖预防医学、儿科基础医学、儿科临床医学及康复医学等。

二、儿童保健学的研究任务

儿童保健学的研究对象是从胎儿期到青春期的儿童，但重点仍是 7 岁以下儿童。其主要研究任务包括：

1. **研究儿童体质** 阐述体质的概念，影响体质形成的先天和后天因素；从儿童体质的阴阳学说、五脏学说进行体质分型；研究不同儿童体质的发病规律，体质与发病的关系，体质与证候及证候演变的关系，体质与疾病预后的关系；阐述儿童治未病的概念，从治未病角度论述体质与治未病的关系；阐明体质的可调性，遵照按质论治、日常调护等方法进行体质调理。

2. **研究儿童生长发育** 阐述体格生长的规律，影响体格生长的因素，体格生长的常用指标，体格测量的方法；阐述骨骼、牙齿、肌肉、皮下脂肪的生长发育，生殖系统的发育；阐述感知觉、运动、语言、性格正常发育，列举发育过程中常见的问题。

3. **研究家庭与社会对儿童心理发展的影响** 阐述亲子关系对儿童心理发展的影响、婚姻关系对儿童心理发展的影响、家庭环境（家风家教）对儿童心理发展的影响等；阐述社会对儿童心理发展的影响，包括同伴关系对儿童心理发展的影响、社会文化（文化差异、价值观差异、儿童的法律法规）对儿童心理发展的影响，托管机构与学校环境对儿童心理发展的影响，电视网络自媒体对儿童心理发展的影响等。

4. **研究变蒸学说** 研究变蒸学说的起源，列举历代医家对变蒸学说研究的成果，论述变蒸学说的主要内容及变蒸学说与儿童生长发育的关系。

5. **研究儿童营养** 阐述儿童消化系统与营养的关系，营养素的摄入要求，胎儿期孕母需要的热量、蛋白质、脂类、矿物质、维生素的需求；阐述婴儿喂养方式、喂养建议，列举常见喂养问题；阐明幼儿期、学龄前期、学龄期和青春期膳食安排原则。

6. 研究儿童保健学方法及措施　阐述免疫规划的概念，防疫方式及常用制剂，免疫程序，预防接种的准备及注意事项，预防接种的反应及处理，预防接种不良反应的报告；研究饮食安全，从体质、脏腑、季节调理列举食谱；从环境污染的防护、儿童伤害的防护角度提出日常起居调护、体格锻炼运动的原则；阐述精神保健的概念、意义、原则和内容；阐述中医推拿技术、耳穴埋豆技术在儿童保健中的作用。

7. 研究儿童各年龄期保健　阐述各年龄期的定义、特点、保健原则。

8. 研究各系统相关疾病的预防保健　从各系统生理特点、病因病理特点、常见疾病的好发季节，好发年龄，演变规律、预后等临床共性特征，结合历代医家对各系统病证保健的认识提出预防保健原则、措施及程序。

儿童保健以促进儿童健康为宗旨，以抚养、保养、调养为根本。只有做好儿童保健，才能减少疾病发生，保证儿童健康成长。

第二节　儿童保健学发展简历史

一、儿童保健学的萌芽期（远古—南北朝）

早在商周时期已有胎养胎教的记载，《大戴礼记·保傅》记载了"文王胎教"的实例："胎教之道，书之玉板，藏之金匮，置之宗庙，以为后世戒。""周后妃妊成王于身，立而不跛，坐而不差，独处而不倨，虽怒而不詈，胎教之谓也。"《黄帝内经》（简称《内经》）部分篇章中已有儿童保健的内容。如《灵枢·寿夭刚柔》曰："人之生也，有刚有柔，有弱有强，有短有长，有阴有阳。"这可以说是关于儿童体质的最早论述。在阐述小儿生理特点时，《灵枢·逆顺肥瘦》曰："婴儿者，其肉脆、血少、气弱。"《素问·奇病论》记载了因不注意养胎护胎导致小儿先天性疾病，并命名为胎病："人生而有病癫疾者……病名为胎病。此得之在母腹中时，其母有所大惊，气上而不下，精气并居，故令子发为癫疾也。"这是儿科病因学研究的起始。

这个时期虽然书籍中有关于儿童体质、生理特点、胎教、先天性疾病发病与养胎护胎的记载，但内容零散，未成体系，故称为萌芽期。

二、儿童保健学的形成期（隋代—宋代）

隋代巢元方主持编撰《诸病源候论》，其中论小儿杂病诸候6卷，从小儿护理、喂养方面提出"不可暖衣……宜时见风日……常当节适乳哺"等积极的小儿护养观，为儿童保健学的形成奠定了基础。在新生儿保健上提出多种小儿护养措施，如"小儿始生，肌肤未成，不可暖衣……不见风日，软脆不任风寒也""小儿始生，生气尚盛，无有虚劳……但当乳之，甚者十许日，轻者五六日，自当如常"。唐代孙思邈认为新生儿初生母腹，生气尚弱，血脉脆弱，五脏六腑未充，若调养失宜，恐为病也；首次提出浴儿法"凡浴小儿，汤极须令冷热调和。冷热失所令儿惊，亦致五脏疾也。凡儿冬不可久浴，浴久则伤寒，夏不可久浴，浴久则伤热。数浴背冷则发病，若不浴又令儿毛落"；并列举了具体的沐浴方药，是有关儿童药浴保健较早的记载。现存我国最早的儿科专著《颅囟经》提出婴幼儿体属纯阳的生理特点，并指出护养不当等病因，如"孩子或夏中热时，因乳母沐浴多使冷水，奶得冷气，血脉皆伏。见孩儿气未定便与奶，使孩子胃毒，乃赤白两般恶痢，此乃是奶母之过"。北宋的《太平圣惠方》首列专篇论述"乳母忌慎法"，认为身为乳母，做任何事都应有节度；乳儿法中提出乳儿应节度，还论述了小儿衣着的注意事项。《圣济经》从新生儿生理特点的角度，提出乳母乳儿的禁忌，"人之初生，胃气未固……母有积热而乳，则变黄不能食。新房而乳，则瘦悴交胫不能行"。北宋医家钱乙在其代表作《小儿药证直诀》中将小儿的生理病理特点归纳为"脏腑柔弱，易虚易实，易寒易热"，对儿童保健有直接的临床指导意义；在小儿喂养保健方面，首论小儿脾胃虚弱者忌生冷、油腻、甜物等；此外，还创立了儿科五脏辨证体系，提出心主惊、肝主风、脾主困、肺主喘、肾主虚等，为防治儿童疾病提供了新的思路。南宋刘昉著《幼幼新书》汇集整理了宋以前的儿科学术成就；在母体保健方面，引用《太平圣惠方·胎教论》所云"子在胎内，随母听闻，所以圣贤传乎胎教"来说明胎教的重要性，指出"凡妊娠之后，才及月余，则须行坐端严，性情和乐……斯乃圣人胎教之道。为人父母，可不行乎"；在儿童年龄分期方面，提到"初生者曰婴儿，三岁者曰小儿，十岁者曰童子"。

《小儿卫生总微论方》总结了南宋以前儿科学发展的一些突出成就，较全面、系统地论述了小儿生理、病理、诊断、治疗、预防、护理等内容。其卷二主要阐述婴儿调护，指出：若孩子大哭之后不可立即喂养，否则会导致呕吐；乳母更须依时按节，引导教育，培养小儿的乳食习惯。陈文中著有《小儿病源方论》，书中对儿童喂养保健强调"养子若要无病，在乎摄养调和"，如"吃热，吃软，吃少，则不病；吃冷，吃硬，吃多，则生病"，宜"忍三分寒，七分饱，频揉肚，少洗澡"，还提出"养子十法"，对儿童保健学的形成起到重要作用。

这个时期对小儿生理病理特点、致病因素有了初步认识，对儿童进行年龄分期，多位医家、多部著作论述了胎儿期、新生儿期的喂养、护理注意，提出养子十法、浴儿法等保健法则和措施，逐步形成儿童保健学体系。

三、儿童保健学的发展期（明代—中华人民共和国成立前）

明代名医万全著有《幼科发挥》《育婴秘诀》《片玉心书》等儿科专著，其中《育婴秘诀》一书详细论述了育婴四法，即"预养以培其元，胎养以保其真，蓐养以防其变，鞠养以慎其疾"。其中，预养指孕育之前的培元之道，提出不可乱服壮阳、暖宫之药，男子慎养其精，女子静养其血，交合时需"二情交畅"等要领，强调首重先天；胎养即养胎护胎之道，提出调喜怒、节嗜欲、作劳不妄、节五味之食、不可妄投药饵等要领；蓐养即围生期保健，介绍了回气、拭口、浴儿、断脐、嗜儿、解胎毒等方法；鞠养即婴幼儿期保健，强调饮食和寒温调节在疾病预防中的重要性。这是较为完备的儿童年龄分期保健。明代秦昌遇所撰《幼科折衷》载有"古庙凶祠不可入，入之则神惊；狂禽异兽不可戏，戏之则神恐；斗争之处不可近，近之则心偏；枯木大树之下不可息，防久阴之气触人"的儿童心理保健注意事项。明代龚廷贤编撰的《小儿推拿秘旨》曰："且小儿在胎，母饥亦饥，母饱亦饱。辛辣适口，胎气随热，情欲动中，胎息辍躁。或多食煎煿，恣味辛酸，嗜欲无节，喜怒不常，皆能令儿受患。"强调胎儿与孕母是个整体，胎儿期保健的重点是孕母。明代张介宾《景岳全书·小儿则上·药饵之误》曰："小儿气血

NOTE

未充，而一生盛衰之基，全在幼时，此饮食之宜调，而药饵尤当慎也。"认为幼儿用药应当谨慎，指出一生健康的根基在于幼时，而这个时期的小儿气血不足，身体功能尚不健全，易受药毒之害，所以饮食调节最为重要。

清代骆如龙《幼科推拿秘书》中记载有保生歌："要得小儿安，常带饥与寒……保养常如法，灾病自无干。"熊应雄《小儿推拿广意》中以歌诀的形式告诉人们如何合理喂养和日常调护，言"养子须调护，看承莫纵驰。乳多终损胃，食壅即伤脾。衾浓非为益，衣单正所宜。无风频见日，寒暑顺天时"，进一步完善了儿童保健学内容。清代夏鼎在《幼科铁镜》一书中指出父母对待孩子不应过度溺爱，饥饱不均、寒冷不当多会伤及肺脾。还记载了孕母作息、饮食、性情、感邪等因素致使小儿发病情况，并提出中药和方剂治疗，如因孕母"喜睡火炕，好食煎炒"导致小儿胎热，应予连翘、伏龙肝、车前煎服，或用大连翘饮。清代陈复正《幼幼集成》对儿科常见病的证治进行了系统的归纳，对先天禀赋不足而致疾病曰："儿之初生有病，亦惟胎弱、胎毒二者而已矣。胎弱者，禀受于气之不足也。子于父母，一体而分，而禀受不可不察。如禀肺气为皮毛，肺气不足，则皮薄怯寒，毛发不生……此皆胎禀不足之故也。"清代沈金鳌在《幼科释谜》中从儿童保健角度提出用药原则："芽儿脏气未全，不胜药力。周岁内，非重症，勿轻易投药，须酌法治之。即两三岁内，形气毕竟嫩弱，用药亦不可太猛，峻攻骤补，反受药累。"认为小儿就如同初冒的幼芽，脏腑之气尚未完善，无法耐受药力。一周岁以内，不是重症，不要轻易给药，需要考虑适当的方法医治。直到两三岁，小儿脏腑娇嫩，用药也不可太猛，峻攻骤补反使小儿被药物所累。清代程文囿所著《医述》对于婴儿患病服药提出："乳下婴儿有病，必调其母，母病子病，母安子安。儿难服药，当令其母服之，药从乳传，其效便捷。"主张婴儿服药困难，由乳母服药，药从乳汁传给乳儿。清代程康圃《儿科秘要》中也指出："小儿有病服药必告其乳母戒口、食素。若不忌肥腻荤腥者，则服药不效，寒证者戒其寒凉，热证者戒其燥热之物。一一告之，粉面、寒滞、生冷、瓜果、薯芋等物，有病俱戒。"主张小儿患病的治疗与乳母密不可分，小儿患病则要求母乳忌肥腻荤腥，寒证者乳母忌寒凉之物，热证者乳母忌燥热之品，否则用药效果易不明显。

明清时期，由于天花、麻疹等传染病流行，儿科医家采取了很多针对传染病的有效的预防措施。如《痘疹金镜赋集解》记载明隆庆年间宁国府太平县的人痘接种法，《博集稀痘方论》载有稀痘方，《三冈识略》载有痘衣法，均运用于天花的预防。我国的人痘接种法也流传到俄罗斯、朝鲜、日本、土耳其及欧非各国，较英国琴纳发明牛痘接种早200多年，是世界免疫学发展的先驱。

此期对儿童年龄分期的保健有了进一步完善，对心理保健、疾病用药注意事项、疾病预防尤其是传染病的防治有了一定的认识，故为儿童保健学的发展期。

四、儿童保健学的新时期（中华人民共和国成立后）

1949年中华人民共和国成立后，政府十分重视儿童健康，儿童保健也进入了快速发展的新时期，主要开展了以下几方面工作：一是建立了市级、区县级妇幼保健机构和基层卫生服务机构的三级保健网络。二是按照属地管理原则，形成了新生儿疾病筛查规范管理与服务体系，开展系列孕检、新生儿疾病筛查工作，降低了新生儿死亡率。三是在全国开展儿童计划免疫工作，即按照规定的免疫程序对适龄儿童及时、有效地进行预防接种。为保证计划免疫工作的落实，

1982 年国家发布《全国计划免疫工作条例》，规定各地要建立健全预防接种登记卡（簿）和各项规章制度，城市要常年开设计划接种门诊，对流动人口实行预防接种卡的转移。通过免疫接种，导致儿童残疾的小儿麻痹症已基本消除，儿童传染性疾病得到有效控制。四是重视营养与儿童健康。建议在婴儿出生 6 个月内进行纯母乳喂养，这既可以满足婴儿的营养需求，又能使新生儿的死亡率降低。注重儿童膳食营养均衡，合理摄入蛋白质、脂肪、糖、维生素和微量元素以满足儿童生长发育的需求，同时也需注意避免营养过剩带来的儿童肥胖。五是中医适宜技术的运用。2011 年 9 月国家中医药管理局印发了《0—6 岁儿童中医医健康管理技术规范（试行）》。该规范阐述了 0—36 月龄和 3—6 岁儿童的日常中医保健知识，并对一些儿童常见中医保健适宜技术和方法进行推广，例如冬病夏治技术、小儿推拿技术等。

第三节　儿童保健的目标和展望

自 20 世纪 80 年代我国规范化开展儿童保健工作以来，儿童保健服务与国家发展同步，在建设和发展过程中取得了显著成绩，在儿童生长发育、体质健康与促进、疾病控制等方面积累了丰富经验，具有我国特色与优势，受到国际同行关注，同时完成了从保障儿童生存到促进儿童发展的重大转变。

一、儿童保健发展取得的成效

1. 儿童营养状况显著改善　近 10 年我国儿童的生长发育水平已从快速增长期进入到缓慢增长期。2015 年发布的九市 7 岁以下儿童体重、身长 / 身高和头围的生长标准值已超过世界卫生组织（WHO）参考标准，具有国家代表性。对维生素 A 缺乏症、维生素 D 缺乏性佝偻病、缺铁性贫血、微量营养素缺乏等营养性疾病的防治取得阶段性成果，感染性疾病和营养不良发生率、5 岁以下儿童尤其新生儿死亡率逐年下降，提前完成《中国儿童发展纲要（2011—2020）》多项指标。

2. 妇幼卫生服务体系建立健全　妇幼保健机构是国家提供妇幼保健和医疗服务的主导力量。自 20 世纪 50 年代，中国妇幼卫生服务机构从无到有，逐步发展，目前已经建立相对完整的三级医疗保健服务网络，基本建立符合中国特色的新生儿疾病筛查模式，实现了儿童预防接种率的预期目标。儿童营养和生长发育指导广泛开展，母乳喂养率升高，辅食添加情况改善，对儿童营养及体格发育水平的提高起到了促进作用。

3. 中医儿童保健优势显著　在社区医院和家庭中广泛开展儿童中医健康保健，中医健康管理工作人员在儿童 6 个月至 1 岁期间、1 至 3 岁期间、3 至 6 岁期间各进行一次中医健康指导，运用中医四诊合参方法对儿童健康状态进行辨识，提供儿童饮食调养、起居活动等指导，传授足三里、涌泉等常用穴位按揉、腹部推拿、捏脊等适宜居民自行操作的中医技术，对各年龄段儿童常见疾病或潜在因素有针对性地提供中医干预方案。

4. 学科建设多方面发展　我国儿童保健学科于 1977 年前后建立，与儿科其他专业发展同步，专业队伍逐步壮大，学科研究领域已向交叉学科发展，内涵逐渐扩大，在科学循证的基础上，依据已经掌握的系统生物学研究技术及方法，深入探索调控儿童生长发育的遗传基因背景及影响生长发育的内部因素、环境因素及二者之间的相互关系，保健内容涉及临床儿科学、发育儿科学、预防儿科学、社会儿科学等多学科知识，疾病诊断及诊治水平紧跟国际前沿。

二、儿童保健存在的问题

1. **儿童体格发育偏离，地区发展不均衡**　现阶段，儿童营养问题已由单纯营养不良转变为营养过剩和营养紊乱，儿童肥胖症增加，龋齿检出率升高，生长迟缓问题依然存在。儿童营养状况存在地区性差异，农村儿童营养状况不如城市。

2. **儿童疾病谱明显改变**　儿童感染性疾病逐渐减少，意外伤害、发育行为性疾病、基因和遗传代谢性疾病、与生活环境密切相关疾病的发病率逐年增高。新的感染性疾病不断出现，且迅速蔓延。抗菌药物虽在治疗感染性疾病方面发挥重要作用，但细菌耐药已成为公共卫生难题。

3. **儿童保健学科发展不均衡**　现阶段公共卫生任务繁重，流动人口明显增多，基层儿保人员编制紧缺，不能全方位地为儿童服务。儿童保健学近年发展比较迅速，但起步较晚，整体学科水平发展不均衡，尚未形成强大的学科梯队；同时，各省、市儿童保健学科发展存在明显的地区差异，人员的学术和科研能力参差不齐，极大地限制了儿童保健学科的整体发展。

4. **儿童保健信息网络尚未健全**　大数据时代，保健信息网络建设是儿童保健发展的方向。但基层医疗保健网络尚未建立，妇幼保健系统无法覆盖社会边缘群体和弱势群体，且各地网络信息建设缺乏统一标准，信息整合难度较大，与其他专业的衔接存在缺口，不能实现全国儿童保健信息共享。

5. **中医儿童保健发展相对缓慢**　中医儿童保健起步较晚，儿童体质辨识未形成统一标准，现有的保健模式均把儿童作为整体进行健康指导，未根据其特有的生理特性按不同年龄段进行划分。此外，现有资料多着眼于对儿童进行体质辨识之后"对质下药"，停留在临床用药治疗方面，并未上升到预防保健层面。系统的保健模式尚未建立，相关政策法规不完善都是导致中医儿童保健发展缓慢的主要原因。

三、儿童保健工作展望

1. **加强儿童保健三级网络建设**　儿童保健三级网络建设包括管理制度建设、人才梯队建设和信息网络建设。政府应给予政策方面的大力支持，创造宽松环境，继续加强机构的建设和创新，改革和完善管理体制，理顺分级诊疗和转诊制度，充分调动儿童保健工作人员的积极性，推动儿童保健有序和有效地发展。提升全国儿童保健工作者的整体技术水平。加快全国儿童保健信息网络建设，推动信息联网，促进信息共享，以保证完整地追踪儿童的生存和发展状况，为提高妇幼信息监测质量、实现个性化保健指导、提高儿童保健服务质量提供便利和保障。

2. **加强出生缺陷防治项目研究，强调心理行为保健**　继续推广新生儿疾病筛查，扩大新生儿疾病筛查的范围，完善筛查水平，提高诊治水平。深入开展出生缺陷的基因诊断、筛查技术的研究开发，开展遗传咨询工作，针对常见、多发的出生缺陷，建立相应的诊断和救治技术平台和三级转诊网络。加强儿童保健管理中的发育监测，尤其是对潜在的影响儿童心理行为发育的高危因素，及时发现儿童的发育偏异和发育行为问题，及早干预并促进儿童早期发展；提高对儿童发育行为问题和发育障碍疾病的诊治水平，加强对发育障碍疾病的流行病学和病因机制的研究，为儿童发育障碍性疾病的预防和干预提供科学依据。

3. 制定完善相关政策法规，加快中医儿童保健发展步伐 为促进中医儿童保健的规范化，政府及相关组织应制定和完善相关政策法规，以中医体质辨识为基础，根据不同年龄段的不同体质给予个性化的保健措施，发展中医特色的个性化儿童"辨体保健"理念，以建立更人性化、更便捷、更能发挥中医药优势特色的儿童保健模式。另外，应开展大样本、多中心的临床研究，并着重强化在作用机制方面的研究，以使中医儿童保健能够得到深入发展和广泛应用，并走向国际医疗保健领域。

多学科交叉是今后儿童保健学科的发展方向，也是今后儿童保健学科的发展潮流。儿童保健学只有与各专业学科相互交叉、有机结合，在科学循证的基础上，依据已经掌握的技术和方法，深入探索调控儿童生长发育的遗传基因背景，以及影响儿童正常生长发育的内部因素，才能不断创新自己的理论体系。

第二章　小儿体质学说

第一节　小儿的体质特点

在小儿群体中，同一年龄的孩子不仅高矮、胖瘦形态各异，寒热偏嗜、饮食偏好及性格等方面有差异，而且在同样的致病条件下，会有是否发病、病热病寒、预后或好或差、对同一药物反应不同等区别。这些现象与多种因素有关，中医学认为其中一个很重要的因素是体质，是由小儿的体质特点即个体体质的差异所决定的。

中医学的体质理论是中医学最具特色的理论之一。中医体质学说是以中医理论为指导，研究人类各种体质与体质类型的生理病理特点，并以此分析疾病的发生规律、病变性质及发展趋向，从而指导疾病的预防。体质理论针对不同的个体，因人制宜、因质制宜、以人为本防病治病，体现了中医"治未病"的思想。中医儿科学的体质理论是中医体质学说的重要组成部分，与小儿的发病学、治疗学、预防学等密切关联。

一、体质的概念

体质，有身体素质、形体质量、个体特质等不同含义。在中医体质学中，体质是指在先天禀赋（包括遗传）和后天获得的基础上，在其生、长、壮、老的过程中形成的形体结构、脏腑功能及心理状态因素等综合的、相对稳定的特征。这种特征往往决定着机体的反应状态、对某种致病因子的易感性、所发生疾病的倾向性、对治疗的敏感性及疾病的预后转归等。在人生的不同阶段，包括胎儿、婴幼儿、学龄前儿童、学龄儿童、青少年、成人、中老年等是相对稳定的；在某种条件下，它又具有可变性。稳定是相对的，可变是绝对的。体质现象是人类生命现象的一种重要表现形式。

追溯小儿体质学说形成的源流，其首见于《灵枢·逆顺肥瘦》，有"婴儿者，其肉脆、血少气弱"之说。《颅囟经·脉法》载："凡孩子三岁以下，呼为纯阳，元气未散。"而后隋代巢元方在《诸病源候论》中提出小儿有"血气未定""脾胃嫩弱""真气不足"的特点，详细阐述了其与小儿诸病间的关系，为小儿体质学说的形成奠定了基础。北宋钱乙在《小儿药证直诀》中将小儿体质概括为"五脏成而未全，全而未壮""脏腑柔弱，易虚易实，易寒易热""骨气未成，形声未正，悲啼喜哭，变态不常"。金代刘完素指出"小儿病者纯阳，热多寒少也"。元代朱丹溪认为"人生之十六载之前气血剧盛，如旭日之方升，如月之将圆，独阴常不足"。万全根据五脏辨证体系提出"小儿肝常有余，心常有余，脾常不足，肺常不足，肾常虚"，确立"三有余，四不足"之说，从内容上丰富并完善了对小儿体质特点的认识。清代吴瑭在《温病条辨·解儿难》中提出小儿乃"稚阴稚阳"之体，对"纯阳"学说作了补充，并强调小儿疾病的治疗应在护阴的同时注重顾阳。而张锡纯在《医学衷中参西录·治小儿风证方》中指出"盖小儿虽为少阳之体，而少阳实为稚阳，有若草木之萌芽，娇嫩畏寒"，说明少阳为稚嫩柔弱之阳，更阐明了小儿生长发育过程中以阳为主导的动态平衡。

二、小儿体质形成的相关因素

（一）先天遗传因素

父母的生殖之精相合，形成胚胎，并在母体内经过气血的滋养而不断发育，从而形成个体。俗话说，种瓜得瓜，种豆得豆。因此，先天禀赋是决定与影响体质形成和发展的内在因素，父母的体质特征往往对后代产生重要影响。特别是初生儿的体质是由先天因素决定的，父母的体质对其影响很大。《医宗金鉴·妇科心法要诀》曰："男子十六而精通，必待三十而娶，女子十四而天癸至，必待二十而嫁者，皆欲阴阳完实。然后交而孕，孕而育，育而其子必坚壮长寿也。"

除去婚育、种子外，孕期调护也十分重要。《格致余论·慈幼论》云："儿之在胎，与母同体，得热则俱热，得寒则俱寒，病则俱病，安则俱安。"《幼幼集成·护胎》云："胎婴在腹，与母同呼吸，共安危，而母之饥饱劳逸，喜怒忧惊，食饮寒温，起居慎肆，莫不相为休戚。"《景岳全书·小儿则·小儿诊治大法》则曰："母多火者，子必有火病；母多寒者，子必有寒病；母之脾肾不足者，子亦如之。"对不同体质之孕妇，宜以饮食寒温之不同属性以纠其偏。例如：素体阴虚火旺者，饮食宜于清淡；阳虚气弱者，饮食宜于温补。脾胃虚弱者，宜于调理脾胃，如《景岳全书·妇人规·胎不长》说："胎不长者，亦惟血气之不足耳……妇人多脾胃病者有之，仓廪薄则化源亏而冲任穷也。"孕期禁忌过食大寒、大热、甘肥黏腻、辛辣炙煿等食物，以免酿生胎寒、胎热、胎肥等病证，引起生后小儿体质的偏颇。

因此，胎儿的强弱禀受于父母，孕母的体质、精神、营养、起居、疾病、用药、环境等因素，均会影响胎儿的生长发育。实际上，父母的体质、智慧、婚龄、饮食嗜好、孕期的胎教和胎养等因素在很大程度上影响着子女的体质，从而使小儿的体质有偏热偏寒偏实偏虚之不同。

（二）后天环境因素

影响小儿体质的后天环境因素包括生活环境、日常调护因素、乳食因素、疾病因素及医药因素等。

1. 生活环境因素 不同地域的人，由于受水土、地理气候、人文等因素长期影响，形成了不同的体质类型，也造成小儿体质特点各异。《素问·异法方宜论》关于自然环境对体质的影响有"其民陵居而多风，水土刚强……故邪不能伤其形体"等论述。《吕氏春秋·尽数》则云："轻水所多秃与瘿人……甘水所多好与美人，辛水所多疽与痤人。"《医学源流论·五方异治论》亦有类似的论述："人禀天地之气以生，故其气体随地不同……西北之人，气深而厚……东南之人，气浮而薄。"除了地理环境不同造成小儿体质特点各异外，社会环境对体质的影响也很大。如在和睦温馨家庭成长的小儿，与在缺乏关爱，或单亲家庭，或长期受人歧视、被打骂等恶劣环境下长大的小儿，二者的体质特别是心理素质有较大的差异。

2. 日常调护因素 小儿体禀纯阳，阴阳二气均较稚弱，生长发育迅速，脏腑形态功能均未发育成熟，日常调护在小儿体质特点的形成中有着重要的意义。如厚衣重帽，将养过温，少见风日，加之小儿动多静少，易致汗出过多，耗气伤阴，肺卫不固，腠理疏薄，易于感触外邪，化火生热。这种体质的小儿病时易发热、便秘、咳嗽，甚至易发惊风。《诸病源候论·小儿杂病诸候·养小儿候》云："宜时见风日，若都不见风日，则令肌肤脆软，便易伤损……天和暖无风之时，令母将抱日中嬉戏，数见风日，则血凝气刚，肌肉硬密，堪耐风寒，不致疾病。若常藏在帏帐之内，重衣温暖，譬如阴地之草木，不见风日，软脆不任风寒。"所谓"时见风日"，就是指小儿必须经常到户外活动，接受大自然的阳光和空气，才能增强体质，逐渐适应环境、气候变化，增加抗病能力。婴儿如此，幼儿亦然。《女学篇·襁褓之制造》亦说："每遇天晴无风之日，抱出运动，吸食新鲜空气，最易生长。"

小儿为纯阳之体，衣着过暖，易生内热，会使小儿筋骨软弱，对气候变化的适应能力下降，尤其是对寒冷的耐受能力降低，致使发病增多。衣着要适宜，避免过多，且要适合气候变化，应当从小养成习惯，使其肌肤能更好地适应外界气温的变化。《诸病源候论·小儿杂病诸候·养小儿候》曰："小儿始生，肌肤未成，不可暖衣，暖衣则令筋骨缓弱。"《备急千金要方·少小婴孺方·初生出腹》曰："不可令衣过厚，令儿伤皮肤，害血脉，发杂疮而黄。儿衣绵帛，特忌厚热，慎之慎之。"明代医家万全曾说："育婴家秘无多术，要受三分饥与寒。"《全婴心法·衣服部》云："小儿下体属阴，若温暖则阴暗消除，胸腹用暖外两腿足可以少受寒凉为佳。"关于衣着保暖，《保婴撮要·护养法》言："衣服当随寒热加减，但令背暖为佳。亦勿令出汗，恐表虚风邪易伤。"《小儿病源方论·养子十法》提出了"一要背暖……二要肚暖……三要足暖……四要头凉……"的原则。《小儿卫生总微论方·慎护论》说："凡儿常令薄衣……薄衣之法，当从秋习之；若至来春稍暖，须渐减其衣，不可便行卒减，恐令儿伤中风寒。"这就是所谓"秋冻春捂"的小儿养生法。以上这些都是我国古代总结出的有效的育儿经验。这种小儿衣着不宜过暖的积极养生观，受到历代医家的重视与提倡，实践证明，这是一种增强小儿体质的有效办法。

3. 乳食因素　小儿脾常不足，饮食不知自节。《素问·痹论》云："饮食自倍，肠胃乃伤。"《活幼口议·议食忌》说："人之所生，随土地之所宜，饮食亦随其所有。"说明地域不同、体质有别的小儿有不同的饮食宜忌。书中又说："凡小儿心之有病，不可食咸卤；肺之有病，不宜食焦苦；肝之有病，不宜食辛辣；脾之有病，不宜食酸馊；肾之有病，不宜食甘甜。盖由助其它气而害于我也。"这是从五行学说出发，论五脏病饮食宜忌。《小儿病源方论·养子调摄》曰："养子若要无病，在乎摄养调和。吃热、吃软、吃少，则不病；吃冷、吃硬、吃多，则生病。"要培养小儿形成良好的饮食习惯，进餐按时，相对定量，不挑食，不偏食，《景岳全书·小儿则·护养法》说："小儿饮食有任意偏好者，无不致病。"小儿喂养不当，暴饮暴食，偏食嗜食，喜食零食，或嗜食辛辣厚味食品，或嗜食冷饮等，势必损伤脾胃，影响化源，形成易患贫血、泄泻、厌食甚至疳证的体质特点。《医宗金鉴·幼科心法要诀》云："小儿恣食甘肥生冷，不能运化，则胃肠积滞矣。"若恣食肥甘厚味、膏腴之食，热量过剩，又易形成肥胖，或损伤脾胃发生积滞等。

4. 疾病因素　许多疾病日久可以改变人的体质。小儿常见病如厌食、反复呼吸道感染、肥胖、泄泻等多种疾病，如治疗不当或治不及时，小儿体质越来越差，形成恶性循环，更易患上述疾病。邪气侵入人体之后，可随人体之阴阳、寒热、虚实的不同体质，发生不同的转化，由于疾病的原因，又导致了小儿脾肾虚弱、气血生化不足、营养障碍、发育迟缓、体弱多病。同一邪气致病，在不同的人身上可以表现出不同症状，甚至是相反的症状，即"邪从人化"。体质不仅与疾病的发生有密切关系，而且对疾病的传变和转归也起决定性的作用，不同的体质对疾病有不同的反应。

5.医药因素　清代陈复正《幼幼集成·药饵之误》云："小儿气血未充，一生盛衰之基，全在幼时，此饮食之宜调，而药饵尤当慎也。"小儿脏腑娇嫩、易虚易实，在疾病过程中由于诊疗不当，不分寒热，妄投攻下或温腻补益之品会对患儿体质造成影响。《温病条辨·解儿难》曰："其用药也，稍呆则滞，稍重则伤，稍不对证则莫知其乡。"如果用药过于温燥，则易伤稚阴，形成阴虚内热的体质特点；如果用药过于苦寒，则易伤稚阳，形成阳虚内寒的体质特点。现代临床一些化学药物的应用，对小儿体质的影响也较大。如肾病患儿长期用糖皮质激素，不仅使小儿体形有所改变，同时也使小儿卫气不固、易感外邪或改变疾病证型，由脾肾阳虚演变为肝肾阴虚；白血病患儿化疗，造成免疫功能低下等。抗生素的不规范使用，亦是导致小儿体内菌群失调，抵抗力降低的重要因素，从而影响小儿体质特点。

三、小儿体质的中医分型

中医体质分型最早见于秦汉时期的《内经》。《灵枢·阴阳二十五人》对体质类型进行了观察、总结并对其作出分类，是世界上最早阐述体质分类的重要文献，其中阴阳分法和五行分法最为突出。而到近年才形成较为丰富的分型方法，具有代表性的有王氏9分法、匡氏6分法；小儿体质分型具有代表性的如苏氏分法及汪氏分法等。经查阅相关文献，按分型标准出现的时间先后为顺序综合分析，小儿体质分型主要有以下多种：

（一）小儿体质的阴阳学说

在儿科体质理论中，有小儿为"纯阳"与"稚阴稚阳"之说。古代医家借用《易经》中"纯阳"一词来表述小儿时期的体质特点，以说明小儿时期机体的阴阳是以阳生为主导趋势。《颅囟经·脉法》云："凡孩子三岁以下，呼为纯阳，元气未散。"将小儿这种生机蓬勃、发育迅速的生理特点概括为"纯阳"。这里的"纯"指小儿先天所禀赋的元阴元阳未曾耗散，"阳"指小儿的生命活力，犹如旭日之初生，草木之方萌，蒸蒸日上，欣欣向荣。对于小儿为"纯阳"之体的理解，历代医家不尽一致。《宣明论方·儿科论》说："大概小儿病者，纯阳，热多冷少。"《医学正传·急慢惊风》说："夫小儿八岁以前曰纯阳，盖其真水未旺，心火已炎……"《幼科要略·总论》说："襁褓小儿，体属纯阳，所患热病最多。"

单纯用纯阳学说来说明小儿体质特点有其局限性。清代儿科医家陈复正指出："幼科论证，悉以阳有余阴不足立论，乖误相承，流祸千古，后人误以婴儿为一团火，肆用寒凉，伤脾败胃。"温病学家吴鞠通在《温病条辨·解儿难》中指出："古称小儿纯阳，此丹灶家言，谓其未曾破身耳。非盛阳之谓，小儿稚阳未充，稚阴未长者也。"创立了小儿为"稚阴稚阳"之体的新说。"稚阴稚阳"说的确立，使中医学从功能和物质的角度对小儿体质的认识趋向全面。吴鞠通的稚阴稚阳理论，从阴阳学说方面进一步阐明了小儿时期的机体，无论在形体结构方面还是生理功能方面，都处于相对不足的状态，都需要随着年龄的不断增长而不断生长发育，才能逐步趋向完善和成熟。

小儿"纯阳"与"稚阴稚阳"体质学说，是随着中医儿科医疗实践的发展而逐步形成的，"稚阴稚阳"学说是对"纯阳"学说的完善与补充。这两种学说是从阴阳学说的基本理论出发，从阴阳消长的角度说明小儿体质阴阳虽未成熟完善，但呈现出一种以"阳生"为主导趋势的状

NOTE

态，成为中医儿科学的基本指导理论。

（二）小儿体质的五脏学说

明代著名儿科医家万全提出，小儿五脏特点是肺脾肾不足、心肝有余。小儿脏腑娇嫩，虽是指小儿五脏六腑的形与气皆属不足，但其中又以肺、脾、肾三脏不足更为突出。这一方面是由于小儿出生后肺脏、脾脏、肾脏皆成而未全、全而未壮所致；另一方面，更是因为小儿不仅与成人一样，需要维持正常的生理活动，且其处于生长旺盛、发育迅速的阶段，对水谷精气的需求较成人相对迫切，必须满足这一特殊的需求。所以，小儿对肺气宣发、脾气运化、肾气生发功能的要求更高。因此，在小儿生长发育过程中，经常会出现肺、脾、肾气不足，表现出肺脏娇嫩、脾常不足、肾常虚的特点。

小儿五脏的有余与不足并非病理的有余与不足，而是"纯阳"与"稚阴稚阳"之体在五脏生理特性中的对应。它亦决定了小儿发病的特点，如小儿时期以肺、脾、肾系疾病最为多见。同时，由于人体正气的强弱与肺、脾、肾关系最为密切，而小儿五脏中又是肺、脾、肾相对不足，"正气"尚不充盈完善，抵抗疾病的能力亦未能充盛，故较成人更易患各种疾病。

（三）小儿体质的现代分型

体质分型是体质学说临床运用中的重要问题，现代中医学对体质的分型研究，主要是从临床角度，根据疾病群体中的个体体质变化、表象特点及与疾病的联系等方面对体质作出分类。关于小儿体质类型的划分，多以阴阳学说、五脏学说为基础，结合表象特点进行划分，但尚无统一分型标准，具有代表性的如：

1. 王琦的九种体质分型 王琦从中医体质表现特征出发，将人的体质分为9型（平和质、气虚质、阳虚质、阴虚质、痰湿质、湿热质、瘀血质、气郁质和特禀质），但其分型不是针对小儿制订的。有人认为体质有生理体质（健康体质，即平和质）、病理体质（即8种偏颇体质）之分。

2. 匡调元的六种体质分型 匡调元认为体质是机体在生理状态下的不同表象，而不是病理表现，故其对体质的分型术语描述均采用与传统不同的6分法（正常质、晦涩质、腻滞质、燥热质、迟冷质、倦㿠质）。

3. 苏树蓉的脏腑阴阳分型 苏氏体质分型法结合各家对小儿体质分型及中医学对小儿体质特点的认识，基于"1061例小儿体质调查及体质分型的研究"，从阴阳消长的个体差异，根据肺脾肾的个体特征进行分型。首分阴阳均衡质和不均衡质两大类，不均衡质又有肺脾质Ⅰ型（阳多阴少型）、肺脾质Ⅱ型（阴多阳少型）；脾肾质Ⅰ型（阳多阴少型）、脾肾质Ⅱ型（阴多阳少型）的区别。

4. 汪氏儿童体质八分法 汪受传教授提出儿童体质八分法：和平质、特禀质、气虚质、血虚质、阴虚质、阳虚质、痰湿质、阳热质。均衡质可称之为和平质，即阴阳、气血和调平衡的体质，但这种均衡和平只是相对而不是绝对的，是阶段性的状态，可以随着体内外多种因素产生动态变化而改变，转化为不均衡质。不均衡质可因形成的先天、后天因素不同而划分为特异体质和偏颇体质两类。特异体质又称为特禀质，指源于先天而在后天易因发物诱导而发生风病的体质。该体质儿童常有过敏性疾病家族史，外感风邪或进食、接触发物后易见皮疹、瘙痒、鼻痒、晨起或吹风后喷嚏、眼红瘙痒流泪、咽痒咳嗽、时有烦躁、皮肤较干，易于发生鼻衄、风咳、哮喘、荨麻疹、湿疹等疾病。偏颇体质可再从阴阳、气血、脏腑、虚实分论，主要分为气虚质、血虚质、阴虚质、阳虚质、痰湿质、阳热质 6 种类型；其中气虚、阳虚、阴虚分型之下，又因偏颇脏腑不同而呈现不同的临床表现。汪受传教授更强调，儿童不均衡体质可以是单一型的，也可以是复合型的，如气血两虚质、阴虚兼阳热质、血虚兼特禀质等，只是从辨识和干预的需要出发，将其分而论之。

西医学者因研究方法、研究目的、研究角度、时代背景的不同，目前有 30 多种体质分类方法，主要相关理论有体液说、体型说、血型说、内分泌说、神经反应与意志说、高级神经类型说等。

小儿体质分型研究是体质学研究的一项重要内容，今后可开展大规模、广范围、不同年龄阶段的体质调研。在进行体质调研前，应通过中医儿科学家、体质学家、流行病学家的论证协调，建立可行的体质分型标准，开展体质与疾病相关性研究。

第二节　小儿体质与疾病

体质是在先后天因素作用下形成的一种阴阳消长的特殊状态，这种特殊状态决定了机体对不同致病因子的易感性和发生疾病的倾向性，以及对药物的敏感性和疾病的预后。不同体质的儿童有不同的发病特点。体质因素在疾病发展演变、疾病性质和转归中起着重要的作用。

一、体质与发病

致病因素作用于人体，发生疾病与否，取决于正邪双方的力量对比，主要与正气盛衰密切相关。《素问·刺法论》云："正气存内，邪不可干。"《素问·评热病论》云："邪之所凑，其气必虚。"强调正气在疾病发生中的重要性。而体质在一定程度上反映了正气的盛衰情况，说明病邪侵袭时，机体发病与否，不仅与邪气的性质、轻重有关，更重要的是与机体的体质强弱相关。体质的差异决定了不同的机体对某些致病因子的易感性，以及感邪后发病与否及疾病治疗的预后。《灵枢·逆顺肥瘦》云："婴儿者，其肉脆血少气弱。"小儿的体质特点决定了小儿时期比成人容易发病。

小儿脏腑娇嫩，形气未充，为"稚阴稚阳"之体，年龄越小，脏腑娇嫩的表现就越突出。正是由于小儿机体的这种不够成熟、不够完善的体质特点，形成了小儿的御邪能力较弱、抗病能力不强的特点，加之小儿冷暖不知自调、乳食不知自节，若家长护理喂养失宜，则外易感六淫，内易伤饮食，再合胎产禀赋等因素，以致小儿易于感触邪气，容易发病，年龄越小，发病率越高，且有迅速传变的特点。

小儿容易发病的体质特点，突出表现在肺、脾、肾系疾病及传染病方面。

1. 体质与肺系疾病　五脏之中，小儿肺脏尤娇，小儿体质的"纯阳""稚阴稚阳"与肺系疾病病机演变的多热性、易变性、泛传性、易闭性、易衰性等一般规律的关系甚为密切。小儿肺系疾病的发病率最高，其发展演变有一定的规律性，这是由小儿体质特点不同于成人的特殊性决定的。

肺为娇脏，外合皮毛，小儿肺常不足，藩篱不固，故易感受外邪。肺主宣发，主一身之表，小儿之肺气宣发功能尚不健全，腠理开阖、固表抗邪的功能较弱；肺主呼吸，主一身之气，小儿之肺气宣肃功能尚不完善，治节一身之气的功能未健。因此，六淫之邪，不论是从口鼻而入，还是从皮毛而受，均先犯肺，故有"形寒饮冷则伤肺""温邪上受，首先犯肺"之说。小儿易患感冒、咳嗽、肺炎喘嗽、哮喘等，其中哮喘伏痰难去、反复呼吸道感染、"娇肺遭伤不易愈"更是与体质密切相关。认识到体质状态的关联性、证型的趋向性，对于治疗此类疾病是十分关键的环节。叶天士《幼科要略·总论》指出："褓襁小儿，体属纯阳，所患热病最多。"《冯氏锦囊秘录·杂症大小合参·幼科发热论证》谓："小儿气禀纯阳，血气壅实，故脏腑稍乖，阴阳气变，即壅盛于内，熏蒸于外，乃发热矣。盖阴不能以配阳，血不能以配气，故凡疾作，属火俱多。"上述诸家之所以都强调了小儿热性疾病最为多见，乃因小儿"体属纯阳""阴不能以配阳"，体内阳气偏旺，阴津不足，心肝火热偏盛，从而决定了小儿肺系外感疾病最易感于风热、温热之邪，入秋常感于燥热之邪。小儿阳热体质的特性更决定着病邪侵入人体后根据体质情况而产生的"从化"现象，如小儿感受风、寒、湿等其他病邪，即使有相应邪气的表现，也为时短暂，多趋向从热而化。所以小儿肺系疾病热证最多，典型的风寒、寒湿等证则较为少见。

2. 体质与脾系疾病　中医学认为脾为后天之本，脾胃为气血生化之源。人体有元气、宗气、营气、卫气等，其生化与脾胃有密切关系。元气又称真气、正气，是人体生命活动的原动力，由先天之精化生，后天则赖水谷精微不断充养，故《灵枢·刺节真邪》明确指出真气"所受于天，与谷气并而充身也"。宗气积于胸中，由肺所吸入清气与脾胃所化水谷精微之气结合而成。营气和调五脏，洒陈六腑，运行脉中，亦水谷精气化生。卫气温分肉、充皮肤、肥腠理而司开阖，化生于水谷之悍气。以上足见气的生成，与胃纳、脾运功能密切相关。

小儿"脾常不足"，其脾胃之体成而未全、脾胃之气全而未壮，因而容易因家长喂养不当、小儿饮食失节，出现受纳、腐熟、精微化生转输等方面的异常。小儿之体处于快速的生长发育阶段，脾为后天之本，气血生化之源，需为小儿迅速生长提供营养物质。小儿脾胃的功能状态与小儿快速生长发育的需求常常不相适应，故而由于乳食失节、食物不洁、脾运失健等因素导致的呕吐、泄泻、腹痛、积滞、厌食等脾系病证较为常见，其发病率在儿科仅次于肺系病证而居第二位。

3. 体质与肾系疾病　小儿"肾常虚"，是针对小儿"气血未充，肾气未固"而言。肾藏精，主骨，为先天之本。肾的这种功能对身形尚未长大、多种生理功能尚未成熟的小儿更为重要，它直接关系到小儿骨、脑、发、耳、齿的功能及形态，关系到生长发育和性功能成熟。《小儿药证直诀·脉证治法》云："儿本虚怯，由胎气不成，则神不足。目中白睛多，其颅即解，囟开也。面色㿠白……又肾气不足，则下窜，盖骨重惟欲坠于下而缩身也。肾水，阴也。肾虚则畏明。"《幼科折衷·小儿五软》中提及："软者，胎气不固，精髓不充，为六淫所袭也。头顶软者，肾虚所致也……脚软者，骨髓不满，气血不足，筋弱不能束骨而行也。"临床常见到肾精失充、骨骼改变的肾系疾病，如五迟、五软、解颅、遗尿、水肿等病证。

4. 体质与传染病　小儿形气未充，抗御外邪的能力较弱，易于感受各种时邪疫毒。邪从鼻入，肺卫受袭，形成麻疹、风疹、水痘等传染病；邪从口入，脾胃受邪，导致痢疾、霍乱、肝炎等传染病。传染病一旦发生，又易于在儿童中相互染易，造成流行。《幼幼集成·附小儿时疫证治》提出："小儿赋质娇怯，筋骨柔脆，一染时疫，延捱失治，即便两目上吊，不时惊搐，肢体发痉，十指勾曲，甚则角弓反张……今凡遇地方疫毒流行，大人可染，小儿岂独不可染耶？但所受之邪虽一，因其气血未足，筋骨柔脆，故所现之证为异耳。"小儿染病之后传变迅速，变化多端，最易引动肝风，甚至"逆传心包"。

5. 体质与心肝疾病 小儿脏腑娇嫩，形气未充，心、肝两脏在生理上同样未充实、完善。肝主疏泄、主风，小儿肝气未实、经筋刚柔未济，平素好动，易发惊惕、惊厥等症。心脏娇嫩，心主血脉功能亦稚弱，突出表现为年龄愈小脉搏越快；心主神明功能稚嫩、心神怯弱未定，表现为智力、语言未发育完全，易受惊吓，思维、行为约束能力较差。

《幼科发挥·五脏虚实补泻之法》曰："肝常有余……盖肝乃少阳之气，儿之初生，如木方萌，乃少阳生长之气，以渐而壮，故有余也。"《育婴秘诀·五脏证治总论》曰："心亦曰有余者，心属火，旺于夏，所谓壮火之气也。"小儿心肝相对有余的体质特点决定了其在病理上表现为"心常有余""肝常有余"，这是指儿科临床上既易见心惊、又易见肝风的病证。

小儿生理上心神怯弱、肝气未盛，病理上易感外邪，各种外邪均易从火化，因此，易见火热伤心生惊、伤肝动风的证候。

二、体质与证候的异同

中医体质学说的"质"与"证"有着本质的差别。体质是在先天及后天环境因素作用下逐渐形成的、具有个体特殊性、变化过程缓慢的人体固有特质。体质包含三大要素：先后天因素共同作用，构成包括形态结构、生理功能和心理状态，特征表现为相对稳定性、生命过程性、体质可调性。而证主要是在明显的、特定的、相对急剧的致病因子作用于体质后形成的临床类型。其基础实质是特定的身体素质，接受了某种病因刺激，或受到某种病理过程的影响，从而表现出某种较有特异性的病理反应和类型。

体质和证不可混为一谈，但也不可否认两者的内在联系。体质和证共同反映人的生理病理状态。体质在许多情况下，决定着机体对某些疾病的易罹性和病变过程中的倾向性，即体质影响"证"的形成、制约"证"的转变和转归，体质是"同病异证""异病同证"的基础。证是病变过程中的阶段性反应，疾病的不同发展阶段可表现为不同证候，当某些疾病超越体质制约的程度，则又可反过来影响体质的改变。

三、体质与疾病证候表现及传变

同一种疾病具有不同的证候表现，不同的人患同一种病，其证型也不同，其原因主要与患病者的体质状态密切相关。体质不仅与疾病的发生与否相关，也决定着患病后的性质。《灵枢·五变》云："一时遇风，同时得病，其病各异。"指出了不同的体质与证候演化之间的密切关系。《灵枢·论痛》又云："同时而伤，其身多热者易已，多寒者难已。"认为体质有阴阳虚实之分，即偏阳者易发为热证、实证，偏阴者易发为寒证、虚证。小儿的体质特点同样也决定了其患病后疾病传变迅速的病理特点，主要表现在寒热虚实的迅速转化方面较成人更为突出，即易寒易热、易虚易实。

寒热是指疾病病理表现的两种不同性质的证候属性。从体质学来看，不同的病因作用于相同类型的体质，可以出现相同的证型。"易寒易热"是指在疾病的过程中，由于小儿"稚阴未长"，故易见阴伤阳亢，表现为热证；又由于小儿"稚阳未充"，故易见阳气虚衰，表现为寒证。小儿的"易寒易热"常常与"易实易虚"交错出现，在病机转化上，形成寒证、热证迅速转化或夹虚或夹实。如小儿风寒外束的（表）寒实证，易转化为外寒里热，甚至邪热入里的实热证，失治或误治也易转变成阳气虚衰的虚寒证，或阴伤内热的虚热证等。

虚实是指小儿机体正气的强弱与导致疾病的邪气盛衰状况而言。诚如《素问·通评虚实论》所说："邪气盛则实，精气夺则虚。"易虚易实即是指小儿一旦患病，则邪气易实，正气易虚，实证可迅速转化为虚证，虚证也可转化为实证，或虚实并见之证。如小儿肺炎喘嗽，初起因肺气闭塞，可见发热、咳嗽、痰壅、气急、鼻扇之实证，若失治误治，则可迅速出现面白唇紫、肢冷色青、大汗淋漓、心悸等正虚邪陷，心阳虚衰之虚证。又如小儿泄泻，病起多因内伤乳食，或感受湿热之邪，可见脘腹胀满、泻下酸腐、小便短少、舌红苔腻、脉滑有力之实证，若失治误治，泄泻不止，则可迅速出现气阴两伤或阴竭阳脱之变证。此等病情虚实变化之迅速，实为小儿所特有。

四、体质与疾病预后

《灵枢·寿夭刚柔》曰："必明乎此，立形定气，而后以临病人，决死生。"与成人相比，小儿体禀纯阳，生机蓬勃，脏气清灵，活力充沛，对各种治疗反应灵敏；小儿宿疾较少，病因相对单纯，疾病过程中情志因素的干扰和影响相对较少。因此，小儿虽有发病容易、传变迅速的不利一面，但一般说来，只要诊断无误，辨证准确，治疗及时，处理得当，用药合理，护理适宜，病情好转的速度较成人为快，疾病治愈的可能也较成人为大。例如：小儿感冒、咳嗽、泄泻等病证多数发病快，好转也快，小儿哮喘、癫痫等病证虽病情缠绵，但其预后较成人相对为好。正如《景岳全书·小儿则·总论》中所说："小儿之病……其脏气清灵，随拨随应，但能确得其本而撮取之，则一药可愈，非若男妇损伤、积痼痴顽者之比。"对于儿科的一般常见病证，固然要有信心，即使是重病顽证、危急病症也应有信心，要充分发挥中医辨证论治和必要时中西医结合综合治疗之优势，积极应用各种治疗手段，调动小儿机体自身的抗病康复功能，去争取最佳的治疗效果。

五、体质与疾病治疗

由于小儿生理病理上具有脏腑娇嫩、形气未充、发病容易、变化迅速的特点，因此要掌握有利时机，及时采取有效措施，争取主动，力求及时控制病情的发展变化。小儿脏气清灵，随拨随应，因此，在治疗时处方用药应力求精练。要根据病儿的年龄大小、体质强弱、病情轻重和服药难易等情况灵活掌握，以"药味少、剂量轻、疗效高"为儿科处方原则。无论正治或反治，或寒或热，或寒温并用，或补或泻，或补泻兼施，总宜轻巧活泼，不可重浊呆滞，寒不伤阳，热不伤阴，补不碍邪，泻不伤正。尤应注意不得妄用攻伐，对于大苦、大寒、大辛、大热、峻下、毒烈之品，均当慎用，即便有是证而用是药，也应中病即止，或衰其大半而止，不可过剂，以免耗伤小儿正气。脾胃为后天之本，小儿的生长发育，全靠脾胃化生精微之气以充养；疾病的恢复赖脾胃健运生化；先天不足的小儿也要靠后天来调补。儿科医师应十分重视小儿脾胃的特点，处处顾及脾胃之气，切勿使之损伤。由于小儿发病容易，传变迅速，虚实寒热的变化较成人为快，故应见微知著，先证而治，挫病势于萌芽之时，挽病机于欲成未成之际。"虚则补之"，补益之剂对体质虚弱的小儿有增强机体功能，促进生长发育的作用。但是，由于药物每多偏性，有偏性即有偏胜，故虽补剂也不可乱用。正如朱丹溪所说："虽参、芪之辈，为性亦偏。"小儿生机蓬勃，只要哺乳得当，护养适宜，自能正常生长发育。健康小儿不必服用补益药，长期补益可能导致体质有偏。如长期温补可造成阴虚体质，甚至出现口疮、性早熟等疾病；长期凉补可造成阳虚体质，甚至发生脾阳虚腹痛、泄泻等疾病。或者小儿偶受外邪，或痰湿食滞，未能觉察，若继续服用补益之剂，则是闭门留寇，邪着不去，为害不浅。故补益之剂切不可滥用。

关于小儿体质与疾病，今后研究的重点应将体质理论与具体疾病相结合，将体质对疾病发生、证候变化、治疗及预后等多方面的影响进行系列研究。结合现代科学技术方法，阐明不同体质的微观特征、好发疾病的产生机制，从而形成规范的小儿体质划分方法及判断标准，对儿科调体方药进行多中心、大样本、随机、盲法的规范临床研究，促进中医儿科体质学说的充实与发展。

第三节　小儿体质与治未病

一、治未病的概念和范畴

中医学的健康观念是"天人相应"和"阴平阳秘，精神乃治"，就是注重人与自然环境、外界社会之间及其体内阴阳和谐的动态平衡。早在 2000 多年前成书的中医学经典《内经》中就已经明确地提出了"未病"和"治未病"的观念。如《素问·四气调神大论》中提出"圣人不治已病治未病，不治已乱治未乱……病已成而后药之，乱已成而后治之，譬犹渴而穿井，斗而铸锥，不亦晚乎！"所谓"未病""未乱"就是产生疾病前之状态或征兆，是质变成为疾病的量变过程。"治"为治理管理的意思，"治未病"即采取相应的措施，防止疾病的发生发展。其主要思想是未病先防、既病防变和瘥后防复。

二、体质与治未病

体质理论与中医治未病的理论及临床研究紧密结合，真正体现了中医学"以人为本"的学术思想。体质理论是实现治未病的手段和基础，通过针对体质防未病、体证结合辨未病、辨体论药治未病等方式，建立"治未病"医疗健康体系，可以更好为临床防病治病服务。

1. 增强体质，未病先防　治未病的核心内容是"未病先防"，强调从疾病发生的内在机制出发，重点改善及纠正体质偏颇，以达到预防疾病的目的。未病先防的另一个表现是在疾病还处在萌芽时期或者只是出现某些征兆时，根据体质类型采取相应的干预措施，做到见微知著、防微杜渐。

儿科各家尤重小儿平时调护，从孕妇的饮食起居、新生保健、乳食喂养、起居调摄、情志疏导等总结出"养子十法""育婴四法"等具体方法，增强体质，以求"若未病之前，从予奉养之法，亦复不生病"。小儿初生，犹如草木方萌，稍有触犯，即便折伤，针对这一体质特点，医家有很多预防相关疾病的方法。《医宗金鉴·幼科杂病心法要诀》中对初生不同体质的小儿用不同汤汁拭口以养生护婴。甘草法四时可用，虚实可服；黄连法针对禀赋有热者；朱蜜法也用于有胎热便闭的新生儿，然禀赋太弱者不宜使用；豆豉法针对禀赋不足而怯弱的新生儿和冬月初生的婴儿。巢元方《诸病源候论》载："河洛间土地多寒，儿喜病痉，其俗生儿三日，喜逆灸以防之。"是说身处寒冷地区,加之婴幼儿体质本虚,易患痉病,当地习俗喜用灸法预防惊风的发生。万全《幼科发挥》曰:"治未病……儿之初生,断脐护脐,不可不慎……所谓上工治未病,十得十全也。"并且,其对于脐风之初病、已病、撮口症及锁肚症都有详细的描述。由于小儿处于生长发育阶段,有很强的可塑性,掌握小儿的体质类型,可针对其成因,通过合理的保健调理转化和调整体质类型,使偏颇体质逐渐趋于正常,提高机体免疫力。改善体质可从影响体质的因素出发,讲求鞠养预防,比如改变小儿的生活环境、饮食习惯、情志因素、调护方式,也可运用必要的锻炼和药物等摄生方法,逐渐纠正体质的偏性。

2. 辨体论治,既病防变　《素问病机气宜保命集·病机论》云:"故治病不求其本,无以去深藏之大患。""求其本"体现了以体质为本的思想,要求医者在既病之时根据体质差异在治疗上有所侧重。王琦结合体质学说提出"辨体 – 辨病 – 辨证"诊疗模式,匡调元提出"急则治其症,缓则治其质"诊疗原则,可见辨体论治在临床实践中越来越重要。

小儿本身"脾常不足",出生后需后天水谷精微的滋养,水谷精微又赖脾胃化生而得,众多医家在小儿既病之时注重顾护脾胃,以防他变。万全《幼科发挥·急慢惊风》云:"当吐泻不止之时,见其手足冷,睡露睛,口鼻气出冷者,此慢惊风欲成之似也。急用参苓白术散以补脾,琥珀抱龙丸去枳壳、枳实,加黄芪以平肝,则慢惊风不能生矣。"小儿有吐泻、手足冷、露睛等脾胃受损症状时,紧扣慢惊风土虚木乘的病机要点,以及小儿脾常不足、肝常有余的生理特点,先以扶脾泻肝,体现了对慢惊风"欲病"之时的防治原则。

小儿既已发生疾病,要判断患儿的体质类型及疾病的轻重,并且依据体质偏颇情况,预测疾病的发展、传变及转归,在诊治过程中也要注意将辨证与辨质联系起来,以此作为辨证论治的重要依据,适时调整治疗计划,提高临床疗效。体质不同的小儿在疾病过程中有不同的发病倾向,需时刻关注疾病动态变化,做到"先安未受邪之地"。如脾气不足体质,易出现腹胀、嗳气、呕吐、泄泻等表现;肺气不足体质,则常见咳嗽、气喘、自汗等症状;阳热体质,易于发生发斑出疹、疮疡、夜啼、汗证、便秘等病证。同患过敏性紫癜的小儿,素体心脾两虚者多发展为气不摄血型,治宜健脾养心、益气摄血;素体肝肾阴虚者则多发展为阴虚火旺型,治宜滋阴降火、凉血止血。选方用药亦需辨病证察体质。小儿舌嫩少苔或无苔的阴虚体质,不宜妄投辛温发汗解表之品,以防伤阴液;肺脾气虚体质,不宜妄投苦寒清热之品,以防伤肺胃。

3. 辨体调护,瘥后防复　小儿脏腑娇嫩,形气未充,虽脏腑清灵,易趋康复,但若调护不善,也易反复感邪而瘥后病复,甚则身患危急重症或顽疾痼证,影响小儿的健康。疾病愈后仍需辨体调护,运用针对性的体质调理方法做到瘥后防复。

小儿疾病初愈,虽然症状消失或减轻,但此时邪气未尽,不可盲目施以温补,亦不滥用攻下,应详审病情,问清虚实,察清寒热,辨体辨证选用汗下温清诸法,达到正确治疗的目的。如特禀质宜消风凉血,阴虚质当护阴养阴,阳虚质当顾护温阳,气虚质宜益气固表,血虚质宜补气养血,痰湿质又有温燥、温平之别,阳热质应清热导滞。体质和疾病的相关性研究也为瘥后防复提供了方法。复感儿在不同程度上有"肺禀不足",病后更要时刻注意顾护肺脏,多采用培土生金之法,建议患儿常食山药、薏苡仁、白扁豆等健脾益气之品;过敏性紫癜常由饮食不当引起,若素体脾胃虚弱,内有积滞者,更易反复发作,故在过敏性紫癜后期恢复阶段应注重调理脾胃、健脾消导,以减少复发。

小儿体质学说不断发展,关注小儿个体间的差异,注重小儿体质分型的研究,运用体质分型指导中医儿科临床实践，将为丰富中医治未病的内涵、提高儿童健康水平、拓宽临床诊疗思路、接轨西医预防医学创造有利条件。

三、体质的可调性

禀受父母之精所形成的体质只是人一生中的基础，并非一成不变，其在后天的各种因素如饮食劳逸、精神情志、地理环境、性别年龄、疾病用药等的综合作用下逐步发展变化。小儿的体质与生长发育同步。小儿"纯阳""稚阴稚阳"之体，由小儿至青少年，体质由弱变强。体质禀于先天，定型于后天。体质的形成是先后天因素长期共同作用的结果。体质既相对稳定，又动态可变，先天禀赋决定了体质的相对稳定性和多样性，后天因素又决定了体质具有可变性，这使体质具有可调性。体质因素往往决定着所发生病变的证型的倾向性，以及个体对治疗反应的差异性。因此，关注患者的体质就成为疾病治疗的一个重要部分，它直接影响治疗的效果。辨证论治，治病求本，实质上包括在体质上的求本。在生理状况下，针对各种不同的体质类型采取相应的措施，纠正和改善体质的不均衡性，以减少对疾病的易感性，可以预防或延缓发病。

四、体质调理

辨质调理的措施主要包括精神调摄、起居调节、劳逸有度、饮食有节，以及必要时的药物调理（以药食两用中药与保健中药为主）。

1. 和平质

（1）日常生活调护　精神内守，心情舒畅，避免七情过度伤害。起居有时，保证休息和睡眠时间，也必须有适度的活动和锻炼。劳逸适度，既不能运动过度耗气伤阴，也不能过于安逸使气机壅滞。

（2）饮食调理　讲究膳食平衡。《素问·脏气法时论》曰："五谷为养，五果为助，五畜为益，五菜为充，气味合而服之，以补精益气。"首先要进主食，粮食是营养人体不可或缺的；各种荤菜鸡鱼肉蛋需要吃，对人体有补益作用；各类蔬菜素食也要吃，能够充养人体；各种水果对人体健康也有辅助作用，不可或缺。要形成良好的饮食习惯，防止小儿偏食、挑食。不要随意、片面地追求补品、补药。

（3）调体原则　注意日常调护，饮食均衡，活动适度。调体方药：均衡质无明显气血阴阳不均衡，平素无须服用调理中药，也不要盲目进补，少用药物为宜。患病之时，辨证论治，中病即止。

2. 特禀质

（1）日常生活调护　防止外感风邪。尽量避开可能引起发病的发物，如花粉、芦荟、海藻等植物，甲醛、油漆、涂料、染发剂、杀虫剂、防腐剂、防晒剂、酒精、含香料类护肤品、汽油、厨房油烟等化学物质，动物皮毛、尘螨、蚊虫叮咬等，阿司匹林、止痛剂、镇静剂、抗生素等药物。不用填充的或长毛绒玩具，不铺设地毯和挂毯。家中不要饲养小动物。消除室内尘螨，可每周用55℃以上的热水洗涤床上用品，并在阳光下晒干。

（2）饮食调理　适当多进甘蓝、柑橘类、糙米、荞麦等食品可能有益。忌食可引起过敏的海鲜、虾蟹、花生、鸡蛋、牛奶、牛肉、羊肉、咖啡等食品及辛辣食物、热带水果。

（3）调体原则　益气固表，凉血消风。调体方：玉屏风散、消风散、过敏煎等。常用药物：

NOTE

黄芪、白术、防风、乌梅、蝉蜕等。

3. 气虚质

（1）日常生活调护　小儿体质较差，疲乏少力，必须加强体育锻炼，多做体力能够耐受的活动。要时见风日，一年四季都要保证每天有一定的户外活动，一般不少于2小时。多汗者要及时擦干、背部垫软毛巾，汗后及时擦洗、换衣。同时也要注意防寒保暖，避免着凉。

（2）饮食调理　饮食有节有度，要保证有一定的营养摄入，又不要饮食过量，勿进生冷饮食。按肺、脾、肾气虚的不同适当多进有益的食品及药食两用的品种。

（3）调体原则　补气固表，健脾益肾。调体方：玉屏风散、异功散、补中益气汤等。常用药物：黄芪、党参、白术、苍术、陈皮、茯苓、枸杞子、胡桃肉等。

4. 阳虚质

（1）日常生活调护　保证充足睡眠。鼓励增加户外活动，多晒太阳，活动量以不大汗淋漓为度。适当多穿衣服，注意足、腹部的保暖，防止着凉，冬季外出戴好帽子、手套，防止冻伤。培养热情活泼的个性。

（2）饮食调理　加强营养，注意饮食调护，忌食生冷寒凉之品，患病时慎用苦寒攻伐之品。可服用一些具有温阳益气作用的食物。

（3）调体原则　温运脾肾。调体方：理中丸等。常用药物：熟地黄、山药、山茱萸、枸杞子、菟丝子、杜仲、桂枝等。

5. 阴虚质

（1）日常生活调护　勿管教过严，让孩子心情放松。少去嘈杂的场所，家庭也要营造一个和谐环境，勿使孩子心情烦躁不安。不要过多用眼，看电视、手机要控制时间，看书学习也要定期闭眼、远眺、休息。保证睡眠时间，上床不要太晚，养成早睡早起的生活习惯。

（2）饮食调理　适当多饮水，进食含汁较多的水果，如梨、甘蔗、藕等；少进温燥食品，如羊肉、牛肉、辣椒、干果、炒货等。

（3）调体原则　滋阴清热，养阴润燥。调体方：六味地黄丸、增液汤等。常用药物：沙参、麦冬、生地黄、玉竹、石斛、西洋参、百合、枸杞等。

6. 血虚质

（1）日常生活调护　营造安静的睡眠环境，帮助小儿安睡。学习时免打扰，使其注意力集中。注意眼睛的保养，看书学习中途要时时眨眼、闭目，每40分钟要休息10分钟。

（2）饮食调理　适当多进鸡蛋、鹌鹑蛋、猪肝、鸭血、瘦肉、红枣、当归、阿胶、龙眼肉等。

（3）调体原则　补气养血。调体方：八珍汤。常用药物：熟地黄、当归、白芍、川芎、远志、龙眼肉、酸枣仁、黄芪、太子参、红枣、阿胶等。

7. 痰湿质

（1）日常生活调护　增加活动，不要久坐久卧，嗜睡者应逐渐减少睡眠时间。适当运动，按照体力、季节、兴趣安排合适的散步、慢跑、球类（如乒乓球、网球等）、跳绳、游泳、武术、舞蹈等体育锻炼项目，长期坚持。居室应朝阳，保持居室干燥，避免潮湿。穿衣尽量保持宽松，面料以棉、麻、丝等透气散湿的天然纤维为主。定时排便，防止便秘。

（2）饮食调理　控制饮食，食宜八分饱，忌暴饮暴食。少进甜食、油腻、炙烤食品，限制食盐摄入。多食杂粮、素菜、水果，如小米、红薯、燕麦、玉米、白萝卜、包菜、冬瓜、黄瓜、紫菜、海蜇、洋葱、枇杷、橘子、荸荠、蚕豆等。

（3）调体原则　燥湿化痰，理气健脾。调体方：二陈汤、参苓白术散、四君子汤。常用药物：陈皮、党参、茯苓、白术、苍术、白扁豆、法半夏、薏苡仁、山药等。

8. 阳热质

（1）日常生活调护　保持周围环境安静，避免嘈杂噪声。家庭气氛和谐，家人相处融洽，无大声争吵。教育得法，培养大度、合群、讲理，克服任性、急躁。襁褓衣着不要过暖，忌重衣、厚帽，应适当偏凉，尤以头凉为要。保证充足睡眠，日间适当休闲活动。保持大便通畅，每日排便。

（2）饮食调理　在保证基本营养需求的前提下，注意定时适量正餐及合理搭配。忌辛辣燥烈食物，如辣椒、姜、葱、羊肉、牛肉、狗肉、鹿肉等阳热食物，油煎、烧烤、厚味甜腻食品应少食。可多吃清凉瓜果、蔬菜，如梨、香蕉、西瓜、苦瓜、莲藕、柿子、番茄之类。忌滥用补品补药。

（3）调体原则　清热导滞，养阴保津。调体方：泻黄散、导赤散。常用药物：赤小豆、绿豆、莲子、蒲公英、竹叶、荷叶、生石膏、防风等。

第三章　体格生长发育

第一节　体格生长的规律及影响因素

一、体格生长的规律

生长发育是小儿不同于成人的最根本的生理特点。体格生长是指小儿身体各器官、系统的形体长大和形态变化，有相应的测量值，是机体量的变化；发育是细胞、组织、器官功能上的分化和成熟，表示功能的完善，是机体质的变化。生长是发育的物质基础，发育是生长的功能体现，两者密切相关，共同表示机体量和质两方面的动态变化，即为中医学之"形"与"神"的同步发展。其发展过程受到诸多因素的影响，存在着个体差异，也遵循着一定的规律。

（一）生长的连续性和阶段性

自胚胎形成之时，小儿生长发育便已开始，并始终处于不断的进展过程中，具有明显的阶段性。《小儿药证直诀·变蒸》云："故以生之日后，三十二日一变。变每毕，即情性有异于前。何者？长生腑脏智意故也……故云始全也。"古代医家早已发现小儿生长发育的规律，并以"变蒸学说"进行阐述，认为小儿通过连续变蒸而不断生长。儿童体格生长虽是一个连续的过程，但各年龄生长发育并非等速，不同年龄阶段生长速度不同。例如，身长和体重在生后第 1 年增长最快，尤其在生后的前 3 个月，此后便逐渐减缓，至 1 岁时体重是出生体重的 3 倍，2 岁时为出生体重的 4 倍；1 岁时身长是出生身长的 1.5 倍。第 1 年为出生后的第一个生长高峰期，幼儿期、学龄前期及学龄期体重、身高增长逐渐减慢，直至青春期，体重、身高增长又迅速加快，进入第二个生长高峰期，持续 2.5 ～ 3 年。这期间男童身高约增长 28cm，每年增加 9 ～ 10cm；女童增长约 25cm，每年增加 8 ～ 9cm。同时儿童体重也迅速增长，无论男女，体重增长值为 25 ～ 30kg。

（二）各系统器官的发育不均衡性

小儿各系统及器官的发育先后不一，快慢不均。如神经系统发育较早，脑在生后 2 年内发育最快，2.5 ～ 3 岁时脑重已达成人脑重的 75% 左右；6 ～ 7 岁时脑的重量已接近成人水平。淋巴系统在出生后生长迅速，到青春期达顶峰，然后逐渐退化。生殖系统则发育最迟，到青春期才开始迅速发育并成熟，在此之前生殖系统一直处于幼稚状态。其他如呼吸系统、循环系统、消化系统、泌尿系统、肌肉及脂肪的发育与体格生长平行。

（三）生长发育的程序性

小儿生长发育有着一定的程序性。就身体各部形态发育而言，遵循头尾规律。头在子宫内和婴幼儿期领先生长，而以后增长不多。婴儿头部高度占身高的1/4，成人头部高度占身高的1/8。出生时头大身体小、肢体短，以后四肢的增长速度快于躯干，渐渐头小躯干粗、四肢长，胸围增大的速度大于头围，出现成人体型。如大脑发育不全可见小头畸形，头围增长过速常提示为解颅；营养不良或缺乏锻炼的儿童，胸围超过头围的时间较晚；反之，营养状况好的儿童，胸围超过头围的时间较早。运动等发育则遵循由上到下、由近到远、由粗到细、由低级到高级、由简单到复杂的规律。先抬头、转头，然后能翻身、直坐，最后才会站立、行走；先能抬肩，然后才有手指活动；先出现粗大动作，后出现细小动作；先有感知，然后能分析判断；先会发单音，后会词组、句子。

（四）生长发育的个体差异性

生长发育虽然有一定的规律可循，但因受众多因素的影响，如受种族、遗传、性别、环境、教养等不同，儿童的生长发育存在着明显的差异，无论是身体的形态还是人体的功能、体质都存在明显的个体差异，表现出高矮胖瘦、智愚强弱、体质类型之别。儿童的生长发育受到先天因素和后天因素的影响，每个儿童可表现出不同的生长曲线。因此根据调查制定的正常儿童生长发育的轨迹，往往是一个范围，并不是一个固定值。在评价儿童生长发育状况时，应当将"正常值"与个体差异相结合，才能做出正确的判断。

二、影响体格生长的因素

人之生来自先天父母，人之成来自后天环境，小儿的体格情况具有明显的个体差异。正如《灵枢·寿夭刚柔》云："人之生也，有刚有柔，有弱有强，有短有长，有阴有阳。""形有缓急，气有盛衰，骨有大小，肉有坚脆，皮有厚薄。"小儿的体格生长与先天遗传因素和后天成长环境密切相关。《景岳全书·传忠录·先天后天论》云："故以人之禀赋言，则先天强厚者多寿，先天薄弱者多夭。后天培养者，寿者更寿，后天斫削者，夭者更夭。"因此，人体的高矮胖瘦、强壮羸弱及不同的体质类型，都是因为其生长发育受到多种因素的影响，这些因素主要分为先天禀赋和后天调护两大类，先天禀赋即遗传、孕母、性别等，后天调护如营养、疾病、家庭环境、社会环境等。

（一）遗传因素

《灵枢·天年》曰："以母为基，以父为楯。"人之始生，父精母血结合种植形成胚胎，胚胎禀受母体气血滋养而不断发展，最终形成人体。正如《灵枢·决气》所言："两神相搏，合而成形。"此"形"中不但包含人体DNA片段上所载的遗传有形物质，还承载有形体之内的父母之精神、情感、性格、习惯等无形之物。又如万全《幼科发挥·胎疾》所言："子于父母，一体而分。如受肺之气为皮毛，肺气不足，则皮脆薄怯寒，毛发不生；受心之气为血脉，心气不足，则血不华色，面无光彩；受脾之气为肉，脾气不足，则肌肉不生，手足如削；受肝之气为筋，肝气不足，则筋不束骨，机关不利；受肾之气为骨，肾气不足，则骨软。"故父母双方的遗传因素共同决定了小儿生长发育的曲线、特征、潜力和趋势。如来自不同种族、家族的小儿，其肤色、面部特征、身材、体态、发育时间都有不同，受到遗传的很大影响。异常情况下，如遗传代谢性疾病、内分泌疾病、染色体疾病等，更是严重影响小儿的生长发育。

（二）母孕情况

胎儿在宫内的生长发育完全依赖孕母的营养，与孕母的生活环境、起居、疾病、用药等有密切关系。《幼幼集成·护胎》云："胎婴在腹，与母同呼吸，共安危，而母之饥饱劳逸，喜怒忧惊，食饮寒温，起居慎肆，莫不相为休戚。"如孕母妊娠期营养严重不足者，可引起胎儿早产，体格生长及脑发育迟缓；孕母的情绪也会影响胎儿的生长发育，甚至过于激烈的情绪波动会导致早产或流产。

孕母的疾病和用药等与胎儿息息相关。如孕母感染弓形虫、风疹病毒、巨细胞病毒、疱疹病毒、梅毒等，可引起胎儿畸形或生长发育受限；妊娠早期如服用某些药物，接触毒物、放射线等，可引起流产或胎儿发育受阻。正如《格致余论·慈幼论》所云："儿之在胎，与母同体，得热则俱热，得寒则俱寒，病则俱病，安则俱安。"

母亲在怀孕后的举止言行对胎儿的发育及性格有着很大的影响。万全在《育婴秘诀·胎养以保其真》中指出："自妊娠之后，则须行坐端严，性情和悦，常处静室，多听美言，令人讲读诗书，陈说礼乐，耳不闻非言，目不观恶事，如此则生男女福寿敦厚，忠孝贤明。"因此，孕母当"目不视恶色、耳不听淫声、口不出傲言"。若孕母摄生不慎，未能很好地保胎护胎，容易导致胎儿异常，使其在母体中就形成过度偏离标准的异常体格。

（三）营养状况

儿童从出生一直到青春期发育，经历了体格快速生长的急剧变化，决定了其独特的营养需求以适应更高的代谢和营养素更新。故营养是满足小儿体格生长的物质基础。小儿为纯阳之体，生机旺盛，发育迅速，其生长发育需要充足、全面的营养。小儿饮食调养应全面调和，长期偏食、挑食易导致小儿营养不良，使小儿因各种病理状态而影响生长发育，如维生素 D 缺乏性佝偻病等；而长期营养摄入不足，会导致体重不增或下降，严重者最终影响身高的增长，更有甚者还可以影响脑部发育。

（四）疾病影响

小儿生理上既有生机蓬勃、发育迅速的一面，又有脏腑娇嫩、形气未充的一面。明代万全提出了小儿"三有余，四不足"之说，即肝、心、阳常有余，肺、脾、阴常不足，肾常虚。因此小儿易得实热动风等"有余"之证，又因肺不足而易感外邪、脾不足而患脾胃之病，各脏腑之病又可相互转化，终致肾之精气不足而导致生长发育落后。如先天性甲状腺功能减低症、先天性心脏病等疾病对儿童的体重和身高都有明显的影响，急性肠炎等感染性疾病可使儿童的体重在短时间内下降，一些长期反复发作的慢性疾病则会对儿童体格发育产生不可逆的影响。

（五）性别差异

不同的性别对生长发育也有一定的影响。《素问·上古天真论》载："女子七岁，肾气盛，齿更发长；二七而天癸至，任脉通，太冲脉盛，月事以时下，故有子……丈夫八岁，肾气实，发长齿更；二八，肾气盛，天癸至，精气溢泻，阴阳和，故能有子。"这说明了男童女童的生长发育有所不同，由于男孩的青春期发育较女孩迟，而且持续时间长，一般而言，男孩的终身高较女孩高；而女孩的语言、运动及心理发育较男孩略早。

（六）家庭环境

古有"孟母三迁""曾子杀猪""三娘教子"，均体现了家庭教育对儿童成长的影响。现代家庭经济收入、父母双方的受教育水平对儿童的生长发育都有很大的影响。家庭收入的增加，可促进儿童基本营养条件的改善，为儿童提供良好的居住环境、较全面的医疗保障；父母受教育的水平越高，对儿童生长发育的重视程度越高，能给予孩子相对良好的教养。科学的生活习惯、家庭和睦、平等民主的氛围，有利于儿童身心健康。这些方面在一定程度上有利于促进儿童的生长发育；而父母离异、家庭暴力、贫穷及虐待、忽视儿童则严重影响其正常的生长发育。

（七）社会因素

社会经济发展水平的高低也是影响儿童生长发育的重要因素。优质的健康服务条件、良好的社会生态环境及受教育水平等，均会对儿童的体格生长和心理发育带来正面的影响。目前，城市儿童生长发育水平明显优于农村。

三、体格生长的常用指标

体重、身高（长）、头围、胸围、上臂围等为儿童体格生长的常用指标。

1. 体重　体重为各器官、系统、体液的总和，是反映儿童营养状况的重要指标，也是最常用的指标。体重受环境因素影响比较大，常作为生长检测的指标。

为方便临床计算儿童体重，可用以下公式估计青春期前儿童体重：

出生时平均体重：3.25（kg）；

第 1 个月体重增长 1 ～ 1.7（kg）；

第 1 ～ 3 个月体重增长等于 4 ～ 12 个月的增长值；

第 3 ～ 12 个月体重（kg）：[月龄（月）+9]/2；

1 ～ 6 岁体重（kg）：年龄（岁）×2 + 8；

7 ～ 12 岁体重（kg）：[年龄（岁）×7 − 5]。

需要注意的是，在进行生长评价时，应以儿童实际体重的变化趋势为依据，不能用"公式"计算来评价。

2. 身长 / 身高　身长 / 身高是指头顶至足底的垂直距离。年龄与身高可以反映儿童的长期营养状况，短期内营养对其影响不明显，它受遗传、种族、体质、营养、运动、疾病和环境等的影响。

青春期前儿童身长 / 身高估算公式为：

出生时平均身长（cm）：50；

第 1 ～ 3 个月身长增长 11 ～ 13cm，等于第 4 ～ 12 个月的增长值；

1 岁时身长（cm）：75；

2 ～ 6 岁身长 / 身高（cm）：年龄（岁）×7 + 75；

7 ～ 12 岁身高（cm）：年龄（岁）×6 + 80。

3 岁以下儿童立位测量不准确，应采用测量床仰卧位测量，称身长；3 岁以后可立位测量，称身高。立位与仰卧位测量值相差 1 ～ 2cm。

坐高（顶臀长）：是头顶到坐骨结节的长度。与身长测量一致，3 岁以下儿童仰卧位测量为顶臀长。坐高增长代表头颅与脊柱的发育。另外，还有坐高与身高的比值，即身高坐高指数，这一指数表明了上、下长度的比例。随着年龄的增长，上身所占比例逐渐减小，下身所占比例逐渐增加，大约在 12 岁以后，下身比例渐大于上身比例。如该指数异常，则提示小儿肢体发育与躯干发育不正常，所以该指数常被选用于评判小儿身体比例正常与否。

3. 头围　头围反映脑和颅骨的发育程度。头部的发育最快时期为出生后前半年，第 1 年前 3 个月的头围增长约等于后 9 个月的增长值（6cm）。新生儿头围平均为 34cm，至 1 周岁头围平

NOTE

均约 46cm；第 2 年头围增长减慢，约增长 2cm，2 岁时头围约 48cm；5 岁时约 50cm；15 岁时接近成人头围，为 54 ～ 58cm。

4. 胸围　胸围反映胸廓、胸背肌肉、皮下脂肪及肺的发育程度。出生时胸廓呈圆筒状，平均胸围 32cm，比头围小 1 ～ 2cm。随着年龄增长，胸廓的横径增加快，至 1 岁左右胸围约等于头围，1 岁以后胸围逐渐超过头围，1 岁至青春前期胸围应大于头围，其差数（cm）约等于儿童的岁数。此外，胸围与身高的比值，即身高胸围指数，反映胸廓发育状况，在小儿长高过程中胸廓随之发育，呼吸功能增强。这是一个体质指数，瘦长型体格该指数较低，粗壮型则较高。

5. 上臂围　臂围是骨骼、肌肉、皮肤和皮下组织的综合测量。上臂围的增长反映了儿童的营养状况。在无条件测量儿童体重和身高的情况下，上臂围可以用来评估 5 岁以下儿童的营养状况：高于 13.5cm 为营养良好，12.5 ～ 13.5cm 为营养中等，低于 12.5cm 为营养不良。

四、体格测量的方法

1. 体重　测量前均应检查磅秤的零点。体重应在空腹，排空大小便，裸体或穿背心、短裤的情况下进行。如果衣服不能脱成单衣单裤，则应设法扣除衣服重量。称体重时，婴儿可取卧位，1 ～ 3 岁取坐位，3 岁以上取站位，两手自然下垂。测量时儿童不能接触其他物体。使用杠杆式体重秤进行测量时，放置的砝码应接近儿童体重，并迅速调整游锤，使杠杆呈正中水平，将砝码及游锤所示读数相加。使用电子体重秤称重时，待数据稳定后读数。体重记录以千克（kg）为单位，有效数字取至小数点后 1 位。

2. 身长（身高）　3 岁以内儿童量卧位的身长，脱去帽、鞋、袜，穿单衣仰卧于量床底板中线上。助手将儿童头扶正，头顶接触头板，面部向上。测量者位于儿童右侧，左手握住儿童双膝，让腿伸直，右手移动足板使其接触儿童两侧足跟。如果刻度在量床双侧，则应注意量床两侧的读数应该一致，然后读刻度，误差不超过 0.1cm。

3 岁以上儿童量身高时，要取立正姿势，脱去帽、鞋、袜，穿单衣，两眼直视正前方，胸部稍挺起，腹部微后收，两臂自然下垂，手指并拢，脚跟靠拢，两脚尖分开约 60°，脚跟、臀部和两肩胛间几个点同时靠着立柱，头部保持正直位置，然后测量。使顶板与颅顶点接触，同时观察被测者姿势是否正确，然后读立柱上数字，误差不超过 0.1cm。

身长为身体的全长，包括头部、脊柱和下肢的长度。这三部分的发育进度并不相同，根据从近到远的规律，一般头部躯干发育较早，下肢发育较晚。因此，临床上有时须分别测量上、下部量，以检查其比例关系。

（1）上部量和下部量　自头顶至耻骨联合的上缘为上部量，自耻骨联合的上缘至脚底为下部量。上部量主要反映脊柱的增长，下部量主要反映下肢的增长。新生儿下部量比上部量短，下部量占 40%，上部量占 60%，身长的中点在脐以上。1 岁时中点在脐下，6 岁时中点移至脐与耻骨联合之间，12 岁左右上、下部量相等，中点恰在耻骨联合上。因为上部量、下部量测量不易准确，现在常采用坐高代替上部量，身长 / 身高减坐高代替下部量，这样测出的坐高 / 下部量的比值与上部量 / 下部量的比值较为接近。

（2）坐高　3 岁以下量顶臀长，即坐高（意义同上部量）。儿童取卧位，脱去帽、裤，测者左手提起儿童下肢，膝关节弯曲，同时使骶骨紧贴底板，大腿与底板垂直，移动底板，使其压紧臀部，读刻度，误差不超过 0.1cm。3 岁以上量坐高，取坐位，脱去帽、裤，注意坐凳高度是否合适。坐时两大腿伸直面与躯干呈直角，即与地面平行。头与肩部的位置与量身高的要求相同。

3.**头围**　被测儿童取坐位或立位，测量者立于被测儿童前方或右方，用软尺从头部经右侧眉弓上缘过枕骨粗隆，再从左侧眉弓上缘回至零点，读出头围数字，误差不超过 0.1cm。测量时软尺应紧贴皮肤，左右对称。如有小辫子，则将辫子分开，勿将辫子和女孩头上的装饰物压在软尺下，以免影响读数。所用软尺要标准，有 0.1cm 的刻度，测量前要检查软尺刻度是否正确，软尺测量数十次后要再检查刻度是否因反复牵引或汗水浸湿而影响准确性。

4.**胸围**　3 岁以下取卧位，3 岁以上取立位，测量时被测儿童两手自然平放或下垂，两眼平视。测量者立于被测儿童前方或右方。用左手拇指将软尺零点固定于被测者胸前乳头下缘，右手将软尺经右侧绕背部（以两肩胛下角下缘为准），经左侧面回至零点，取平静呼吸气时的中间读数，误差不超过 0.1cm。

5.**上臂围**　被测儿童取立位、坐位或仰卧位，两手自然平放或下垂。取儿童左上臂自肩峰至鹰嘴连线的中点为测量点。以软尺绕该点水平的上臂 1 周，轻轻接触皮肤，进行测量，读数误差不超过 0.1cm。

第二节　与体格生长有关的其他系统的发育

一、骨骼的发育

（一）颅骨的发育

头颅主要由额骨、顶骨、枕骨和颞骨组成，颅骨间小的缝隙称为骨缝，包括额缝、冠状缝、矢状缝和人字缝；大的缝隙称为囟门（图 3-1）。颅骨的骨缝在出生时稍分开，额缝多在 2 岁时骨性闭合，其他骨缝多在 20 岁左右骨性闭合。顶骨和枕骨形成的三角形间隙为后囟，出生时后囟很小或已闭合，最迟 6 ～ 8 周龄闭合。额骨和顶骨形成的菱形间隙为前囟，前囟出生时为 1 ～ 2cm（对边中点连线的距离），以后随颅骨的生长而增大，6 个月以后逐渐骨化而变小，一般在 1 ～ 1.5 岁闭合。

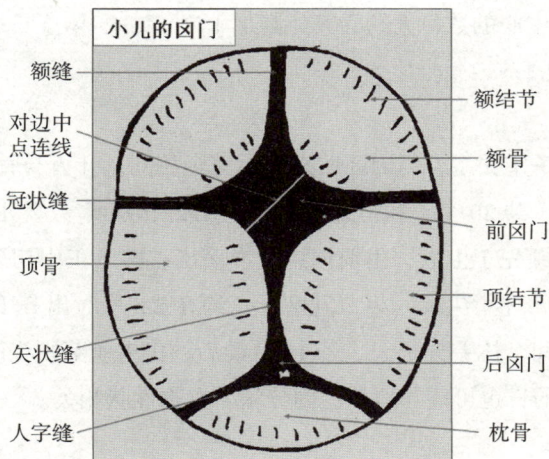

图 3-1　骨缝与囟门

婴儿娩出时经过产道，故出生时颅骨缝稍有重叠，生后 2～3 个月颅骨重叠现象逐渐消失。临床可根据骨缝闭合、前后囟闭合时间及前囟大小来评价颅骨的发育状况。检查前囟在临床很重要，如脑发育不良时头围小、前囟小或关闭早，甲状腺功能低下时前囟闭合延迟，颅内压增高时前囟饱满，脱水或极度消瘦时前囟凹陷。

（二）脊柱的发育

脊柱的发育反映脊椎骨的生长过程。出生第 1 年，脊柱的生长快于四肢，以后四肢的生长快于脊柱。出生时脊柱无弯曲，3～4 个月时抬头动作的出现使颈椎前凸，形成颈曲；6～7 个月会坐后，胸椎后凸形成胸曲；12 个月左右开始行走，腰椎前凸逐渐形成腰曲。脊柱生理性弯曲帮助脊柱吸收、缓冲运动中产生的压力，有利于身体保持柔韧性和平衡。6～7 岁时脊柱的三个生理弯曲被韧带固定。儿童不正确的站、立、行、走姿势和骨骼疾病均可影响脊柱的正常形态，因此注意小儿坐、立、走姿势，选择适宜的桌椅对保证儿童脊柱正常形态很重要。

（三）长骨的发育

长骨的生长主要由长骨干骺端的软骨骨化，骨膜下成骨，使长骨增长、增粗，当骨骺与骨干融合时，标志长骨停止生长。随年龄的增加，长骨干骺端的软骨次级骨化中心按一定顺序及骨解剖部位有规律地出现，骨化中心出现可反映长骨的生长成熟程度。用 X 线检查测定不同年龄儿童长骨干骺端骨化中心出现的时间、数目、形态的变化并将其标准化即为骨龄。骨龄反映的发育成熟度较实际年龄更为准确，并与体格及性发育相一致，也可作为判断性成熟的重要指标。

骨的生长与生长激素、甲状腺素、性激素有关，还受遗传基因的表达、内分泌激素及营养因素的影响。临床上动态观察骨龄的变化对评价个体的生长及内分泌疾病诊疗有重要意义。如甲状腺功能低下症、生长激素缺乏症、肾小管酸中毒时骨龄明显落后；中枢性性早熟、先天性肾上腺皮质增生症骨龄明显超前。正常骨化中心出现的年龄有较大的个体差异，但有一定的正常值范围，骨龄在生理年龄加或减两个标准差的范围内，可能都是正常的，故诊断骨龄延迟时一定要慎重，还应结合临床综合分析。

骨龄可通过腕骨骨化中心粗略计算。出生时腕部尚无骨化中心，其出生后的出现次序为：头状骨、钩骨（3 个月左右），下桡骨骺（约 1 岁），三角骨（2～3 岁），月骨及大、小多角骨（3～5 岁），舟骨（5～6 岁），下尺骨骺（6～7 岁），豆状骨（9～10 岁）。腕部的骨化中心共 10 个，9 岁前腕部骨化中心的数目大约为其年龄加 1。

二、牙齿的发育

牙齿的生长与骨骼有一定关系，但因胚胎来源不完全相同，牙齿与骨骼的生长不完全平行。人一生有两副牙齿，乳牙（共 20 个）和恒牙（共 28～32 个）。多数婴儿 4～10 月龄时，乳牙开始萌出，萌芽顺序为下颌先于上颌，由前向后依次萌出，即下正中切牙、上正中切牙、上侧切牙、下侧切牙、第一乳磨牙、尖牙，第二乳磨牙，约在 2.5 岁时出齐（图 3-2）。乳牙的萌出时间、萌出顺序和出齐时间个体差异很大。若 12 月龄后，仍未萌芽则为萌牙延迟。萌牙延迟的主要原因，可能是特发性的，也可能与遗传、内分泌、食物性状相关。

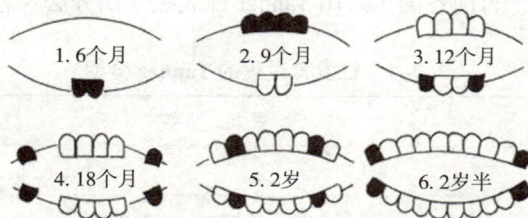

图 3-2 乳牙萌出顺序

6 岁左右在第 2 乳磨牙之后萌出第一恒磨牙，6～12 岁阶段逐个被同位恒牙替换，其中第 1、2 前磨牙代替第 1、2 乳磨牙，乳牙一般开始脱落，12 岁左右萌出第二恒磨牙，17～18 岁以后出现第三恒磨牙（智齿），也有终身不出者。第一恒磨牙对颌骨的形态发育及牙齿的排列起重要作用，第二乳磨牙的存在则扶持前者的位置，故必须注意对乳磨牙的保护。

萌牙为生理现象，可伴有低热、流涎、烦躁及睡眠不安等症状。牙齿的健康生长与蛋白质、钙、磷、氟、维生素 C、维生素 D 等营养素和甲状腺激素有关。咀嚼运动和良好的卫生习惯有利于牙齿的生长。牙齿生长异常可见外胚层生长不良、钙或氟缺乏、甲状腺功能低下等疾病。

三、肌肉、皮下脂肪的生长发育

（一）肌肉系统的发育

胎儿期肌肉组织发育较差，5 岁后肌肉的增长加快，青春期性成熟时肌肉的发育迅速，并存在明显的性别差异，男性肌肉较发达，占体重的比例也明显高于女性。

肌肉的发育与营养状况、生活方式及运动量有密切的关系，因此，为儿童提供均衡的营养，进行被动或主动运动等可促进肌肉的发育。目前肌肉力量、耐力和柔韧性已成为衡量青少年身体素质或体能的内容之一。肌肉发育异常可见于重度营养不良，进行性肌营养不良及重症肌无力等。

（二）脂肪组织的发育

出生时人体脂肪组织占体重的比例为 16%，1 岁时为 22%，以后逐渐下降，5 岁时为 12%～15%。青春期脂肪占体重的比例有明显的性别差异，女童平均为 24.6%，比男童高两倍，但男童腹壁或腹腔内的体脂沉积增加约 5 倍，而女童仅增加约 3 倍。

人体脂肪的 50% 分布于皮下组织中，测量躯干、四肢不同区域的皮下脂肪厚度，不仅可以反映全身脂肪量，还可间接计算体成分、体密度，有助于判断肥胖与营养不良的程度。

脂肪有一定的生理功能，但过多的脂肪储存可增加肥胖、高血压、心脑血管疾病的风险。在保证营养的基础上，应从小进行锻炼，促进肌肉发育，可预防肥胖并使儿童变得灵活健壮。

四、生殖系统的发育

生殖系统的发育分胚胎期性分化和青春期生殖系统发育两个阶段。男性位于 Y 染色体短臂的 SRY 基因作用使原始性腺分化为睾丸，胎儿 8～10 周形成附睾、输精管、精囊及前列腺芽胚。女性无 SRY 基因，胎儿 12 周后，原始未分化性腺逐渐分化为正常卵巢、输卵管与子宫。

青春期在下丘脑－垂体－性腺轴的调节下，促黄体激素释放因子分泌增加，垂体分泌促卵泡激素和促黄体生成素增多，性腺及第二性征开始迅速发育。对第二性征发育特点的评价，可

NOTE

以青春期性成熟分期表示，目前各国多采用 Tanner 性成熟 5 期分法（表 3-1）。

表 3-1 性发育过程的 Tanner 分期

分期	乳房	睾丸、阴茎	阴毛
I	婴儿型	婴儿期	无
II	出现硬结，乳头及乳晕稍增大	双侧睾丸及阴囊增大，阴囊皮肤变红、薄、起皱纹；阴茎稍增长	少数稀疏直毛，色浅
III	乳头及乳晕更增大，侧面呈半圆头	阴囊皮肤色泽变深；阴茎增长、增粗，龟头发育	变粗、毛色变深，见于耻骨联合处
IV	乳头及乳晕增长，侧面观突起于乳房	阴茎增长、增粗，龟头发育	如同成人，但分布面积较少
V	呈成人型乳房	呈成人型	成人型

（一）青春期分期

青春期持续 7～10 年，又分为：①青春前期（2～3 年）：女童 9～11 岁，男童 11～13 岁；体格生长加速，第二性征出现（性发育为 Tanner II～III 期）；②青春期中期（2～3 年）：出现生长发育的第 2 个高峰期，第二性征全部出现（性发育为 Tanner III～IV 期）；③青春后期（3～4 年），体格生长停止，生殖系统完全成熟（性发育为 Tanner V 期）。

青春期开始、持续的时间及第二性征出现的顺序与遗传、营养、环境等因素有关，有较大的个体差异。性早熟指女童在 8 岁前，男童在 9 岁前出现第二性征，即青春期提前。多数性早熟为特发性性早熟，部分与肿瘤有关。若女童 14 岁，男童 16 岁后仍无第二性征出现，为性发育延迟，多与遗传及疾病有关。

（二）性发育的过程

1. 男性性征发育 包括男性第二性征及生殖器官的形态、功能的发育。顺序为睾丸、阴茎、阴囊、腋毛、胡须、喉结、变声。排精的出现，标志着性功能发育成熟。

（1）生殖器官 男性生殖器官包括睾丸、附睾、阴茎。睾丸是男性重要的生殖器官和内分泌腺。10 岁后睾丸开始发育，12～15 岁时增长加快，睾丸增大的同时生殖系统增殖分化，附睾、精囊、前列腺伴随着睾丸发育并逐渐成熟。遗精是男童青春期的生理现象，较女童月经初潮晚约 2 年。青春中期睾丸体积达 10mL 后，55.3% 的男童出现首次遗精，精子产生。从出生到青春期前阴茎和阴囊增长缓慢，阴茎 < 5cm，青春期末可达 12cm。

（2）第二性征 男性第二性征发育为阴毛、腋毛、胡须及喉结出现。阴毛的生长往往作为男童青春期发育的最初特征，其他男性第二性征如喉结、胡须等随之出现。约 2/3 男童青春期发育中期可有乳房增大，持续 18～24 个月后自然消退，可能系青春发育初期雄激素分泌不足。部分男童在 16～18 岁时出现痤疮，提示体内雄激素水平增高。

2. 女性性征发育 包括女性第二性征及生殖器官的形态、功能的发育。顺序通常为乳房、阴毛、腋毛生长。月经初潮是女性生殖功能发育的主要标志。

（1）生殖器官 女性生殖器官包括卵巢、子宫，青春期后开始迅速发育。子宫重量和长度在青春前期稍有增加，10 岁后迅速增长，16～20 岁达到 23g、5.5cm。卵泡 10 岁后开始发育，成熟的卵巢大小约 4cm×3cm×1cm，重 10～16g。多数女童乳房发育 2 年左右或生长高峰后开始月经初潮。初潮出现时卵巢尚未完全成熟，随着卵巢的成熟，性功能发育逐渐成熟。阴道长度随年龄而变化，青春期时阴道变长变宽，黏膜增厚而出现皱襞，分泌物增多并呈酸性反应。外生殖器从出生至 7 岁前无明显变化；8 ～ 9 岁后，阴唇因脂肪沉着而隆起，出现阴毛并有色素沉着，逐渐向成人型过渡。

（2）第二性征 女性第二性征包括乳房、阴毛、腋毛。乳房发育是第二性征中最早出现的征象，发育年龄为 9 ～ 14 岁。阴毛、腋毛出现的时间与乳房发育的时间接近。腋毛的生长，可分三个阶段：青春前期无腋毛生长，相当于 Tanner Ⅰ ～ Ⅱ 期；第二阶段相当于 Tanner Ⅳ 期，出现少量黑色短毛；第三阶段相当于 Tanner Ⅳ ～ Ⅴ 期，腋毛多，达成人阶段。

第三节　神经心理行为发育

神经心理发育评估的范畴非常广泛，包括儿童的感知觉、运动、语言、社会适应性、认知、情绪、情感等多个维度。尽管神经、心理、行为发育贯穿整个儿童及青少年生长发育阶段，但不同年龄阶段观察和研究的重点不同。

一、感知觉的发育

感觉是通过各种感觉器官，从外界环境中选择性地取得信息的能力。知觉是对整体事物的知觉活动，依靠大脑皮层参与对复合刺激物的整体反应知觉活动。

（一）视觉发育

新生儿已有视觉感应功能，瞳孔有对光反应，安静状态下新生儿可短暂注视物体；1 月龄出现头眼协调，头可跟随移动的物体做水平方向转动 90°；2 个月能注视物体；3 ～ 4 月龄时头眼协调好，头随物体水平转动 180°，喜欢看自己的手，能辨别彩色和非彩色的物体；4 ～ 5 月龄开始认识母亲，并能初步分辨颜色；6 ～ 7 月龄时目光可随上下移动的物体做垂直方向转动；8 ～ 9 月龄开始出现视深度感觉，即通过视觉估计对象的距离，能看到小的物体；18 月龄时对画图有兴趣，可以区别各种形状；2 岁时能区别垂直线与水平线，逐渐学会辨别红、黄、白、绿等颜色；3 岁左右开始说出颜色的名称，认识圆形、方形和三角形；4 ～ 5 岁时认识椭圆形、菱形、五角形等，视深度充分发育，视力达到 1.0，能阅读书本和黑板上的符号和文字；儿童 6 岁时视深度已发育。学龄前儿童如视觉异常，可出现动作不协调，或易摔跤。

（二）听觉发育

听觉与儿童智能、语言理解及表达和社交能力发育有关。出生时由于鼓室无空气，并有部分羊水潴留，妨碍声音传导，故听觉不敏感；生后 3 ～ 7 天听觉良好，2 月龄时能辨别不同的语音；3 ～ 4 月龄头可转向声源（定向反应）；6 月龄能区别父母的声音，对母亲的语言有明显反应，叫名字也有应答，对能发声的玩具感兴趣；7 ～ 9 月龄头眼协调，转向声源并注视，区别语言的意义；10 月龄两眼可迅速转向声源看，对铃声及人的声音有应答。1 岁时听懂自己的名字，2 岁后能区别不同声音，4 岁听觉发育完善。

（三）味觉和嗅觉的发育

1. **味觉** 新生儿味觉发育已很完善，对甜与酸等不同味道可产生不同的反应，出现不同的面部表情；4～5月龄对食物轻微的味道改变也很敏感，为味觉发育的关键时期，此时应适时添加辅食。一般婴儿喜欢甜味的食物，1岁后对食物产生个人的偏爱。

2. 嗅觉   新生儿嗅觉发育已基本成熟，出生后对各种气味逐渐敏感。能辨别出多种气味，具有初步的嗅觉空间定位能力，生后1～2周即可识别母亲与其他人的气味，3～4月龄能区别愉快与不愉快的气味，7～8月龄能分辨出芳香的气味，第2年即能识别各种气味。

（四）皮肤感觉的发育

皮肤感觉包括触觉、痛觉、温度觉和深感觉。触觉是引起某些反射的基础，新生儿某些部位的触觉已很敏感，如口周、前额、手掌、足底等处，可引起寻乳、吮乳等不同反应，7个月有定位能力。新生儿虽有痛觉，但较迟钝，2个月后对痛刺激有痛苦表情。出生时对温觉已很灵敏，尤其对冷的反应，但对热不敏感，甚至被热水袋烫伤也无反应；3个月时能区别31.5℃与33℃水温的差别。2～3岁时能通过接触区分物体的软、硬、冷、热等属性，5～6岁时能分辨体积和重量不同的物体。

（五）知觉发育

知觉是人脑对直接作用于感觉器官的各种客观事物属性的整体反映，包括空间知觉、深度知觉和时间知觉。

1. 空间知觉   是指个体对物体空间特性的反映，包括大小、形状、距离、体位和方位等。视觉在空间知觉中占主导地位。儿童从具体的方位知觉到方位概念，需经过一个较长时间训练，正常儿童一般在9岁后不再出现空间知觉导致的阅读和书写错误。

2. 深度知觉   是以四肢为主，并与动觉协同作用的结果。深度知觉随着年龄的增长而不断发展，生后1年内发展最快，3岁儿童已能辨别上下方位，4岁开始辨认前后，5岁以自身为中心辨认左右方位。

3. 时间知觉   是个体对时间的延续性和顺序性的感知能力。4～5岁可逐渐认识一日内的时间顺序，如早、午、晚；5～6岁则逐步掌握周内顺序、四季节等概念。

在婴幼儿的认知能力中，感知觉发育最早、最快，他们借助感知能力去认识客观世界及自我，让其多看、多听、多用手接触物体，以了解物体的属性、形状和事物间的内在联系，这对儿童认识客观世界具有重要的意义。

二、运动发育

动作发育可分大运动（包括平衡）（表3-2）和精细运动（表3-3）两大类。大运动是身体对大动作的控制，使儿童能够在周围环境中活动，如抬头、坐、爬、站、走、跑、跳等。精细运动是指较小的动作活动，如伸手够物、抓握物体、涂画、搭积木、翻书、写字等。运动发育遵循自上而下、由远到近、从不协调到协调、先正向动作后反向动作的生长发育规律。运动发育是婴幼儿能力发展中较早出现的行为，可作为行为发育评估指标。

（一）平衡与大运动

1. 抬头   新生儿俯卧位时能抬头1～2秒；3月龄抬头较稳；3～4月龄扶坐时竖颈稳，并能自由转动；5～6月龄俯卧位抬头90°。

2. 翻身   4～5月龄时能有意识地以身体为一体从侧卧位到仰卧位，但无身体的转动；5～6月龄时能从仰卧位翻至侧卧位，或从俯卧位至仰卧位；7个月能有意识地从仰卧位翻身至俯卧位，然后从俯卧位翻身至仰卧位。

3. **坐** 6月龄时能双手向前支撑独坐；7月龄坐时双手可玩玩具，开始发展向前伸手的保护性反应；8～9月龄已能坐稳，背部竖直，左右转动，双手伸出以维持身体倾斜时的平衡；1岁左右身体倾斜时出现向后伸手的保护性反应；1岁后的幼儿能自己爬上椅子，转身坐下；1.5岁后可独坐小凳，并弯腰拾物。

4. **匍匐、爬** 3～4月龄可用手撑上身数分钟；7月龄俯卧时可后退或原地转；8月龄时能匍匐运动；9月龄可跪爬，并能伸出一侧手向前取物；10月龄后能熟练爬行。

5. **站、走、跳** 新生儿双下肢直立时稍可负重，出现踏步反射和立足反射；5～6月龄扶立时双下肢可负重，并上下跳；8～9月龄时可扶站片刻；10～12月龄能独站片刻和扶走；18～24月龄会跑和倒退走；24～30月龄可单独站立1～2秒，原地并足跳。

表 3-2 大运动里程碑

平均月龄	大运动里程碑	平均月龄	大运动里程碑
1	俯卧位抬头	8	爬行，爬到坐位转换，拉着站起来
2	俯卧位抬胸	9	四处爬行
3	俯卧位肘部支撑抬头	11	牵手行走
4	俯卧位腕部支撑抬头，俯卧位翻到仰卧位	12	独自行走
5	仰卧位翻到俯卧位，支撑下坐	15	会跑
6	独坐		

（二）精细运动

精细运动是手的拇指与其余四指对立的抓握，并在感知觉、注意等心理活动的配合下所完成的动作。

新生儿两手紧握；3～4月龄时握持反射消失，可自行玩手、握物；5月龄时大拇指参与握物，抓物入口；6～7月龄时出现换手、捏、敲等探索性动作；9～10月龄时食指和拇指可以捏起细小的东西；1岁时可以用笔在纸上乱画；2～3岁会用筷子，拿住杯子喝水，并能解开衣扣。

表 3-3 精细运动里程碑

平均月龄	精细运动里程碑	平均月龄	精细运动里程碑
4	松拳，手过身体中线	16	模仿涂鸦
5	伸手抓物，物品换手	18	自主涂鸦
6	拇指参与抓取较大的物品	21	可以用3块立方体叠高
8	拇指参与抓取较小的物品	24	可以用4块立方体水平面排火车
9	不熟练地运用拇、食指捏起小的物品	30	给4块立方体火车加烟囱
11	熟练运用拇、食指捏起小的物品	36	模仿画圆，可以画出人的头及另外某一部分
12	有意识地放开物品		

NOTE

三、语言发育

语言发育经过发音、理解和表达三个阶段，还必须具备正常的语言中枢、正常的听觉和发音器官、与人类社会的不断交流，三个条件缺一不可。

语言发育的顺序可归纳为：新生儿会哭叫；3～4个月咿呀发音；6个月能听懂自己的名字；12月能说简单的单词；18月龄能用15～20个字，指认并说出家庭主要成员的称谓；24月龄能指出简单的人、物名和图片；3岁时能指认许多物品名，并说有2～3个字组成的短句；4岁时能清楚表达自己的意思，讲述简单的故事情节。

四、性格发育

小儿性格特征的形成和建立，是随着生长发育逐渐完成的，性格一旦形成就具有相对稳定性。儿童个性心理特征和个性倾向决定其适应社会环境的方式和处事态度。

婴儿期由于所有生理需要均依赖成人，建立的是对亲人的依赖感和信任感。幼儿期能独立行走，并具备一定的语言表达能力，自主性增强，但又未脱离对亲人的依赖，常出现执拗言行和依赖行为交替的性格特征。学龄前期小儿生活基本能自理，主动性增强，但主动行为失败时易出现失望和内疚。学龄期开始正规学习，重视自己学习上取得的成就，如不能发现学习潜力则形成自卑感。青春期体格生长加速，性发育开始成熟，社交增多，心理适应能力增强但容易波动。在感情问题、伙伴关系、职业选择、道德价值等问题处理不当时易发生性格变化。在性格形成过程中，父母对孩子的教育态度影响较大（表3-4）。

表3-4　父母教育态度与儿童性格的关系

父母态度	儿童性格
民主	独立、大胆、机灵，善于交流、协作，有分析思考能力
过于严厉，常打骂	顽固、倔强，缺乏同情心、自信心及自尊心
溺爱	任性，情绪不稳定，缺乏独立性
过于保护	被动、依赖，缺乏社交能力
父母意见分歧	警惕性高，两面讨好，易说谎，投机取巧
支配性	顺从、依赖，缺乏独立性

五、家庭与社会对儿童心理发展的影响

（一）家庭对儿童心理发展的影响

家庭环境对儿童心理发展的影响是多层次、多侧面的。良好的家庭环境是儿童身心健康发展，形成良好心理行为的重要保证。生活在缺乏良好家庭环境的儿童，容易出现各种不良情绪和行为，对生活失去信心，甚至对现实强烈不满等人格特征。父母的个性特征、心理素质、文化素质、道德素质、为人处事及教养方式也会对子女的心理发展起着潜移默化的作用。民主型父母的家庭教养方式有利于与孩子建立融洽的关系，使其有良好的心理品质，具有独立性和自信心；放任型的家庭缺乏交流或者关怀过度，则会造成儿童缺乏独立性、沟通能力差等。

（二）社会对儿童心理发展的影响

社会因素对心理发展的作用是最复杂的，政治、经济、科技、文化、教育、传统、风俗习

惯等一切社会生活条件对心理的发展都有着不同程度的影响。

在童年期，孩子接触最多的就是同伴，通过与同伴的交往，能满足儿童的社交需求，这是获得社会支持和安全感的重要源泉。没有同伴的孩子，缺乏社交行为，不懂与外界沟通，常常回避，攻击性强。

某些文化因素的影响仅见于特定的社会文化环境。中国儿童的养育方式反映了以社会为中心的东方文化，父母多望子成龙，常将自己未能实现的愿望寄托在孩子身上，导致其往往承受较大的心理压力，由此引发一些心理障碍。

学校教育对儿童的心理发展、知识的获取、世界观的形成等起到极为重要的作用。学校教育可选择和利用社会环境中的积极因素来增强对学生的正面教育力量，同时针对社会环境中的不利因素，对学生加以正确教育和引导。

大众传媒给幼儿提供了社会现实生活的行为规范和角色期待，通过观察示范的过程，幼儿学会了特定社会的一系列要求，而逐渐实现社会化。其中电视、手机是大众传媒中与人联系最为密切的，看电视、用手机过多会妨碍幼儿去认识自然、认识社会，阻止与现实的联系，妨碍心理健康发展。一些不健康的内容会使儿童行为问题增多，青少年犯罪率升高。沉迷于网络聊天、电子游戏和色情网站是妨碍青少年心理行为健康发展的新问题。

第四节　变蒸学说

一、变蒸学说的起源

变蒸学说是古代医家阐述婴幼儿生长发育规律的一种学说，始见于西晋王叔和《脉经》。所谓"变蒸"，变者，变其情智，发其聪明；蒸者，蒸其血脉，长其百骸。《小儿卫生总微论方·变蒸赋》云："蒸即蒸血肉之坚，变即变形神之正矣。"前人认为，2岁以内的小儿生长发育特别迅速，每经过一段时间，其形体不断成长，脏腑功能逐渐成熟，情志发育逐渐完善。变蒸体现了小儿脏腑、精气神、血脉肌肉骨髓功能完善的过程。

二、变蒸学说的主要内容

关于变蒸的日数及周期，各时期医家观点不一。《颅囟经》认为每六十日一度变蒸，后世医家比较推崇的是"三十二日一变，六十四日一蒸，十变五蒸又三大蒸"的观点。小儿初生之后，每三十二日一变，每六十四日一蒸，合三百二十日为十变五小蒸。小蒸之后，又六十四日一大蒸，大蒸后，又六十四日复大蒸，复大蒸后，又一百二十八日再复大蒸，计二百五十六日共三大蒸。至此，小蒸三百二十日，大蒸二百五十六日，共计五百七十六日后，小儿的脏腑气血、筋骨百骸方才生长齐备。

变蒸是一个动态、连续的过程，不同年龄段生长速度不同，但具有一定的规律性：小儿生长发育在婴幼儿时期最快；每经过一个周期，小儿生长发育有显著的变化，是量变到质变的积累，其形、神是相应发育、同步发展的；小儿总体的生长速度随着年龄的增长而逐渐减慢。巢元方有言"变蒸或早或晚，依时如法者少也"，故不可拘泥于周期之数。

NOTE

另外，变蒸学说中还包含着脏腑变生次第、变蒸表现、诊疗方法等内容。钱乙认为以肾为先，按肾、心、肝、肺、脾的顺序变生，这一观点为后世医家普遍接受；《婴童宝鉴》认为以肝为先，按肝、肺、心、脾、肾的顺序变生；《全幼对症录》则主张以脾为先，按脾、肺、心、肝、肾的顺序变生。对于"变生"两字的理解，任赞《保赤新编·变蒸》提出"是变生脏腑之神智，非直生脏腑也"，强调不可执拗于生某一脏某一腑，而是小儿脏腑功能更加完善。

变蒸主要的临床表现有：①蒸者体热：历代文献中都有体热的记载，有"微热""壮热"之别。《诸病源候论·小儿杂病诸候·变蒸候》中描述："变蒸有轻重：其轻者，体热而微凉，耳冷尻亦冷……其重者，体壮热而脉乱，或汗或不汗……无所苦也。"②变蒸珠子与目睛：有医家将上唇可见粟粒大小的白色泡珠作为辨识变蒸与否的关键，也有以"目白睛微赤，黑睛微白"帮助判断变蒸。③神态、形态或情志变化：小儿变蒸之后，能学会新的行为动作，性情有变化，或能咳笑，或成机关，或能匍匐，或欲学语，或亭亭然。④可兼有耳冷、微惊、不食、腹痛、微利、吐乳等症状。明代医家观察到"胎壮实"之小儿变蒸时"不热不惊，或无证候"，提出了"暗变"的说法。治疗方面，轻者调护，不可妄投药饵，不宜刺灸；重者或有兼证，可予黑散、紫丸、惺惺散、柴胡汤、当归散、调气散、防风饮子等。

三、古代医家对变蒸学说的观点

变蒸学说作为中医儿科基础理论的重要学说之一，是古代医学研究婴幼儿心身发育阶段性变化规律的总结。但变蒸学说争议颇多，其关键的意见分歧在于变蒸是生理性还是病理性。明代以前，尤其宋金元时期，大部分医家重视变蒸之说，多数认为变蒸乃生理过程。巢元方是早期系统阐述变蒸学说的医家；孙思邈将变蒸列为《千金翼方》"养小儿第一"，反映其晚年认为变蒸与小儿护养有关；钱乙提出"变者易也"，重视脏腑功能的完善；曾世荣着重论述变蒸之"温温微热"。明清时期，一些医家将变蒸归为杂病之中，注重变蒸与感冒、伤寒、痘疹等疾病的鉴别。王銮认为小儿之病皆因变蒸而起，更有张景岳、陈复正对变蒸之说提出质疑。张氏认为小儿之病，不因外感，必以内伤，未闻有无因而病者。陈氏指出，其临证从未见一儿依期作热而变者，若诊病时将其他病看作变蒸，会延误病情，应该依证治疗。

四、现代医家对变蒸学说的观点

变蒸学说的争论延续至今，现代医家对于其内涵及基于现代西医学成果的再认识做了研究。马瑞荣认为变蒸是小儿"稚阴"与"稚阳"阴阳消长的一种过程，就理论上讲是一种生理现象，但从临床上看应归为病理现象。王伏峰从生物节律、代谢率等角度探讨变蒸学说阶段性低热的原因。汪受传等医家认为该学说与盖泽尔的"枢纽龄"内容相似，虽然观察周期及观察方法不同，但是两者阐述的小儿生长发育阶段性显著变化的规律是基本一致的，并提出编制符合中国国情的婴幼儿智能发育评估系统的必要性。有医家从小儿体温节律性、生长发育相关因素、前语言发育、现代心理测定等方面进行实验及理论研究。也有医家总结明清医家反对变蒸的内容，认为变蒸是唯心的、非科学的，应该废弃。谭德福提出，鉴于当前历史条件和认识水平，变蒸学说有可能包括了部分临床症状轻微、预后良好的儿科疾病在内，但也不可避免地杂有某些形而上学的成分，应慎重分辨、学会扬弃。

第四章 儿童营养

第一节 营养学基础

《幼科类萃·乳哺论》说："初生芽儿，藉乳为命。"乳食是小儿生长发育的物质基础，相对于成人来说，小儿生机蓬勃，生长发育旺盛，更需要充足、全面的营养支持。然而小儿脾常不足，肠胃脆薄，故小儿饮食的调摄就显得尤为重要。《医宗金鉴·幼科心法要诀·积滞门》云："夫乳与食，小儿资以养生者也。胃主纳受，脾主运化，乳贵有时，食贵有节。"乳食的摄养和脾胃功能的调护是中医儿童保健学营养基础的核心理念，二者是相辅相成的。随着西医学的发展，营养学在人体解剖生理学的基础上建立了更为精细和全面的理论体系，为儿童身心健康提供了重要保障。

一、营养素与参考摄入量

营养素是指食物中具有特定生理作用，能维持机体生长、发育、活动、生殖及正常代谢所需的物质。

（一）营养素的分类和参考摄入量

营养素包括：能量、宏量营养素（蛋白质、脂类及糖类）、微量营养素（矿物质及维生素）和其他膳食成分（膳食纤维和水）。

营养学家根据有关营养素需求量，提出了适应不同人群的膳食营养素参考摄入量（dietary reference intakes，DRIs），应用于评定健康人群的膳食质量和制定膳食计划。营养素安全摄入范围示意图见图4-1。

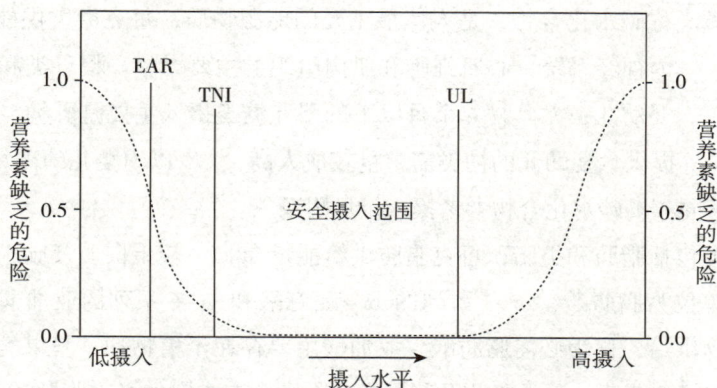

图4-1 营养素安全摄入范围示意图

1. **平均需要量（estimated average requirement，EAR）**　是指群体中各个体营养素需要量的平均值。

2. **推荐摄入量（recommended nutrient intake，RNI）**　是指可以满足某一特定性别、年龄及生理状况群体中绝大多数个体需要的营养素摄入水平。

3. **适应摄入量（adequate intake，AI）**　是指营养素的一个安全摄入水平，是通过观察或实验获得的健康人群某种营养素的摄入量。

4. **可耐受最高摄入量（tolerable upper intake，UL）**　是指平均每日可以摄入营养素的最高量。此量对一般人群中的几乎所有个体都不至于造成损害。

（二）能量

能量是参与人体代谢和生理活动的最基础的营养素之一，贯穿于整个生命系统，通过以下5个方面利用消耗能量；国际上能量的统一计量单位为焦耳（joule，J）或卡（calorie），$1cal = 4.184J$。

1. **基础代谢**　指人体在 $18 \sim 25℃$ 室温下，餐后 $10 \sim 14$ 小时，清醒、安静状态下维持基本生命活动所必需的最低能量。幼儿由于生长发育旺盛，基础代谢率较成人高，但随着年龄的增长逐渐减少，婴儿的基础代谢是成人的 $2 \sim 3$ 倍（成人每天为 $104.6 \sim 125.5kJ/kg$）。

2. **生长发育**　组织生长所消耗的能量为儿童所特有，与儿童生长发育的速度成正比，随年龄增加逐渐减少。

3. **活动**　活动所需能量个体波动较大，与体格大小、活动强度、持续时间、活动类型等密切相关，爱哭闹、活动频繁的儿童所需能量较高。体力活动所需能量随年龄增加而增加。

4. **排泄**　正常情况下未经消化吸收的食物的损失约占总能量的 10%，腹泻时增加。

5. **食物特殊动力作用**　是指人在摄食过程中，对食物中的营养素进行消化、吸收、代谢转化所引起的能量额外消耗现象。碳水化合物、脂肪、蛋白质的食物热效应分别为其产能量的 $5\% \sim 10\%$、$0\% \sim 5\%$、$20\% \sim 30\%$。

一般基础代谢占所需能量的 50%，生长发育和体力活动占 $32\% \sim 35\%$，排泄占所需能量的 10%，食物特殊动力作用占 $7\% \sim 8\%$。能量的摄入、储存和消耗总体处于动态平衡中，体重是衡量能量过剩和不足的敏感指标之一。不同年龄、性别和身体活动水平的中国儿童膳食能量需要量见附录三。

（三）宏量营养素

1. **糖类**　糖类又称碳水化合物，是人体最主要的能源物质，每克糖类供能 $16.8kJ$。糖类供能速度较快，是人体内神经系统、心肌细胞和肌肉组织的主要燃料。粮谷类和薯类食物是膳食中糖类的主要来源。婴幼儿，尤其是 6 个月以下的婴儿糖类摄入主要是乳糖，添加辅食后糖类主要由米、面、薯等提供。婴幼儿的糖类需求量较成人高，1 岁以内婴儿约需每日 $12g/kg$，2 岁以后为 $10g/kg$。不同年龄碳水化合物参考摄入量见附录三。

2. **脂类**　脂类包括脂肪和类脂，每克脂肪供给能量 $38kJ$，较蛋白质及碳水化合物高出 1 倍多。脂肪的基本单位为脂肪酸，$\omega-3$ 系列的 $\alpha-$ 亚麻酸和 $\omega-6$ 系列的亚油酸，人体不能自身合成，必须由食物供给，称为必需脂肪酸。亚油酸主要存在于植物油、坚果类（核桃、花生），亚麻酸主要存在于绿色蔬菜、鱼类脂肪及坚果类。人乳含有丰富的必需脂肪酸和不饱和脂肪酸，故人乳更益于婴儿。类脂包括磷脂、糖脂、类固醇、脂蛋白等，是构成人体组织的重要成分，如磷脂、糖脂等构成细胞膜和神经组织，胆固醇合成激素和维生素 D_3，脂蛋白构成血液中脂类运输的主要载体。

3. **蛋白质** 蛋白质的首要功能是合成人体所必需的结构组织，其次是为机体提供能量，每克蛋白质可供能 16.8kJ，除去蛋白质自身的食物热力作用，蛋白质供能占总能量的 8% ～ 15%；构成蛋白质的氨基酸有 20 种，其中人体自身不能合成、必须从食物中摄入的 9 种氨基酸称为必需氨基酸，包括亮氨酸、异亮氨酸、缬氨酸、苏氨酸、蛋氨酸、苯丙氨酸、色氨酸、赖氨酸、组氨酸。容易被人体吸收利用的蛋白质称为优质蛋白质。优质蛋白质主要来源于动物和大豆；1 岁内婴儿蛋白质的推荐摄入量（RNI）为 1.5 ～ 3g/kg·d，1 岁以后逐渐减少，直至成人的 1.1g/kg·d。不同年龄、性别蛋白质需要量见附录三。

对婴儿而言，总能量的 35% ～ 50% 由脂肪提供，以后随年龄的增长，脂肪的供给比例逐渐下降，至年长儿为 25% ～ 30%。不同年龄脂肪参考摄入量见附录三。

（四）微量营养素

1. **矿物质** 人体中除碳、氢、氧、氮以外的元素称为矿物质，包括常量元素和微量元素。占人体总重量 0.01% 以上者称为常量元素，有 7 种：钙、磷、镁、钾、钠、氯、硫。占人体体重 0.01% 以下者称为微量元素，包括三类：必需的微量元素（铁、碘、锌、硒、铜、钼、铬、钴）；可能必需的微量元素（锰、硅、镍、硼、钒）；具有潜在毒性，但在低剂量时对人体可能有益的微量元素（氟、铅、镉、汞、砷、铝、锂、锡）。常量元素和微量元素在体内不提供能量，但在构造人体组织和调节体内生理生化功能方面起着至关重要的作用；其中铁、碘、锌为最易缺乏的微量元素，铁缺乏易引起贫血，碘缺乏可导致甲状腺功能减退症，锌缺乏会引起食欲减退、味觉异常。矿物质和维生素的性质、作用、来源及参考摄入量见附录三。

2. **维生素** 维生素是维持人体正常生理活动必不可少的物质。与儿童营养关系密切的维生素有 12 种：脂溶性维生素 4 种，包括维生素 A、D、E、K；水溶性维生素 8 种，包括维生素 B_1、维生素 B_2、维生素 PP、维生素 B_6、泛酸、叶酸、维生素 B_{12}、维生素 C。婴儿最易缺乏的维生素是维生素 A、D、C、B_1。

（五）其他膳食成分

1. **膳食纤维** 膳食纤维为不被人体消化吸收的非淀粉多糖，分为水溶性纤维和非水溶性纤维。膳食纤维的主要作用是吸收大肠水分，软化大便，增加大便体积，促进肠蠕动。植物性食物（谷、薯、豆、蔬菜、水果等）是膳食纤维的主要来源，婴儿 6 个月之后应逐渐添加膳食纤维，直至达到成人水平（25 ～ 30g/d）。

2. **水** 水是生命赖以生存的基础，儿童体内水含量最多，新生儿体内含水量占体重的 70% ～ 75%，随着年龄的增长，以后逐渐降低，直至成人的 60% ～ 65%，婴儿代谢旺盛，需水量最多，可达 110 ～ 150mL/kg·d，以后逐渐减少，每 3 岁减少 25mL/kg·d。

二、消化系统功能与营养关系

（一）消化酶的成熟

蛋白酶、脂肪酶、碳水化合物酶发育成熟时间不一，消化酶参与三大营养物质消化吸收过程如图 4-2、4-3、4-4 所示。

NOTE

蛋白质消化吸收示意图流程：

口腔 → 蛋白质

胃（胃蛋白酶）→ 变性、部分水解

小肠（糜蛋白酶，α糜蛋白酶氨基酸肽酶、羧肽酶）→ 短肽、氨基酸

小肠内层（主动转运）→ 氨基酸进入血循环

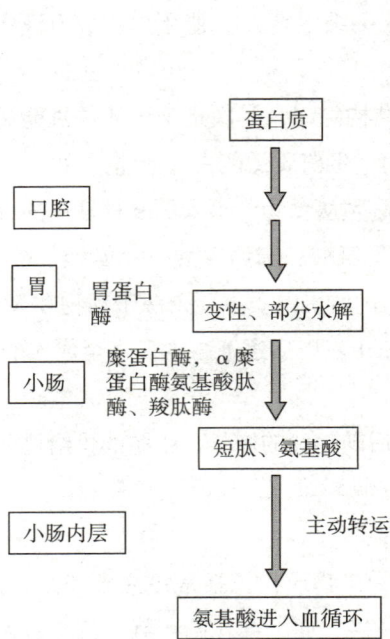

图 4-2　蛋白质消化吸收示意图

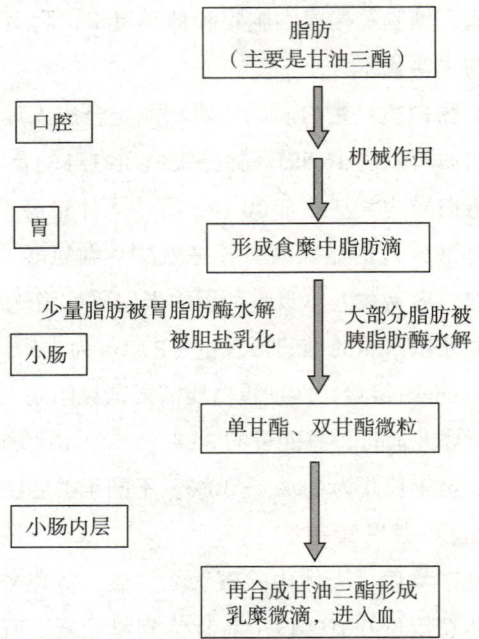

脂肪消化吸收示意图流程：

脂肪（主要是甘油三酯）

口腔

胃（机械作用）→ 形成食糜中脂肪滴

小肠（少量脂肪被胃脂肪酶水解被胆盐乳化／大部分脂肪被胰脂肪酶水解）→ 单甘酯、双甘酯微粒

小肠内层 → 再合成甘油三酯形成乳糜微滴，进入血

图 4-3　脂肪消化吸收示意图

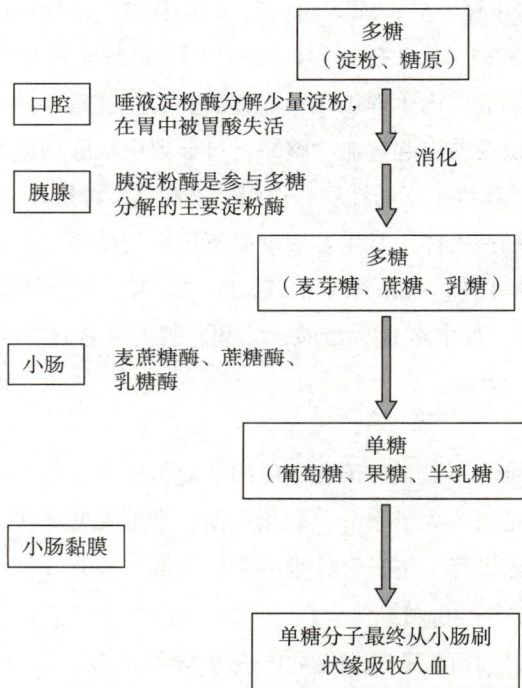

多糖消化吸收过程示意图流程：

多糖（淀粉、糖原）

口腔（唾液淀粉酶分解少量淀粉，在胃中被胃酸失活）

胰腺（胰淀粉酶是参与多糖分解的主要淀粉酶）→ 消化 → 多糖（麦芽糖、蔗糖、乳糖）

小肠（麦蔗糖酶、蔗糖酶、乳糖酶）→ 单糖（葡萄糖、果糖、半乳糖）

小肠黏膜 → 单糖分子最终从小肠刷状缘吸收入血

图 4-4　多糖消化吸收过程示意图

　　胃蛋白酶出生时活性低，3 个月后活性增加，18 个月时达到成人水平，胰蛋白酶较胃蛋白酶成熟时间早，第 1 ～ 3 月龄婴儿的胰蛋白酶已达到成人水平。故出生时新生儿的蛋白质消化能力就较好。

　　脂肪酶的成熟时间相对较晚，出生时胆汁缺乏、胃酸低，新生儿胃脂肪酶发育较好，故婴儿的脂肪消化主要在胃，胰脂肪酶分泌极少，2 岁后才达到成人水平，但母乳中的脂肪酶可弥补胰脂肪酶的不足，故新生儿的脂肪消化较好，足月儿的脂肪吸收率可达 90%。

6个月以下婴儿食物中的糖类主要是乳糖，出生时肠双糖酶发育好，能很好地消化乳糖，唾液淀粉酶及胰淀粉酶发育成熟时间晚，至出生后3个月时分泌量仍较少，人乳中含有少量淀粉酶，可部分代偿胰淀粉酶的不足。

（二）与进食技能有关的发育

小儿进食能力是随着年龄的增加而不断建立的过程，新生儿主要通过吞咽反射完成吞咽和吸吮，出生后2月龄吸吮动作更为成熟，4月龄时可随意吸、吐，约在出生后12月时协调的咀嚼功能就已建立。虽然婴儿肠道相对比成人较长，有利于营养物质的吸收，但胃容量小，略呈横位，活动度较大，胃肠道的平滑肌发育尚未成熟，容易发生胃食管反流和胃肠功能紊乱等病症，影响食糜的消化吸收。

（三）肠道菌群的建立

肠道黏膜菌群是人体复杂的微生态系统，肠道内约有1014个活细菌，主要由厌氧菌、兼性厌氧菌和需氧菌构成，97%～99%是专性厌氧菌，大肠杆菌等需氧菌所占比例不足1%，肠道细菌共同维系着肠道微生态的动态平衡。分娩方式、环境因素、抗生素应用、喂养方式等都会影响肠道微生物。新生儿期是肠道优势菌建立的重要时期，双歧杆菌是人体最重要的肠道有益菌，母乳喂养的新生儿肠道双歧杆菌占总体菌量的95%以上；1岁以后肠道菌群趋同于成人。肠道菌群不仅可以发酵未消化的食物残渣为机体提供能量，而且对生物屏障的建立和免疫功能的完善具有重要作用。

第二节　胎儿期营养

胎儿期是指自受精卵形成至胎儿娩出前，共40周，其营养供给主要依赖于母体。胎儿期的营养状况对胎儿组织、器官的生长发育，尤其是大脑的发育至关重要，且对儿童及成人的体格、代谢等产生远期影响。历代医家都十分重视妊娠后的饮食忌宜。《备急千金要方·妇人方上·养胎》谓："儿在胎，日月未满，阴阳未备，腑脏骨节皆未成足，故自初迄于将产，饮食居处皆有禁忌。"《育婴秘诀·胎养以保其真》："儿在母腹中，借母五脏之气以为养也。苟一脏受伤，则一脏之气失养而不足矣……酸多则伤肝，苦多则伤心，甘多则伤脾，辛多则伤肺，咸多则伤肾，此地之五味所伤也……是以风寒暑湿则避之，五味之食则节之，七情之感则绝之，皆胎养之道也。"

2016年中国营养学会膳食指南修订专家委员会妇幼人群膳食指南修订专家工作组发布的《孕期妇女膳食指南》（下称指南）提出：孕早期无明显早孕反应者应继续保持孕前平衡膳食；孕吐较明显或食欲不佳的孕妇不必过分强调平衡膳食，也无须过早增加能量和各种营养素的摄入。孕期每天必须摄取至少130g碳水化合物，首选易消化的粮谷类食物（如米或面）。进食少或孕吐严重者需寻求医师帮助。孕妇应禁烟酒，还要避免被动吸烟和不良空气。愉快孕育新生命，积极准备母乳喂养。

一、孕母所需能量

根据《中国居民膳食营养素参考摄入量（2013版）》建议，能量在非孕期（1800kcal/d）的基础上，孕中期增加 300kcal/d，孕晚期增加 450kcal/d。

二、孕母所需蛋白质

孕妇孕期所吸收的蛋白质直接影响胎儿的生长发育。如孕妇蛋白质摄入不足，可引发流产或胎儿发育不良、先天性疾病及畸形等，增加孕妇妊娠期并发症和合并症发生的风险。孕 10 周以前每天仅需约 0.6g 蛋白质储留，孕中、晚期日均分别需要储留 1.9g 和 7.4g，按机体蛋白质的利用率 47% 计算，从需要量推算到推荐摄入量，2016 版指南建议孕中、晚期蛋白质推荐摄入量分别为 15g 和 30g。鱼类可作为动物蛋白质摄入的首选，不仅能够提供优质蛋白质，还能为孕 20 周后胎儿脑和视网膜功能发育提供必需的长链多不饱和脂肪酸，如花生四烯酸（ARA）、二十二碳六烯酸（DHA），每周最好食用 2 ～ 3 次。

三、孕母所需脂类

脂类与蛋白质、碳水化合物构成产能的三大营养素。脂类具有供给能量、构成生物膜、供给必需脂肪酸、提供脂溶性维生素并促进其消化吸收等生理功能，是人体必不可少的营养物质。孕母在孕期需要 3 ～ 4kg 的脂肪积累以备产后泌乳，膳食脂肪中的磷脂及其中的长链多不饱和脂肪酸对人类生命早期的脑 - 神经系统和视网膜等的发育尤其重要，因此孕期对脂肪及多种脂肪酸均有特殊的需求。《中国居民膳食营养素参考摄入量（2013 版）》建议，孕妇膳食脂肪提供的能量应占总能量的 20% ～ 30%，其中饱和脂肪酸、单不饱和脂肪酸、多不饱和脂肪酸均小于 10%，多不饱和脂肪酸 ω–6 与 ω–3 的比值为（4 ～ 6）∶ 1。食物中的 ω–3 主要是 α – 亚麻酸；ω–6 主要是亚油酸。二者均不能在人体内合成，必须从食物中摄取。亚油酸几乎存在于所有植物油中，而 α – 亚麻酸仅存在于大豆油、亚麻籽油、低芥酸菜籽油等少数油中。DHA 也可来源于鱼、鱼油及鸡蛋黄中。

四、孕母所需矿物质

（一）钙

维持孕妇正常的血钙浓度，对维持细胞功能，蛋白质类激素的合成、分泌、代谢及细胞内外酶的释放与激活等起到至关重要的作用。孕期钙营养缺乏，母体会动用自身骨骼中的钙维持血钙浓度以满足胎儿骨骼生长发育的需要。因此，孕期钙营养不足对母体健康的危害更加明显。孕期大约有 2530g 的钙经母体传递给胎儿，孕 20 周后胎儿的骨骼加速生长，孕 28 周胎儿骨骼开始钙化，仅胎儿体内每日需沉积的钙约 110mg。钙在非孕期（800mg/d）的基础上，孕中晚期增加 200mg/d。可以适当增加乳类的摄入，不仅能够补充蛋白质，同时也是钙的良好来源。

（二）铁

随着妊娠的进展，孕妇血容量和红细胞数量逐渐增加，胎儿、胎盘组织的生长均额外需要铁的供给，整个孕期额外需要 600 ～ 800mg 铁。孕妇成为缺铁性贫血的高危人群，孕晚期还要为胎儿储存铁剂用以满足出生后 1 ～ 4 月龄婴儿对铁的需求，因此孕妇应常进食含铁丰富的食物。孕中期和孕晚期铁的推荐摄入量在孕前 20mg/d 的基础上分别增加 4mg/d 和 9mg/d，达到 24mg/d 和 29mg/d。孕中晚期可增加摄入含铁丰富的动物性食物，比如动物血、动物肝脏、瘦肉等，其所含铁为血红素铁，生物利用率较高，能够满足孕期对铁的额外需要。孕妇如出现贫血或血清铁蛋白低于 30g/L，应在医生的指导下补充铁剂。

（三）碘

碘是参与调节蛋白质合成和酶活性的甲状腺激素的主要组成成分。甲状腺激素对于中枢神经系统中髓鞘的形成非常重要。孕期新陈代谢增强，甲状腺素合成增加，对碘的需要量显著增加。孕期碘缺乏，轻者导致胎儿大脑发育落后、智力低下、反应迟钝；严重者导致先天性甲状腺功能低下症，表现为矮、呆、聋、哑、瘫等症状。此外，妊娠期缺碘导致的甲状腺素合成不足还可引起早产、流产及死胎发生率增加，妊娠期高血压、胎盘早剥等严重妊娠期并发症的发生率也相应增加。2016 版指南指出，以食盐中加碘量 25mg/kg，每天摄入 6g 盐，烹调损失率按 20% 计算，每天从碘盐中可摄入碘 120μg，仅能满足普通人群碘的需要。孕期碘的推荐摄入量 230μg/d，比非孕时增加近 1 倍，食用碘盐仅可获得推荐量的 50% 左右，为满足孕期对碘的需要，建议孕妇常吃富含碘的海产食品，如海带、紫菜等。

五、孕母所需维生素

（一）维生素 A

维生素 A（视黄醇）对于调节基因表达及细胞分化、增殖，特别是椎骨和脊髓、四肢、心、眼及耳的发育有重要意义，与胎儿的生长发育、骨骼、胎盘的生长、免疫系统的形成及视力发育均密切相关。但是过量摄入维生素 A 能够产生致畸作用，而孕早期是发生这种致畸损伤最危险的时期。维生素 A 在非孕期 700μgRE/d 的基础上，孕中晚期增加 70μgRE/d。如果食物补给不足，应在医生指导下适量补充。

（二）维生素 B_2

维生素 B_2 又称核黄素，是人体必需的 13 种维生素之一，是机体中许多酶系统的重要辅基组成成分，参与物质和能量代谢。孕妇维生素 B_2 摄入不足，容易发生口腔溃疡、口角炎、舌炎、皮炎、皮肤瘙痒等症。动物肝脏、奶类、蛋及小米、糙米、黄豆渣等均富含维生素 B_2。对于妊娠反应较重、食物供给不足的孕妇，建议每日补给维生素 B_2 1.8mg。

（三）维生素 C

维生素 C 是一种抗氧化剂，可使其他抗氧化营养素如维生素 A、E 及一些 B 族维生素再生，同时作为重要营养素在免疫系统和抗自由基方面均发挥重要作用。维生素 C 含量丰富的食物有新鲜蔬菜和猕猴桃、草莓、酸枣、菠萝、柑橘、山楂等水果。中国营养学会建议妊娠中后期维生素 C 的摄入量为每天 130mg。

（四）维生素 D

维生素 D 主要通过增加胃肠道对钙磷的吸收来维持血浆中的钙磷浓度。在妊娠期间，补充维生素 D 能够促进胎儿的生长、改善新生儿体内钙的状况，以及促进神经系统发育、肺的成熟、免疫功能的完善。当前指南中推荐摄入量为每日 5 ～ 10μg。

（五）叶酸

叶酸对细胞增殖、组织生长分化和机体发育发挥重要作用。孕早期叶酸缺乏或使用叶酸拮抗剂（堕胎剂、抗癫痫药物等）可引起死胎、流产或胎儿脑和神经管发育畸形。叶酸是细胞 DNA 合成过程中的重要辅酶，孕中、晚期血容量和红细胞生成增加，叶酸缺乏会影响幼红细胞核中 DNA 的合成，使细胞核的成熟和分裂延缓、停滞，影响血红蛋白的合成，导致巨幼红细

NOTE

胞性贫血。富含叶酸的食物有动物肝脏、蛋类、豆类、酵母、绿叶蔬菜（菠菜、油菜、西红柿、芹菜等）、新鲜水果（橘子、草莓、樱桃、香蕉等）及坚果类。建议整个孕期应口服叶酸补充剂400μg/d，每天摄入绿叶蔬菜。

六、孕母的饮食调护

对于不同孕期的饮食安排，北齐徐之才提出，妊娠1、2月"饮食精熟，酸美受御，宜食大麦，无食腥辛之味"。即妊娠早期的膳食应富含营养、清淡少油腻、易消化及适应孕妇的口味，尽量不要吃辛辣等刺激性食品，以防加重妊娠反应。孕妇的饮食应营养丰富、易于消化、注意忌宜、嗜好有节。孕妇的饮食亦不应过少，更应避免偏食挑食，适当进食鸡、鸭、鱼、肉、蛋类及新鲜的蔬菜。尤其是摄入胎儿正常生长发育所必需的最重要的蛋白质、矿物质及维生素。明代万全《万氏妇人科·胎前章》谓："妇人受胎之后，最宜调饮食，淡滋味，避寒暑，常得清纯和平之气，以养其胎，则胎元完固，生子无疾。"此外，辛辣炙煿、肥甘厚味则助湿生热，不但易致胎热、胎动、胎肥、难产等，还会增加婴儿出生以后罹患疮痈疹毒、目赤目烂等病的概率。孕母的饮食应以可口、清淡、富有营养为宜，不可过食生冷、辛辣、油腻，且应注意食物禁忌。

妊娠4个月后，要"食稻麦，羹牛羊，调五味，食甘美"。孕中后期胎儿迅速增长，必须多摄入富含各种营养成分的食品。同时要防止营养过度，应增加能量及蛋白质摄入，均衡膳食，避免摄入过多，既要保证胎儿的生长发育，也应避免胎儿营养过剩。2016版指南中建议孕中期开始，每天增加200g奶，使奶的总摄入量达到500g/d。孕中期每天增加鱼、禽、蛋、瘦肉共计50g，孕晚期再增加75g左右。每周最好食用2～3次深海鱼类。

第三节　婴儿喂养

婴儿喂养，是小儿营养发育的重要基础。婴儿时期生长发育特别迅速，对于营养的需求很高，但婴儿脏腑娇嫩，脾胃运化能力弱。因此，保护、支持和促进婴儿时期的合理喂养，是控制和降低营养不良的关键措施。

一、婴儿喂养方式

婴儿喂养方式主要包括母乳喂养、混合喂养、人工喂养。

（一）母乳喂养

母乳喂养是一种天然的喂养方式，母乳中含有最适合婴儿生长发育的营养物质，能够为其提供最佳营养。2019年中华预防医学会儿童保健分会发表的《婴幼儿喂养与营养指南》称："婴幼儿喂养，尤其是出生后最初6个月的纯母乳喂养，是儿童营养的重要基础。"

从古至今，各代医家对母乳喂养论述较多，清代女医家曾懿在《女学篇·自乳之得宜》中提道："欲子女强，仍宜乳，盖天之生人，食料也随之而生，故婴儿哺育，总以母自乳为佳，每见儿女自乳者，身体较为强壮。"明代医家万全在《幼科发挥·调理脾胃》中言："盖乳者，血所化也；血者，水谷之精气所生也。"指出了母乳的好处及母乳喂养的重要性。

1. 母乳喂养的优点　母乳中含有充足的能量和丰富的营养素，可为婴儿提供比例适宜的蛋白质、脂肪、维生素、铁及其他矿物质等，既满足婴儿生长发育的需要，同时又能完美地适应其尚未成熟的消化能力。

（1）母乳中蛋白质以乳清蛋白为主，乳清蛋白在婴儿胃内形成细小柔软的蛋白质凝块，利于消化吸收。母乳中乳清蛋白与酪蛋白的比例为 4∶1～3∶2，且酪蛋白为 β-酪蛋白，含磷少，凝块小，比蛋白质成分主要为酪蛋白的牛乳更易于消化吸收。

（2）母乳中所含的免疫球蛋白、乳铁蛋白、溶菌酶等物质可增强婴儿抗感染能力，预防疾病。母乳中所含免疫成分为天然的营养性被动免疫，尤其是初乳中含有丰富的 sIgA，能够保护消化道抵抗多种病毒细菌的入侵，减少病原体与肠黏膜的吸附并加速其排出体外；乳铁蛋白是母乳中重要的非特异性防御因子，有杀菌、抗病毒、抗炎等作用。

（3）母乳喂养的婴儿不易患糖尿病、湿疹、哮喘、腹泻等疾病，且有益于预防儿童肥胖。

（4）母乳喂养可增强大脑发育、视觉发育、视力发育。母乳喂养的孩子已被证明具有较高的智商、语言学习能力和数学计算能力。

（5）母乳喂养的过程能够增进母亲与婴儿之间的情感交流，母亲与婴儿的皮肤接触能增加婴儿的安全感，有利于婴儿的心理健康。

（6）母乳喂养可以促进母体产后尽快康复，抑制排卵，降低再受孕的概率。乳汁的持续分泌亦可降低母亲乳腺癌及卵巢癌的发病风险。

（7）母乳喂养经济实用又方便，能降低孩子生病的概率从而减少治疗疾病的费用，减轻了家庭经济负担。

2. 建立良好的母乳喂养　《备急千金要方·初生出腹》言："凡乳母乳儿……如是十返五返，视儿饥饱节度，知一日中几乳而足，以为常。"说明每个婴儿的生理需要及其消化吸收能力皆不相同，应采取个体化喂养方法。成功的母乳喂养应是母婴双方都积极参与并感到满足的。乳母的喂养能力提高，婴儿的摄乳量也将随之提高。良好的母乳喂养方式的建立，需要母亲分泌充足的乳汁、哺乳时形成有效的射乳反射、婴儿有力的吸吮。

（1）产前准备　大力宣传母乳喂养的好处，解除孕妇的各种顾虑，建立母乳喂养的信心。保证孕母营养合理，孕期体重适当增加（12～14kg），贮存足够脂肪，供哺乳能量的消耗。消瘦的母亲有出生低体重胎儿的危险，肥胖母亲则有妊娠合并症的危险。妊娠、哺乳妇女摄入适当营养素，对胎儿和乳汁的分泌都非常重要。

（2）乳头保健　孕母在产前或产后需要做简单的乳头护理，如做挤、捏等动作，以防乳头内陷。在妊娠后期每日可用清水（忌用肥皂或乙醇之类）擦洗乳头。哺乳后可以挤出少许乳汁均匀涂抹于乳头处，用于保护乳头表面皮肤，防止乳头皲裂。

（3）尽早开奶　出生后 2 周是建立人乳喂养的关键时期，吸吮更是促进乳汁分泌的关键，应尽早开奶（产后 15 分钟至 2 小时内）。适当的哺乳次数也有助于增加乳汁分泌，建立持续的哺乳。

（4）喂养次数及时间　0～2 月龄的小婴儿每日多次、按需哺乳，多次刺激乳头，可增加乳汁分泌。大多数健康婴儿出生后 1 个月即能够建立自身的进食规律。新生儿每日 8～12 次喂养，一般白天不宜超过 2～3 小时，夜间不超过 4 小时。3 月龄后，逐渐定时喂养，每 3 小时一次，每日约 6 次。5～6 月龄婴儿因晚间睡眠时间延长，应逐渐减少夜间哺乳。6 月龄后逐渐添加其他辅食，哺乳次数应随每次奶量的增加而逐渐减少至每天 4 次，但总奶量不变。每次哺乳时间为 15 ～ 20 分钟，也可以根据婴儿个体差异适当调整。

（5）促进乳汁分泌   为促进乳房血液循环，吸乳前可先以湿布热敷乳房 2 ～ 3 分钟，然后从外侧边缘向乳晕方向按摩乳房。两侧乳房应交替进行哺乳，若一侧乳房奶量已能满足婴儿需要，则可每次轮流哺喂一侧乳房，并将另侧的乳汁用吸奶器吸出。每次哺乳应尽量使乳汁排空。

（6）正确的喂哺方法   喂哺姿势宜取坐位，每次哺乳前，替婴儿更换尿布，母亲应洗净双手，清洁乳头，放松身体，怀抱婴儿，以肩部、手臂等支撑婴儿头和颈，嘴贴近乳房，将乳头及大部分乳晕含在嘴中。婴儿慢而深地吸吮，能听到吞咽声，表明含接乳房姿势正确，吸吮有效。哺乳过程应注意母婴情感交流。哺乳完成，将婴儿抱直，将头依靠于母亲一侧肩部，缓慢轻拍其背，使吸吮时吞入的空气顺利排出，可减少溢乳的发生。不当的喂哺姿势和婴儿含接乳头方式也可能会导致孩子无法摄入足够母乳，或者引起乳头疼痛，甚至损伤乳房组织。

3. 母乳的断离   明代龚廷贤《寿世保元·小儿初生》："儿生四五个月止于乳吃，六个月以后方与稀粥哺之。"婴儿 4 ～ 6 月龄开始可逐渐以婴儿配方奶替代母乳。如婴儿出现反复夜醒，体重增长不足，则提示母乳质量逐渐下降，不足以满足婴儿的生长发育需要，可逐渐开始增加配方奶粉。配方奶量增至每天 800mL 即可完全替代母乳（12 ～ 18 月龄）。如果母亲乳汁充足，婴儿生长发育良好，也可不以婴儿配方奶替代母乳。为了有助于婴儿顺利断离母乳，应逐渐培养婴儿良好的进食习惯及规律，除婴儿早期按需哺乳外，3 ～ 4 月龄后应逐渐定时哺乳，4 ～ 6 月龄夜间不予进食，形成良好的睡眠及进食习惯。6 ～ 7 月龄以母乳或配方奶为主，每日 5 ～ 6 次，乳量为 900 ～ 1000mL，同时增加强化铁的谷类食物，予少量蔬菜水果，亦可添加肉类和蛋黄。

4. 不宜哺乳的情况   母亲患有严重疾病时应停止哺乳，如严重心脏疾病、慢性肾炎、糖尿病、恶性肿瘤、精神病等，或者长期应用抗癌、抗精神病等药物时不宜哺乳。母亲患传染性疾病能否母乳喂养目前争议较多。临床共识认为，HIV 感染儿童中绝大多数来源于母婴传播，建议应用良好的人乳代用品，原则上不宜母乳喂养。乙型肝炎的母婴传播主要发生于临产或分娩时通过胎盘或血液传播，母亲若为单纯乙肝携带者，婴儿出生后即给予联合免疫接种后，可以采用母乳喂养的方法。但乙肝大三阳合并 HBV DNA $> 2×10^5$IU/mL 的活动性乙型肝炎的乳母，母乳喂养会增加母婴传播风险。

（二）混合喂养

混合喂养是应用其他乳类或代乳品来补充母乳不足的喂养方式，也称部分母乳喂养。混合喂养补充的次数及每次补充其他乳类的量应依据母乳不足的程度判定。混合喂养包括以下两种方法：

1. 补授法   母乳喂养时，如出现婴儿体重增长不足即达不到体重增长的正常指标时，提示此时母乳的营养已不足以满足婴儿正常生长发育的需要，则可以添加一些配方奶或其他乳类进行补充，称为补授法。补授时，母乳喂哺次数一般维持不变，每次先喂母乳，即婴儿将母亲两侧乳房吸空后再依据缺乏的程度补以配方奶及牛、羊乳，直至婴儿吃饱为止。该方法适合 6 月龄以内的婴儿。补授乳量的多少视婴儿的食量及母乳量而定。这种补授的喂养方法既有利于刺激母乳分泌，能够使婴儿继续获得母乳，又能够满足婴儿对营养的需求。

2. 代授法   一天内以配方奶或牛羊乳完全替代一次或数次母乳来喂哺婴儿的喂养方法，称为代授法。通常适用于 6 个月以上的婴儿。此种喂养方法不利于维持母亲的泌乳，但是可在计划从母乳喂养过渡到人工喂养时应用。

（三）人工喂养

出生后 6 个月以内的婴儿因各种原因不能进行母乳喂养，完全以代乳品或牛、羊乳类等作为食物的方法称为人工喂养。主要有配方奶粉喂养、牛乳喂养、羊乳喂养等。

人工喂养时常应用牛乳，但是其乳糖含量与母乳相比较低；蛋白含量虽然高于母乳，但其中以酪蛋白为主，酪蛋白容易在胃中形成较大凝块，不易于婴儿消化吸收；牛乳中脂肪颗粒较大，且缺乏脂肪酶，不易消化；所含矿物质较母乳多 3 ～ 3.5 倍，增加婴儿肾脏负担；牛乳中缺乏各种免疫因子，可增加婴儿感染性疾病的患病风险。其他乳类中羊乳的营养价值大致与牛乳相同，脂肪颗粒与母乳相近，蛋白质凝块较牛乳细软，但羊乳中叶酸含量较少，长期给予羊乳喂养的婴儿易出现巨幼红细胞性贫血。马乳的脂肪及蛋白质含量较少，能量较低，不宜长期喂哺。

婴儿配方奶粉则是参照母乳的营养成分及比例，经过调整改进的代替母乳的食物，相对于兽乳而言更能满足婴儿正常生长发育的需要，更适合婴儿食用。

如无条件选用配方奶粉，而选择兽乳喂养婴儿时，不宜直接喂哺婴儿而需经过改造，如加热（灭菌）、加糖、加水（稀释）。加热煮沸即灭菌的过程，且加热可使兽乳中的蛋白质变性，使之不宜在胃中结成大块而利于婴儿消化。加糖能改变兽乳中宏量营养素的比例，以蔗糖最常用，每 100mL 奶中可加 5 ～ 8g 糖。加水则可降低牛乳中蛋白质及矿物质浓度，稀释奶仅用于新生儿，满月后即可喂哺全奶。生后不满 2 周者可予 2∶1 奶即 2 份牛奶 1 份水，以后逐渐过渡至 3∶1 或 4∶1 奶。

人工喂养也应掌握正确的方法。首先要按照婴儿月龄大小选择合适的奶瓶、奶嘴，月龄小的婴儿奶嘴口不宜过大，防止呛奶、溢奶。保持正确的喂哺姿势，计算婴儿所需奶量，控制好奶液的温度，喂哺时奶瓶应置于正确位置，掌握喂奶的角度，如选择配方奶粉时应注意冲调的比例，冲调过浓不利于婴儿吸收。喂奶后要注意奶瓶奶嘴的消毒处理，如消毒不严格可能导致婴儿出现呕吐、腹泻等情况。

二、食物转换

婴儿 6 月龄以后，随着生长发育逐渐成熟，吸收、消化等功能日趋完善，对于营养的需求不断增加，单纯依靠乳类食物难以满足生长发育的需要，因此需要经历从母乳或代乳品等到固体食物的转换。《幼幼新书·哺儿法》云："半年以后宜煎陈米稀粥，取粥面时时与之，十月以后，渐与稠粥烂饭，以助中气，自然易养少病。"食物转换的这一时期要培养婴儿逐渐适应、接受和喜爱各种食物，培养婴儿自己进食能力及良好的饮食习惯。辅食的添加及喂养方式的改变非常重要，它不仅能为婴儿提供生长发育所需要的各种营养，还涉及孩子以后饮食习惯的形成和心理行为的发展。辅食的添加要按照个体不同制定方案，包括添加辅食的时间、种类、数量等。

母乳喂养婴儿的食物转换是帮助婴儿以配方奶等代入品完全替换母乳，同时逐步增加其他食物的过程；混合喂养及人工喂养婴儿的食物转换则是逐渐引入除乳类以外的其他食物。尽管婴儿出生后的喂养方式不尽相同，但是从乳类食物（母乳或代入品等）逐渐增加半固体、固体食物的方法大致相同。

（一）食物转换的原则

食物的转换应按照由少到多、由稀到稠、由细到粗、由软到硬、由一种到多种的原则来进行，并应在婴儿身体健康、脾胃功能正常时逐渐添加。

（二）转换期食物的选择

2009 年中华医学会儿科分会儿童保健学组发表的"婴幼儿喂养建议"定义半固体、固体食物"是除乳类以外适合婴儿营养需要和进食技能发育的其他食物"。可见，在从母乳或其他乳制品转换至半固体、固体食物过程中，食物的选择尤为重要。

1. **第一阶段食物**　婴儿换乳食物，通常应选择富含能量及各种营养素又不容易产生过敏反应的半固体食物即泥状食物或茸状食物，如水果泥、蔬菜泥、瓜豆泥、铁强化米粉等。谷类食物属于碳水化合物，易于消化，过敏反应低，能够提供足够的能量，且使用方便，干的婴儿米粉可用母乳、婴儿配方、水冲调后食用。但应注意在米粉中强化铁，各种含铁的谷类食物中首选强化铁的米粉。同时加入半固体、固体食物有助于婴儿进食技能发育及刺激味觉发育。这段时间应注意训练婴儿对不同味道、质地食物的适应能力，蔬菜泥等食物添加时要注意同种食物应喂食 3 ～ 4 日，待婴儿习惯后再行更换另一种食物。

2. **第二阶段食物**　这一阶段应予婴儿添加能够提供足够能量和蛋白质的固体食物。随着婴儿的成长发育，脾胃功能逐渐完善，即可在第一阶段食物引入的基础上，7 ～ 8 月龄婴儿可以逐渐添加较为丰富的动物性食物，如肉类、鱼类、蛋类。蔬菜类食物可以提供给婴儿纤维素、维生素 A、维生素 C 及矿物质等营养素，且蔬菜中的纤维素能够降低儿童功能性便秘的发生，有助于咀嚼、吞咽能力的培养。另外还可适当添加豆制品、熟软的碎菜、软糯的米饭、馒头，以及指状或条状软食如面条、小面包、小块水果、饼干等。此阶段乳类仍为婴儿营养的主要来源，应保证每日 800mL 左右。

（三）引入其他食物的时间

各国对于婴儿食物的引入时间均无严格的规定，但是仍应根据婴儿生长发育情况、因人制宜地进行适当的食物引入。一般情况下，婴儿 3 ～ 4 月龄其消化道发育逐渐成熟，即具备消化其他蛋白质、脂肪、碳水化合物的能力；4 ～ 6 月龄婴儿神经肌肉发育良好，可以头部活动，能够在需要时转向食物而吃饱后将头部转开；肾脏功能发育逐渐成熟，可以排出肾负荷高食物的代谢产物。婴儿 6 个月之后，母乳的营养物质不再能满足婴儿生长发育需要，其脾胃功能进一步发育成熟，乳牙不断地萌出，口腔明显增大能够接受勺喂，可以咀嚼、吞咽半固体及固体食物，即具备从流质的乳类向成人的固体食物转换的条件。乳类能够满足 6 月龄内婴儿的营养需求，一般认为可在 4 ～ 6 月龄引入其他食物。

（四）食物转换的正确方式

婴儿喜爱的食物不单纯取决于食物本身的质地及味道，更重要的是婴儿对食物的熟悉程度，逐渐增加的多样化的食物能够增加婴儿对食物的接受和喜爱，有利于良好进食习惯的养成，为生长发育过程中不偏食、不挑食、维持均衡的营养打好基础。食物转换的同时应注意婴儿进食能力的培养，这时可以允许婴儿以手抓取食物或自己用勺进食，使婴儿对进食过程产生兴趣，并从中获得独立感与满足感。

（五）建立良好的饮食习惯

科学的喂养方式、良好的饮食习惯、均衡的营养配比，对于儿童的健康成长、疾病预防具有重要意义。父母应掌握科学的婴儿喂养方面的知识，给婴儿创造舒适愉悦的就餐环境，避免进餐时分散孩子的注意力。在婴儿进食过程中，父母要尊重孩子对于食物的选择，要耐心喂养，鼓励进食但绝不强迫进食，每次用餐时间应该控制在20分钟以内。辅食尽量保持原汁原味，避免盐、糖、味精等调味品的摄入，保持清淡口味可增加婴儿对天然食物的接受度，也降低了孩子未来罹患糖尿病、高血压、心脏病、肥胖症等疾病的风险。

三、婴儿喂养建议

（一）0～3月龄

母乳喂养，母乳混合代乳品或婴儿配方奶粉。3月龄以内的婴儿喂哺时间不用固定，可按照婴儿的需要喂哺，通常每天8～12次，乳量为每天500～750mL。3月龄以后应逐渐定时形成规律，每日6～8次，乳量每天600～800mL。

（二）4～6月龄

继续母乳喂养，母乳混合代乳品或婴儿配方奶粉。哺乳规律，定时哺乳，通常每3个小时哺乳1次，每日5～6次，每天800～1000mL，夜间应该逐渐停止哺乳。在不影响正常乳量的情况下可适当引入容易吞咽、消化及不易导致过敏反应的食物。强化铁的谷类食物，如强化铁的米粉等，可用母乳、婴儿配方或温水调制成泥糊状，避免过稀过稠；从少到多逐渐增加。蔬菜类如南瓜、胡萝卜、西红柿、菠菜等均可选择，应煮熟处理后均捣成泥状喂食。水果类如苹果、香蕉等适当添加。注意保持蔬菜的原滋味，不应添加任何调料如油、盐、糖等。每天1～2次，每次1～2勺，遵循从少到多的原则，开始先添加1次，每次1勺，且每次只添加一种，注意观察婴儿食用后的反应。观察4～7天无不良情况后再添加另一种食物。注意进食能力的培养，可先用勺子喂食，5月龄时慢慢学习用杯喝水。

（三）7～9月龄

每日母乳喂养3～4次，可混合代乳品或婴儿配方奶粉，每日奶量为700～800mL。辅食可添加2次。在前段食物添加的基础上可适当给予强化铁的谷类1/2餐，食物的质地可从泥状逐渐过渡到碎末状的食物，相应适当增加食物的粗糙程度，给予软烂的细面条、烂粥或米糊、蔬果类水果、碎菜，也可以适当开始引入少量碎肉末。注意食物的能量密度和蛋白质的含量，富铁食物、深色蔬菜优先。蛋黄亦可开始少量引入，密切观察婴儿的反应情况，若出现过敏应立刻停止。红肉、肝泥、动物血中的铁含量丰富且易于吸收，而蛋黄及植物类食物中的铁吸收率较低。此阶段应注意进食能力的培养，可给8个月左右的婴儿提供少量可以用手抓取的食物，如手指面包，蒸熟的蔬菜棒（块）等，来锻炼婴儿咀嚼能力和动手能力。婴儿可坐在婴儿餐椅上与成人一同进餐。

（四）10～12月龄

逐渐减少母乳的喂哺，以代乳品逐渐替代，乳类2～4次，乳量每天600～700mL。如母亲乳汁充足，婴儿发育良好，亦可不必以婴儿配方代替母乳。继续添加各种软米饭、手抓面包、豆腐、蛋黄、肉类、鱼类食物及常见蔬菜和水果等。逐渐学会用勺进食、用杯子喝奶。

1岁以内不同月龄段婴儿喂养建议，见表4-1。

NOTE

表 4-1　不同月龄段婴儿喂养建议

月龄		4～6	7～9	10～12
食物质地		泥糊状	泥状、碎末状	碎块状、指状
辅食餐次		1～2次	每天 2 次 每次 2/3 碗	每天 2～3 次 每次 3/4 碗
每日食物种类及数量	乳类	4～6次 共 800～1000mL	3～4次 共 700～800mL	2～4次 共 600～700mL
	谷薯类	含铁米粉 1～2 勺	含铁米粉、粥、烂面、米饭等 3～8 勺	面条、米饭、小馒头、面包等 1/2～3/4 碗
	蔬菜类	菜泥 1～2 勺	烂菜 / 细碎菜 1/3 碗	碎菜 1/2 碗
	水果类	水果泥 1～2 勺	水果泥 / 碎末 1/3 碗	水果小块 / 条 1/2 碗
	动物类、豆类	——	蛋黄、肉、禽、鱼、豆腐等， 3～4 勺	蛋黄、肉、禽、鱼、豆腐等， 4～6 勺
	油、盐	——	植物油：0～10g 盐：不加	植物油：0～10g 盐：不加

注：1 勺＝10mL；1 碗＝250mL（小饭碗：口径 10cm，高 5cm）。

四、婴儿喂养常见的问题

（一）新生儿体重下降

因宫内外环境不同，出生后新生儿几天内会失去宫内获得的额外液体，体重会随之下降或低于出生时体重。另外，新生儿生后几天因尚未掌握吸吮母乳或奶瓶的技能而致摄乳量不足，出生后体重也可能降低。出生以后尽早喂养能够降低新生儿体重下降程度。

（二）溢乳

多数母乳喂养或配方喂养婴儿较容易出现溢乳情况。多因母亲乳头情况、喂养不当、吞入气体过多所致，比如过度喂养、不规律进食或婴儿脾胃功能弱等，若婴儿无其他不适，食入奶量充足，大小便正常，体重增长正常，没有因溢乳而导致的呼吸问题观察即可。另外，婴儿也可能出现胃食管反流，又称生理性反流，主要因婴儿消化系统发育尚不成熟，加之胃呈水平位置，6 月龄内的婴儿常见，但不伴其他症状。一般溢乳在 4～6 月龄后可自行消失。

（三）母乳性黄疸

纯母乳喂养的足月儿于出生后 2～3 天出现黄疸，4～5 天达高峰，5～7 天消退，最迟不超过两周。在此期间，婴儿一般状态良好，除可见轻微食欲不振外无其他症状，临床上要注意与病理性黄疸相鉴别。

（四）体重增长不足

健康婴儿若体重增长不足，大多由于营养和能量摄入不足、吸收不良或消耗过多等原因所致。其中能量摄入不足最为常见，多因喂养不当，如母乳不足、配方奶冲调比例过浓或过稀、食物添加或选择不当、食物能量过低等。进食频繁也可致体重增长不满意，所谓"饮食自倍，肠胃乃伤"，频繁进食会加重婴儿脾胃负担，易造成积滞，影响婴儿体重正常增长。

（五）喂养困难

在婴儿生长发育过程中，不论生理因素还是病理因素都可能影响婴儿进食，如患有唇裂、腭裂等疾病的婴儿吸吮时不能正常关闭口腔而产生无效吸吮；脑瘫、发育迟缓婴儿常出现喂养障碍，影响正常生长发育。

（六）换乳困难

4～6月龄婴儿常常因为不适应新的喂养方式而哭闹拒绝进食。如母乳喂养婴儿因眷恋母亲，习惯乳头、乳汁味道，转换配方奶或换用奶瓶时会遇到困难；不同种类、不同阶段配方奶转换困难等情况。这时父母要耐心、细心，掌握正确、合适的方法引导婴儿进食，比如在婴儿饥饿时先喂婴儿配方奶，再喂母乳，或者在母乳喂养过程中使用奶瓶喂以母乳等方法。但应注意的是，要根据婴儿不同的生理情况加以实施。

（七）食物过敏／食物不耐受婴儿的喂养

食物过敏是由一种或多种特定食物成分进入人体后机体产生的特殊免疫性反应，引起生理功能紊乱和组织损伤，可累及皮肤、消化、呼吸及心血管等不同的器官。3岁以下的婴幼儿通常是过敏的高发人群。能导致过敏反应的食物有数百种，但90%以上婴幼儿过敏与牛奶、鸡蛋、花生、鱼虾、小麦等有关。非母乳喂养的牛奶蛋白过敏婴儿，重度过敏者可选用氨基酸配方的婴儿配方粉，中度食物过敏应考虑首选深度水解蛋白配方粉。其他食物过敏者应予食物回避治疗。食物不耐受则是没有免疫系统参与的食物不良反应。如乳糖不耐受即是由于缺乏消化乳糖的乳糖酶，当婴儿进食乳制品时，小肠内缺乏乳糖酶而导致腹痛、腹泻、腹胀等症状。乳糖不耐受婴儿如大便次数不多且不影响生长发育，一般不需特殊治疗；若腹泻严重，体重增加不足则需饮食调整，限制含乳糖食物的摄入。

第四节　一岁以上各年龄期儿童膳食安排原则

小儿脏腑柔嫩，脾常不足，古代医家历来重视小儿饮食的调摄。《素问·痹论》曰："饮食自倍，脾胃乃伤。"宋代陈文中《小儿病源方论·养子调摄》提出："吃热、吃软、吃少则不病；吃冷、吃硬、吃多则生病。"元代名医曾世荣《活幼口议·议审究》云："乳须及时，食无过剂。"明代寇平《全幼心鉴·乳子歌》云："乳多终损胃，食壅即伤脾。"以上论述均揭示了饮食调摄和顾护脾胃的重要性。现代营养学的发展也为各年龄期儿童膳食的合理安排增添了新的内容。一岁以上儿童逐步脱离母乳，向成人饮食过渡，因不同年龄期的生长发育速度和消化吸收功能各不相同，相应的营养需求水平也各有差异，故良好的膳食安排对儿童的健康成长十分重要。

一、幼儿期膳食安排原则

（一）营养特点

幼儿期的生长速度虽然较婴儿期减慢，但仍是整个儿童时期较快的，需要足量的营养供给。饮食从流质、半流质饮食逐渐向半固体、固体饮食过渡，从以乳食为主逐渐向以普通饮食为主转变。2013年版《中国膳食推荐指南》中建议幼儿期能量推荐量为1100～1200kcal/d，膳食蛋

NOTE

白质 25 ～ 30g/d，优质蛋白质供给量占每日蛋白质总量的 35% ～ 50%。膳食蛋白质、脂肪、碳水化合物占总能量的比例分别是 12% ～ 15%、30% ～ 35%、50% ～ 60%。

（二）膳食安排

1. **平衡膳食**　《景岳全书·小儿则》曰："小儿饮食有任意偏好者，无不致病。"日常膳食所提供的营养素不仅要满足幼儿的需要量，而且要种类丰富、比例适中，否则会引起营养素的缺乏。特别是蛋白质、脂肪和糖类的供给量最好维持适当比例，不能偏倚。如在断乳后幼儿不补充蛋白质，只予白粥、米饭、蔬菜等，会导致蛋白质、脂肪供给不足，引起生长发育迟缓，机体免疫力下降。在幼儿期间仍要多给乳、蛋、肉等高蛋白饮食，而且要注意蛋白质的互补作用，如大豆与米面混用，可使其营养价值提高。各种营养素之间的平衡仍应受到重视，幼儿期饮食应讲求荤素搭配、质优量足，如肉、禽、鱼、乳、蛋和动物血、肝等可交替食用，小米、玉米、黑米等杂粮应与大米、小麦等精粮搭配食用，含维生素 A 和 C 及铁较多的有色蔬菜亦应多选。若日常饮食中蔬菜、水果搭配较少，会导致维生素、矿物质的缺乏，引起新陈代谢失常和生长发育落后。参照 2016 年《中国居民膳食指南》，2 ～ 5 岁儿童各类食物摄入量见表 4-7。

表 4-7　2 ～ 5 岁儿童各类食物每天建议摄入量（g/d）

食物种类	2 ～ 3 岁	4 ～ 5 岁
谷物	85 ～ 100	100 ～ 150
薯类	适量	适量
蔬菜	200 ～ 250	250 ～ 300
水果	100 ～ 150	150
鱼禽畜肉类、蛋类、水产品	50 ～ 70	70 ～ 105
大豆	5 ～ 15	15
坚果	—	适量
乳制品	500	350 ～ 500
食用油	15 ～ 20	20 ～ 25
食盐	< 2	< 3

2. **合理烹调**　《格致余论·慈幼论》曰："人生十六岁之前……然肠胃尚脆而窄，若稠黏干硬，酸咸甜辣，一切鱼肉、木果湿面、烧炙煨炒，但是发热难化之物，皆宜禁绝。"小儿因咀嚼、吞咽能力差，食物宜细、软、烂、碎。一方面容易消化，避免积滞，另一方面避免因坚硬食物刺伤食管或阻塞气管，引发危险。烹饪食物口味宜清淡，以清蒸最好，日常饮食避免生冷咸寒、辛辣刺激、肥甘厚腻、煎炸炙煿之品。

3. **膳食安排**　幼儿日常饮食仍以主食为主，如软饭、稠粥、烂面、包子、馒头等，每日补充 450 ～ 600mL 的牛奶、豆浆以保证优质蛋白和钙的足量摄取，辅食以蔬菜和肉搭配为佳。饭后可供应适量新鲜水果。中医学历来重视五味调和，主张五味入五脏，过食五味会伤及五脏。《素问·生气通天论》曰："谨和五味，骨正筋柔，气血以流，腠理以密，如是则骨气以精，谨道如法，长有天命。"因此，幼儿的膳食安排应注意主辅食合理、荤素搭配、干湿配合、粗细粮交替、品种多样。

幼儿进餐应该定时、定点、适量进餐，一天进餐次数为 4～5 次，即早、中、晚 3 次，点心 1～2 次，晚餐后一般除水果外不宜加餐，尤忌甜食，以防龋齿。养成良好的进食习惯，创造安静温馨的进餐环境，并培养孩子不偏食、不挑食的好习惯。

二、学龄前期膳食安排原则

（一）营养特点

学龄前儿童生长发育速度减缓，口腔功能较成熟，消化功能接近成人，进食安排几乎与成人同步。2017 年《中国居民膳食营养素参考摄入量》建议 3～6 岁学龄前儿童能量推荐摄入量为 1200～1400kcal/d，蛋白质的推荐摄入量为 30～35g/d，蛋白质供能占总能量的14%～15%。学龄前期儿童骨骼生长发育迅速，对矿物质需要量较高，50% 源于动物性的食物蛋白质，可满足微量元素的需要（如锌、铁、碘），足量的乳制品、豆制品摄入是保证钙等营养素的有效方法。

（二）膳食安排

1. **平衡膳食**　学龄前期的膳食要求基本与成人相同。日常饮食以谷物为主，注意优质蛋白的摄入，如乳类和大豆制品。饮食种类应丰富多样、荤素合理搭配、粗细粮交替、有干有湿，保证蛋白质、脂肪、碳水化合物之间的比例，以及足量维生素、矿物质摄入，具体食物参考摄入量见表 4-7。需要注意的是，学龄前期儿童应补充适量的膳食纤维，如全麦面包、麦片粥、蔬菜等，以避免便秘的发生。《素问·奇病论》曰："肥者令人内热，甘者令人中满。"若小儿嗜食肥甘厚味，易伤及脾胃，形成积滞，还容易引起肥胖。

2. **餐次安排**　每日三餐，午后可加一次点心，早中晚三餐的进热量分配以早餐20%～25%，午餐 30%～35%，晚餐 25%～30%，午后点心 10%～15% 较为合适。每次餐量应以适度为优，不可过饱，以免引起小儿积食。正如《幼科推拿秘书·保生歌》所说："要得小儿安，不妨饥共寒；肉多必滞气，生冷定成痼。"

3. **养成良好的饮食习惯**　学龄前期儿童的智力发育迅速，大多已能与家人共进饮食，就餐时，学习餐桌礼仪，避免挑食、偏食，培养自我服务意识，注意口腔卫生，是养成良好饮食习惯的重要部分。

三、学龄期和青春期膳食安排原则

（一）营养特点

学龄期儿童生长发育速度减缓，趋于平稳，口腔咀嚼吞咽功能发育成熟，消化功能基本达到成人水平。低年级的学龄期儿童与高年级的学龄期儿童营养需求差别较大。不同年龄段学龄儿童每日能量需求量：7～9 岁为 1700～2000kcal，10～12 岁为 2000～2200kcal；每日蛋白质需求量：7～10 岁为 60～65g，10～13 岁为 70～75g。

青春期是生长发育的第二高峰，各类营养需求量增多，能量需求较成人高 25%～30%，推荐量应达 2500～2600kcal/d；女童蛋白质的平均摄取量为 60g/d，男童为 75g/d。青春期儿童骨骼发育迅速，各类矿物质的需要也增多，如钙的推荐摄入量增至 1000～1200mg/d，锌的推荐量达 9～11mg/d，铁、碘及各类维生素的需求亦有增加。学龄期和青春期营养素摄入量可参考附录三。

NOTE

（二）膳食安排

1.平衡膳食　学龄期与青春期儿童膳食安排与成人基本相同，但仍各有特点。学龄期儿童应保证足量的能量及充足的蛋白质摄入，多补充乳类和大豆，以保证优质蛋白质和钙的供给，并根据季节选择各类食物，做到食物多样、搭配合理。青春期能量的主要来源是谷类，一般每餐达150～200g，对蛋白质的要求高，需要供给50%的优质蛋白质（动物和大豆蛋白质）以满足快速生长发育需要。青春期对微量营养素的需求也增高，应摄入富含钙、铁、锌及碘的食物，如含钙、磷较多的蔬菜、豆类和乳类，含铁、锌丰富的肉类，以及含碘丰富的海产品。学龄期和青春期儿童各类食物参考摄入量（日），见表4-8。

表4-8　学龄期和青春期儿童各类食物参考摄入量（日）

食物种类	食物参考摄入量
谷类	350（g）
蔬菜类	300（g）
水果类	50～100（g）
鱼虾类	100～125（g）
禽畜肉类	100～125（g）
蛋类	50（g）
液态奶	250（mL）
大豆及豆制品	20～30（g）
烹调油	10～15（g）
食糖	15（g）

2.餐次安排　学龄期儿童每日四餐，上午课间可添加一次点心，四餐的能量分配分别是：早餐20%～25%，点心10%～15%，午餐35%，晚餐30%。青春期每日三餐，早餐占全天总能量的25%～30%，午餐占30%～40%，晚餐占30%～40%。尽量做到每餐荤素相配、干湿混合、分配合理，切忌晚餐过饱、暴饮暴食、偏食挑食。《活幼口议·议食忌》曰："食味淡薄，脏腑清气，乃是爱其子，惜其儿，故与禁忌。若也恣与饱饫，重与滋味，乃是惜而不爱，怜之有伤，以至丁奚哺露，疾作无辜，救疗无门，悔之不及。育子之家，当宜知之，理宜戒之。"

3.培养良好的饮食习惯　由于学龄期和青春期日常活动多、学习负担重，要养成吃营养早餐的习惯，餐前注意饮食卫生，饭前勤洗手；餐时继续培养餐桌礼仪，吃饭时细嚼慢咽，不急不缓，切忌暴饮暴食；晚餐后尤忌吃甜食，防治龋齿，避免超重和肥胖的发生。

第五章 儿童保健学方法及措施

第一节 免疫规划

一、免疫规划的概念

免疫规划是指根据国家传染病防治规划，使用有效疫苗对易感人群进行预防接种所制定的规划、计划和策略，按照国家或省、自治区、直辖市确定的疫苗品种、免疫程序或接种方案，在人群中有计划地进行预防接种，以预防和控制特定传染病的发生和流行。

二、防疫方式及常用制剂

预防接种是儿童防疫最主要的一种方式，接种免疫制剂可使机体获得特异性免疫。防疫方式包括接种、检疫、普查和管理传染源、传染途径和易感人群。常用免疫制剂包括自动免疫制剂和被动免疫制剂。

（一）自动免疫制剂

自动免疫制剂是指具有免疫原性物质的生物制剂，接种后可刺激机体免疫系统产生特异性自动免疫力。

1. 灭活疫苗 选用免疫原性强的病原体，经人工大量培养后，用理化方法灭活，使之完全丧失对原来靶器官的致病力，而仍保留相应的免疫原性。其具有安全、易于保存和运输等优点，主要诱导特异性抗体的产生，维持血清抗体水平需多次接种。目前主要应用的灭活疫苗包括霍乱、伤寒、钩端螺旋体、百日咳、狂犬病、甲型肝炎和乙型脑炎疫苗等。

2. 减毒活疫苗 是将病原微生物反复传代，促使其产生定向变异，极大程度地丧失致病力，但仍保留一定的剩余毒力、免疫原性和繁殖能力。活疫苗接种类似隐性感染或轻微感染，可使机体获得长期免疫力。减毒病原体在体内有一定的生长繁殖能力，一般只需接种一次。但减毒活疫苗存在恢复突变的可能性，有免疫缺陷者和孕妇不宜接种。目前应用的减毒活疫苗有卡介苗、麻疹疫苗、腮腺炎疫苗、脊髓灰质炎疫苗、风疹疫苗和水痘疫苗等。

3. 类毒素 由细菌的外毒素经过脱毒制成，无毒性而保留了抗原性，如白喉类毒素、破伤风类毒素。

4. 亚单位疫苗 是指从细菌或病毒培养物中，以生物化学和物理方法提取、纯化有免疫原性的特异性抗原而制成的疫苗。常用的有乙肝病毒的 HBsAg 亚单位疫苗、脑膜炎奈瑟菌荚膜多糖疫苗、肺炎链球菌荚膜多糖疫苗、b 型流感嗜血杆菌疫苗等。此类疫苗因除去了引起不良反应的物质病毒核酸，消除了潜在的致畸作用，因此安全性大大提高。

5. 多肽疫苗　是根据已知的微生物有效免疫序列，设计多个氨基酸的直链和支链多聚物，链接适当的载体与佐剂制成的疫苗。目前已研制出的多肽疫苗有 HIV 多肽疫苗、丙型肝炎病毒多肽疫苗等。

6. 基因工程疫苗　又称重组疫苗或基因重组疫苗，是应用基因工程方法或分子克隆技术，分离出编码病原体抗原的基因片段，将其转入原核或真核系统表达出具有免疫原性的抗原分子，或是将病原体的毒力相关基因删除，使其成为更具有毒力的基因缺失疫苗。基因工程疫苗具有生产简便、可大量生产、成本低的特点，且不含活的病原体和病毒核酸，安全有效。已应用的基因工程疫苗有乙肝病毒疫苗、重组流感病毒神经氨酸酶亚单位疫苗等。

7. DNA 疫苗　是指将编码引起保护性免疫应答的目的基因片段插入质粒载体，制成核酸表达载体，通过肌内注射或基因枪等方法将其导入体内，诱导宿主细胞的转录系统合成抗原蛋白质，从而激发机体免疫系统产生针对外源性蛋白质的特异性免疫应答反应。其免疫效果好，维持时间长，但机制和安全性尚不确定。目前已应用的有疟疾 DNA 疫苗和 HIV-DNA 疫苗。

（二）被动免疫制剂

1. 免疫血清　是抗毒素、抗细菌血清、抗病毒血清的总称。用细菌类毒素或毒素免疫马或其他动物，免疫后获得的免疫血清，称为抗毒素，如破伤风、白喉、气性坏疽、肉毒等的抗毒素。用细菌或病毒免疫动物而获得的免疫血清，称为抗细菌或抗病毒血清，如抗炭疽血清、抗狂犬病血清。这类血清中含有大量特异性抗体，注入人体后可立即获得免疫力。

2. 丙种球蛋白　胎盘血液或健康人血液中提取的含抗体的溶液，可用来作为被动免疫。若在接触麻疹、甲型肝炎后早期注射，可防止发病或减轻症状，也可用于治疗免疫球蛋白缺陷患儿。

3. 特异性免疫球蛋白　选择对某种疾病有较高浓度抗体的人血制品，如乙型肝炎免疫球蛋白、带状疱疹免疫球蛋白。这类生物制品注射后即可获得被动的特异性免疫力，但保持时间不长，一般 3 ～ 4 周。免疫血清多来自动物血清，对人体是异种蛋白，应用前需要先用少量进行皮试。皮试阴性者可全量注射；皮试阳性者应采用脱敏注射法，以防止发生变态反应。

三、免疫程序

免疫程序是指对某一特定人群（如儿童）预防相应传染病需要接种疫苗的种类、时间、剂次、次序、剂量、部位及有关要求所作的具体规定。最新颁布的国家免疫规划儿童免疫程序如表 5-1 所示：

表 5-1　国家免疫规划疫苗儿童免疫程序表（2016 年版）

疫苗种类	接种时间	接种剂次	接种途径	接种剂量 / 剂次
乙肝疫苗	出生时、1 月龄、6 月龄	3	肌内注射	酵母苗 5μg/0.5mL，CHO 苗 10μg/1mL、20μg/1mL
卡介苗	出生时	1	皮内注射	0.1mL
脊灰灭活疫苗	2 月龄	1	肌内注射	0.5mL
脊灰减毒活疫苗	3 月龄、4 月龄、4 周岁	3	口服	1 粒

续表

疫苗种类	接种时间	接种剂次	接种途径	接种剂量 / 剂次
百白破疫苗	3 月龄、4 月龄、5 月龄、18 月龄	4	肌内注射	0.5mL
白破疫苗	6 周岁	1	肌内注射	0.5mL
麻风疫苗	8 月龄	1	皮下注射	0.5mL
麻腮风疫苗	18 月龄	1	皮下注射	0.5mL
乙脑减毒活疫苗或乙脑灭活疫苗[1]	8 月龄、2 周岁	2	皮下注射	0.5mL
	8 月龄、2 周岁、6 周岁	4	皮下注射	0.5mL
A 群流脑多糖疫苗	6 月龄、9 月龄	2	皮下注射	30μg/0.5mL
A 群 C 群流脑多糖疫苗	3 周岁、6 周岁	2	皮下注射	100μg/0.5mL
甲肝减毒活疫苗或甲肝灭活疫苗[2]	18 月龄	1	皮下注射	1mL
	18 月龄、2 周岁	2	肌内注射	0.5mL

注：1. 选择乙脑减毒活疫苗接种时，采用两剂次接种程序；选择乙脑灭活疫苗接种时，采用四剂次接种程序，乙脑灭活疫苗第 1、2 剂间隔 7 ～ 10 天。

　　2. 选择甲肝减毒活疫苗接种时，采用一剂次接种程序；选择甲肝灭活疫苗接种时，采用两剂次接种程序。

四、预防接种的准备及注意事项

（一）了解过敏史及禁忌证

各种生物制品都有接种的禁忌证，为减少异常反应，对有过敏史及禁忌证的儿童不接种或暂缓接种。禁忌证分为相对禁忌证、绝对禁忌证和特殊禁忌证三种。

1. **相对禁忌证**　指正患活动性肺结核、腹泻、发热、急性传染病等，待病情缓解，恢复健康后即可接种。

2. **绝对禁忌证**　指任何生物制品都不能接种，如有明确过敏史者，患有自身免疫性疾病、恶性肿瘤、神经病、精神病、免疫缺陷的患者。

3. **特殊禁忌证**　是指某一生物制品特有的，不是所有生物制品都不能接种，如结核病患者不能接种卡介苗，有惊厥史儿童不能接种百白破三联疫苗。

（二）器械

卡介苗注射器针头应专用，煮沸消毒时针头及针筒内残留的水必须排尽，最好使用一次性注射器。

（三）预防接种记录

必须建立、应用和管理好个案预防接种记录，不接种要注明原因，属于相对禁忌证的要进行补种。要做到接种及时、全程足量，有计划地按免疫程序进行接种，避免重种、漏种。

NOTE

（四）冷链系统的管理

疫苗及其他生物制品的有效成分是蛋白质，或由脂类、多糖和蛋白质复合物组成，有些是活的微生物，性质多不稳定，受光、热、冻的作用后可引起变性或多糖降解，影响免疫效果，甚至出现不良反应。大部分抗原在 2～8℃冷暗处保存较为稳定，有些疫苗不能低于 0℃保存，如液体麻疹疫苗、液体卡介苗、乙型肝炎疫苗、狂犬病疫苗、丙种球蛋白及破伤风抗毒素，一旦冻结后再溶化能使菌体溶解、蛋白质变性、出现摇不散的颗粒及絮状沉淀。

五、预防接种的反应及处理

预防接种的免疫制剂属于生物制品，对人体来说是一种外来刺激，活疫苗的接种实际上是一次轻度感染，灭活疫苗对人体是一种异物刺激。因此，生物制品在接种后一般都会引起不同程度的局部和（或）全身反应。接种反应一般可分为正常反应和异常反应两种。

（一）一般反应

1. 局部反应　一般在接种疫苗后 24 小时左右局部可能出现红、肿、热、痛等现象。红肿直径在 2.5cm 以下者为弱反应，2.6～5cm 者为中等反应，5cm 以上者为强反应。强反应有时可引起局部淋巴结肿痛，应进行热敷。

2. 全身反应　表现为发热，体温在 37.5℃左右为弱反应，37.6～38.5℃为中等反应，38.6℃以上为强反应。除体温上升外，极个别的有头痛、呕吐、腹痛、腹泻等症状。目前所使用的预防接种制剂绝大多数局部反应和全身反应都是轻微的、暂时的，不需要做任何处理，经适当休息，1～2 日就可以恢复正常。中等程度以上反应是极少的。全身反应严重者，可以对症处理，高热、头痛者可以口服解热镇痛剂。

（二）异常反应

一般少见。主要是晕厥，多发生在空腹、精神紧张的儿童。一旦发生，应嘱儿童立即平卧，密切观察脉搏、心率、呼吸、血压，服温开水或糖水，一般可在短时间内恢复正常。若疑为过敏性休克，应立即皮下注射 1：1000 肾上腺素，剂量是每次 0.01～0.03mg/kg，同时使用糖皮质激素等药物进行急救。

六、预防接种不良反应的报告

（一）报告人

实施预防接种的计划免疫工作人员、各级疾病预防控制机构和医疗保健机构工作人员为预防接种异常反应和事故报告的责任报告人。

（二）报告种类

1. 预防接种后，无其他原因体温 ≥38.5℃或主诉临床症状超过 24 小时。

2. 预防接种后引起的死亡、群体性反应或事故。

（三）报告内容

受种者姓名、性别、出生日期、住址、接种疫苗名称、剂次、接种者、接种时间、出现反应时间、反应或事故类型、发生反应或事故的可能原因、初步诊断和诊断单位、转归。

（四）报告时限、程序和形式

1. 发生预防接种一般反应，由接种单位处理和做好调查登记，每月汇总后报告市疾病预防控制中心。

2. 发现（疑似）预防接种异常反应或事故时应及时开展救治，城镇在 6 小时内、农村在 12 小时内向疾病预防控制中心报告。

3. 发现（疑似）预防接种反应引起的死亡病例、群体反应或严重事故时：①接种单位、医疗机构及其医务人员应以最快的通讯方式，向卫生局、药监局和疾病预防控制中心报告；②卫生局和疾病预防控制中心接到报告经初步调查核实后，立即向上级政府、卫生局和疾病预防控制中心报告。

4. 疾病预防控制中心对确诊的预防接种异常反应或事故要做好登记，并定期向上级疾病预防控制机构报告。

5. 预防接种引起的异常反应或事故，必须由预防接种异常反应诊断小组确认，任何医疗单位或个人均不得出具相关的诊断证明。

第二节　饮食保健

一、饮食安全

小儿生机蓬勃，发育迅速，需要保证充足的食物供给，以满足机体快速生长发育的需求。小儿脏腑娇嫩，若饮食不当，饥饱失常、偏嗜、择食会损伤脾胃，稍有不慎又容易诱发脾系疾病。因此，合理的饮食安排就显得尤为重要。饮食安全是儿童保健的重要环节。

（一）饮食有节

儿童时期是形成良好饮食习惯的关键时期。此期要注意培养小儿良好的饮食习惯，以每日 3 次正餐为主，正餐间可适当给予奶类、水果等其他安全营养的食物作为加餐。进餐需定时、定量、有规律，不挑食，不偏食。

饮食不节易引起食伤致病。《育婴秘诀·鞠养以慎其疾》说："小儿无知，见物则爱，岂能节之？节之者，父母也。父母不知，纵其所欲，如甜腻粑饼、瓜果生冷之类，无不与之，任其无度，以致生疾。"过度、无节制、不适合的饮食易诱发疾病。如小儿突然出现纳呆食少，应积极查找原因，不要强迫小儿进食。此时应保持小儿精神愉快，选择营养良好、容易消化的食物。

（二）卫生安全

除了饮食有节，还要培养良好的饮食卫生习惯，做到"饮食有洁"。日常生活中家长要耐心教育，纠正其不良习惯，如吮手、脏手抓食品等，不吃腐败变质食品，不乱吃药品等；进食禽肉、蛋类要彻底煮熟，加工、保存食物时要注意生、熟分开。对于新生儿及婴幼儿，要使用专用的食具、用具，使用前后要消毒，母亲在哺乳和喂养前要先洗手。

另外，要注意进食安全，不要将热汤、热粥、热水瓶等放在桌边，防止儿童伸手抓后烫伤；避免发生花生、瓜子、小糖丸及各类带核的食物误入气管等意外；对于幼儿，应尽量安坐在有靠背的专用座椅上，并用围带护身，避免跌倒摔伤。

（三）营养均衡

营养是保证儿童正常生长发育、身心健康的重要因素。合理的饮食调养能促进儿童脏腑气血、津液的生成，有益于其生长发育，增强其体质和抗病能力。《素问·脏气法时论》曰："五谷为养，五果为助，五畜为益，五菜为充，气味合而服之，以补精益气。"

食物品种要多样化，以谷类为主食，同时进鱼、肉、蛋、豆制品、蔬菜、水果等多种食物，荤素搭配。对于已经出现营养失调的儿童，更应注意食物的合理安排。如对于缺锌的儿童，宜食鱼虾、干果、鱼类、瘦肉、核桃、芝麻等；若头发发黄，宜食黑芝麻、黑木耳、蛋黄等。

二、体质调理

儿童体质是在先天禀赋和后天各种外在因素及自身调节的基础上形成的阴阳消长的特殊状态，不同的体质给予不同的饮食调理，有助于食物的吸收，促进机体的生长。关于儿童体质的分类有多种说法，目前较多的是采用"儿童体质八分法"。

1. **和平质** 和平质指阴阳平衡、气血协调、无所偏颇的体质。

此类儿童以平补阴阳为法，讲究膳食平衡。首先要进主食，粮食是营养人体不可或缺的；各种荤菜鸡鱼肉蛋需要吃，对人体有补益作用；各类蔬菜素食也要吃，能够充养人体；各种水果对人体健康也有辅助作用。要形成良好的饮食习惯，防止小儿偏食、挑食。不要随意、片面地追求补品、补药。

2. **特禀质** 特禀质指先天禀赋异于常人的体质，其源于先天而在后天易因发物诱导而发生风病，即过敏性体质。

此类儿童食养以清淡、均衡、粗细搭配适当、荤素配伍合理为宜。应适当多进甘蓝、柑橘类、糙米、荞麦等食品。忌食可引起过敏的海鲜、虾蟹、花生、鸡蛋、牛奶、牛肉、羊肉、咖啡等食品及辛辣食物、热带水果。

3. **气虚质** 气虚质是气分不足的体质，是儿童偏颇体质中最为常见的类型。

此类儿童食养以健脾益气为法，宜温、平性，忌苦寒。饮食以清淡、易消化为原则，避免进食过多肥甘厚腻食物。按肺、脾、肾气虚的不同进食有益的食品，如肺气虚者适当进食海马、猪肺，脾气虚者适当进食瘦肉、鹌鹑、泥鳅、山药、橘子、大枣、米粥，肾气虚者适当进食栗子、鸽蛋、猪肾、胡桃肉等。

4. **阳虚质** 阳虚质是指儿童阳气不足的体质。阳气是儿童生长发育的动力、抗御疾病的主力、病后康复的活力。

此类儿童食养以加强营养，忌食生冷寒凉之品为宜，患病时慎用苦寒攻伐之品。可服用一些具有温阳益气作用的食物，脾阳虚者适当进食羊肉、鸡肉、韭菜等，肾阳虚者适当进食韭菜、羊肉、桂圆、胡芦巴等，心阳虚者可进食羊肉、牛肉、山药、核桃等温补性质食物。

5. **阴虚质** 阴虚质是阴分不足的体质。儿童本属稚阴之体，因护养不当如少进水饮、嗜好燥热食品、罹患热病等更易于伤阴。

此类儿童食养以养阴清热为法，宜平性、甘寒、甘凉，忌辛热温燥之品。应适当多饮水，进食含汁较多的水果如梨、甘蔗、藕，少进温燥食品如羊肉、牛肉、辣椒、干果、炒货等。

6. **血虚质** 血虚质指血分不足的体质，如《灵枢·逆顺肥瘦》所说之"血少"，儿童表现出心、肝、脾等相关藏象的改变。

此类儿童食养重在养血、补血为法，宜平性、甘温，忌生冷性凉之品，宜适当进食鸡蛋、鹌鹑蛋、猪肝、猪血、鸭血、瘦肉、红枣等。

7. 痰湿质　痰湿质为痰湿内蕴而偏实的体质。痰湿的产生与饮食肥甘厚味、脾主运化功能失职有关。痰湿质儿童好发脾胃病，久则影响全身。

此类儿童食养以温燥化痰、健脾化湿为法，宜温、平性，忌寒凉、酸涩、甘腻之品。此类体质儿童应控制饮食，食宜八分饱，忌暴饮暴食。少进甜食、油腻、炙烤食品，饮食易清淡。适当多食杂粮、素菜、水果，如小米、薏苡仁、白萝卜、包菜、冬瓜、黄瓜、紫菜、枇杷、橘子等。

8. 阳热质　阳热质是阳气亢旺、阳盛阴亏、阴阳失衡失调的体质。阳热质儿童好发热性疾病及功能亢旺、阴津受灼类疾病。

此类儿童食养以清热润肠为法，宜甘、寒凉、平性，忌滋味肥甘。在保证基本营养需求的前提下，注意定时适量正餐及合理搭配。忌辛辣燥烈食物，如辣椒、姜、葱、羊肉、牛肉等阳热食物，油煎、烧烤、厚味甜腻食品应少食。可食用清凉瓜果、蔬菜，如梨、香蕉、西瓜、苦瓜、莲藕、番茄之类。

三、脏腑调理

《素问·经脉别论》云："食气入胃，散精于肝，淫气于筋。食气入胃，浊气归心，淫精于脉。脉气流经，经气归于肺，肺朝百脉，输精于皮毛。毛脉合精，行气于府。府精神明，留于四脏……饮入于胃，游溢精气，上输于脾；脾气散精，上归于肺；通调水道，下输膀胱。水精四布，五经并行，合于四时五脏阴阳，揆度以为常也。"充分说明人体脏腑器官由饮食摄入五味，化生精微输布周流而得其营养，由于各脏腑器官分别具有不同的生理特性和功能，因而对饮食有不同的选择性；而饮食又都具有不同的性味，同样对各脏腑也具有不同的亲和作用。饮食要根据各脏腑器官的需求调和五味，以达到饮食保健的目的。

肝属木，在色为青，对应食物如韭菜、白菜、甘蓝和菠菜等各式蔬菜，以顺应肝生发之气；心属火，在色为赤，对应食物如红豆、红枣、红辣椒、番茄、胡萝卜等红色食物，入心、入血，有助于养心补血活血；脾属土，在色为黄，对应食物如糯米、粟米、橙、南瓜、玉米、黄豆、甘薯等，以健运脾胃；肺属金，在色为白，对应食物如百合、杏仁、莲子、山药、白果、白萝卜、洋葱、梨等，以清肺润燥；肾属水，在色为黑，对应食物如黑豆、黑芝麻、香菇、黑枣、桂圆、蓝莓等，以助肾藏精之功能。

同时，饮食宜根据脏腑虚实而有所禁忌。脾为后天之本、气血生化之源、饮食保健之基，且位居中枢以运行五脏之气，而小儿素体脾胃不足，因此，应尤其注意饮食对脾胃的调护，饮食保健以顾护脾胃为本。平时注意食物之冷热，寒食易损伤脾胃阳气，使胃阳不足；过热则易损伤胃之阴气，使胃阴虚耗。无论是哪种食物，均应注意适量、适度原则，不可凭嗜好而过偏。

四、季节调理

"顺应四时，因季而食"是中国哲学"天人合一"思想的具体体现。《内经》就有对于天时四季、饮食调和与人体健康三者关系的认识。四季各有不同的主气，六气作用于人体会产生不同的生理病理变化，饮食须和气候相适宜。小儿脏腑娇嫩，行气未充，更需注意四时六气的变化，因季而食、适时而食。

1. 春季　《饮膳正要·四时所宜》曰："春气温，宜食麦，以凉之。"是说春季气温回暖，阳气发动，儿童生长旺盛，饮食宜清凉、健脾、补虚为主，适应春季生发之气。另外，春季儿童多发口腔炎、口角炎、舌炎及某些皮肤病，宜食蔬菜，如菠菜、芹菜、油菜、茭白、莴笋等；做汤，应以萝卜、海带、春瓜、番茄、春笋为主料，配以鸡肝、猪肝、瘦肉丝等，汤以清淡、味鲜为宜。

2. 夏季 "夏气热，宜食菽，以寒之。"（《饮膳正要·四时所宜》）小儿阳气亢盛，夏季以清补、健脾、祛暑化湿为原则。夏季可适当吃些苦味食物，以消暑清热，清心除烦，如苦瓜、苦菜等；同时，高温季节应注意维生素的补充，以减少糖类和组织蛋白的消耗，宜食如西瓜、黄瓜、番茄、豆类及动物肝肾、果汁等；此外，亦可进食一些绿豆粥、扁豆粥、荷叶粥、薄荷粥等解暑生津药粥。

3. 秋季 "秋气燥，宜食麻，以润其燥。"（《饮膳正要·四时所宜》）秋季以燥邪为主，饮食以滋阴润肺为佳。宜多喝水、粥、豆浆，多食萝卜、莲藕、荸荠、梨等润肺生津、养阴清燥的食物。可适当食用如芝麻、蜂蜜、百合、杏仁、乳品等柔润食品，可以益胃生津。

4. 冬季 "冬气寒，宜食黍，以热性治其寒。"（《饮膳正要·四时所宜》）冬季以寒邪为主，寒气袭人，易伤阳气，故饮食以温补肾阳为宜。可适当进食羊肉、坚果、葱、姜、蒜、韭菜等温性食物，但若有咽喉干燥、口臭、便秘等症状的儿童，宜适当食用养阴润燥之品，如莲藕、百合、萝卜等。对于体质较弱、易感冒的儿童可多进食大枣、山药、小米等健脾益气食物。

第三节　起居保健

一、日常起居调护

小儿日常起居调护主要包括生活作息、衣着服饰、睡眠洗漱和居住环境等方面。应根据其相应的年龄和生理特点，遵循作息合理、睡眠充足、衣被适宜、洗漱得当、居处相宜的原则，从小养成良好的生活习惯。

古代医家在起居保健方面积累了丰富的经验，形成了独特的起居保健理论。《管子·形势解》曰："起居时，饮食节，寒暑适，则身利而寿命益；起居不时，饮食不节，寒暑不适，则形累而寿命损。"指出了按时作息、节制饮食、顺应寒暑对人体健康的重要性。

（一）作息合理

作息合理，是指生活作息要按时、有规律，同时还应顺应自然界的气候变化，根据四时春生夏长秋收冬藏的阴阳变化来安排作息。如春季天地俱生，万物以荣，人亦随之精神振奋，气血流畅，肝气舒达，当早起晚睡，多参加户外活动，促进生长发育。

（二）睡眠充足

睡眠对儿童的体格生长、智力发育及动作语言思维能力的发育极为重要，因此必须保证小儿充足的睡眠。

小儿睡眠的时间，随着年龄的增加而逐渐减少。新生儿除吃奶、排便外，几乎整天都在睡眠中，1～3岁幼儿每日需睡12～14个小时，中小学生每日睡眠时间需保证8～10小时，以夜间睡眠为主，日间午睡1～2小时。要营造适宜的睡眠条件，保持环境安静、空气新鲜、光线暗淡、温湿度适宜，以提高睡眠质量。此外还须养成按时入寝、独立入睡的睡眠习惯，避免睡前进食、过度兴奋，以及抱睡、摇床睡、边拍边睡、口含奶头睡或吮指入睡等不良习惯。

（三）衣被适宜

衣被适宜，是指小儿衣着要大小适中，宽松柔软，容易穿脱，随四季气候变化及时增减。春天不可过早脱减衣物，秋天不可过早穿戴厚重。古代医家对衣着有诸多论述。如《保婴撮要·护养法》云："衣服当随寒热加减，但令背暖为佳。亦勿令出汗，恐表虚风邪易伤。"《小儿病源方论·养子十法》提出"一要背暖……二要肚暖……三要足暖……四要头凉……"的护养原则。《活幼口议·小儿常安》曰："四时欲得小儿安，常要一分饥与寒。"这些育儿经验至今仍有重要的指导意义，应灵活应用，总以保暖舒适为原则。

（四）洗漱得当

洗漱，是个人卫生的统称，包括洗澡洗发、漱口和刷牙，上厕所，换洗衣服，剪指甲等卫生习惯。要教育孩子讲卫生，勤洗手，注意咳嗽礼仪，定期洗澡，换洗衣服，修剪指甲，保持口腔卫生，预防龋齿，从小养成良好的卫生习惯。

（五）居处相宜

选择有利于健康的居处是小儿后天成长的必备条件之一。古代养生著作中，皆论及居处。唐代孙思邈《千金翼方·退居》指出，居处应选择"背山临水、气候高爽、土地良沃、泉水清美"之地。日常生活中宜选择干燥、平坦、安静、阳光充足的住宅为宜。应远离工业区，避开浓烟毒雾、阴暗潮湿、肮脏臭秽、喧嚣嘈杂的环境。居室的布置，以安全、舒适、清洁、雅致为原则。有条件者，可栽种花草，美化环境，净化空气，给孩子创造一个良好的生活与学习环境。

二、体格锻炼运动

加强体格锻炼，有利于增强体质，提高机体抗病能力。《诸病源候论·小儿杂病诸病·养小儿候》指出，小儿"宜时见风日……天和暖无风之时，令母将抱日中嬉戏，数见风日，则血凝气刚，肌肉硬密，堪耐风寒，不致疾病"，较早提出了"时见风日"的科学养护观。根据小儿年龄和季节特点，安排各种不同的户外活动，充分利用大自然的日光、空气和水进行体格锻炼。每天至少保证 2～3 小时的户外活动，以跳绳、踢毽子、体操、游戏、短跑和球类运动为宜。

体格锻炼中要注意以下原则：①要坚持不懈，持之以恒；②要循序渐进，运动量符合小儿的年龄特点；③要注意个体差异，仔细观察小儿对锻炼的反应；④要有锻炼前准备和锻炼后整理活动；⑤要有合理的生活作息配合。

三、环境污染的防护

近年来随着经济的发展、医疗卫生条件的改善，我国的新生儿死亡率及 5 岁以下儿童死亡率出现明显下降的趋势，感染性疾病得到明显控制，同时儿童疾病谱也发生了明显的变化，与环境密切相关的疾病发生率呈现显著上升的趋势。目前威胁儿童健康的几大疾病中，除意外伤害以外，哮喘、癌症、低出生体重、神经发育障碍及出生缺陷等无一不与环境污染有关。环境有害物质会干扰儿童的生长发育进程，可诱发出生缺陷，影响中枢神经系统、免疫系统、呼吸系统、生殖系统等多系统多脏器的发育，对儿童的健康可造成极为严重的后果。

NOTE

环境污染最常见的是铅污染。此外还有汞、镉、一氧化碳（煤气）中毒、误服农药、杀虫药或吸入高浓度汽油蒸汽的甲苯中毒等。

各级组织应加强环境污染的防护，减少大气中工业和交通的铅排放，消除室内环境、学习用品、玩具和食品的铅污染，养成饭前洗手的习惯，定期清洗用具、玩具，远离马路和厂矿，不吃含铅食品，必要时去医院就诊，尽量减少因环境污染造成的疾病。

四、儿童伤害的防护

凡因为能量（机械能、热能、电能等）的传递或干扰超过人体的耐受性造成组织损伤，或窒息导致缺氧，以及由刺激引起心理创伤，均称之为伤害。

小儿活泼好动、好奇心强，但动作灵活性、协调性差，自身缺乏社会生活经验和对环境是否危险的识别力，发生意外伤害是不可避免的。0～18岁儿童期是伤害预防与控制的重要阶段，在整个人群中，儿童伤害及死亡造成的损失和危害最大。在危险的生存环境下，儿童容易遭受溺水、车祸、中毒、跌落、窒息、动物袭击等各种伤害，导致死亡或伤残；也容易招致侮辱性和暴力性的虐待、忽视、欺凌等伤害。各种伤害给儿童的躯体和精神心理带来严重危害，成为对个体、家庭和社会影响极大的公共卫生问题，预防及控制儿童伤害是保护儿童安全、保障儿童健康基本权益的具体体现。《中国儿童发展纲要（2011—2020年）》将降低儿童伤害死亡率作为儿童健康的主要目标之一。

儿童伤害的防护可包括以下几个方面：

1. 政府行为 我国伤害预防与控制工作必须在政府主导下形成全社会关注和居民参与的局面，伤害控制的策略、措施、方案、法规和条例都必须由政府来制定，部门的分工与协调要由政府来统筹。建立健全相应的法律和法规，借助法律的威力消除和避免某些可能发生的危险因素。

2. 居民行为 即生活方式、心理、行为和习惯的改进。加强安全教育，改变不良的习惯与行为，提高儿童的自我预防意识。加强伦理、道德、观念和心理卫生的教育与咨询，使人们认识到有些伤害是完全可以避免的。可通过开展儿童伤害的监测，对高危人群和其家长进行意外伤害的健康教育，增强防范意识，以及开展社会、学校和家庭多层次的伤害干预，加强对儿童的伤害监护，尽力为儿童创造安全条件。

3. 改善环境 即不断改善自然生态环境和社会生态环境。消除生活和生产环境中的一切隐患和危险因素，包括家庭环境、道路环境、工作场所、娱乐场所、学校等，减少并避免伤害的发生。

第四节 精神保健

一、精神保健的概念

精神保健指认知能力（感觉、知觉、注意、记忆、想象、思维、判断）、意识活动（思想品德、道德观念等）、感情活动（情绪变化、个性特点）等方面的保健。儿童的健康成长，除了提供丰富的物质营养外，也需要进行必要的精神保健。

二、精神保健的原则

精神保健应遵循普遍性、个体化、多样化、常态化、社会化的原则。为保障儿童健康成长，每个儿童均应进行不同程度、不同形式的精神保健。在具体实施过程中，要灵活采取有针对性的、有个体差异的精神保健方法。精神保健应持续贯穿于小儿生长发育的各个阶段，涉及家庭、学校、社会各方面，而不是短期行为和个体行为。

三、精神保健的意义

小儿思想单纯，少七情六欲，但初生已具有完好的感觉器官，已能建立条件反射，产生心理活动。他们感情丰富，天真活泼，精力旺盛，好奇好动，模仿性强。及早进行精神保健，对于小儿体格发育、智力发育、心理发育及培养良好的生活习惯、道德品质、性格情操等方面具有重要意义。加强精神保健，可全方位促进小儿的健康生长，促进其智力个性和谐发展及心理疾病的防治，在防止儿童青少年精神障碍、减少医疗负担、减轻社会危害、降低青少年违法犯罪、提高我国人口素质和社会文明程度等方面也具有深远意义。

四、精神保健的内容

精神保健的内容主要有以下几个方面：

（一）早期教育，超前感知

早期教育，是指对 3 岁以下婴幼儿有目的、有计划、有系统地进行（视听）感知能力的教育和行为的培养。早期教育的意义，不在于提高知识量，而在于引导、挖掘潜能，提高接受外界事物的能力，为日后的智力发育打下良好的基础。

中医学提倡胎教，是早期精神保健的最佳体现。我国自古认为：幼时所习，至老不忘；幼时失教，贻害终身。《育婴秘诀·鞠养以慎其疾》指出："小儿能言，必教之以正言，如鄙俚之言勿语也。能食则教以恭敬，若亵慢之习勿作也。能坐能行则扶持之，勿使倾跌也。宗族乡党之人，则教以亲疏尊卑长幼之分，勿使谍嫚。言语问答，教以诚实，勿使欺妄也。宾客往来，教以拜揖迎送，勿使退避也。"医者不仅要精通医术，而且要懂得教育，注意小儿智力的早期开发，重视思想品德的培养，以保证小儿身心的健康发育。

（二）循循善诱，言传身教

《女学篇·襁褓教育》曰："教幼儿女者，不可躁进，须相其体格强弱、年岁大小，以施其教法……为师者，需不恶而严，循循善诱。"教育过程中，要充分认识每个孩子的特点，正确引导，循循善诱，不可采用打骂、训斥、讽刺、歧视和体罚等精神虐待的教育方法。

小儿的教育，古人还特别重视成人言行的表率作用，即身教重于言教。父母处处要以身作则，为子女作出良好榜样。在身教的同时，进行耐心的言教，以引导小儿健康而全面地发展。

（三）性格导向，道德培养

小儿的性格和道德品质的培养，是小儿精神保健的重要部分。人的性格从小养成，一旦形成即有相对的稳定性。3 岁的小儿在性格上已有明显的个体差异，培养良好的性格品德当从零岁抓起。现代认为，婴儿期的生活习惯是影响小儿性格形成的重要因素，而某种习惯的形成取决于养育的方式。因此，早期的科学养育应从建立良好的生活习惯着手，婴儿一出生就需合理安排睡眠和饮食，逐步训练排泄和各种自理能力，使之养成习惯，为养成良好的性格和品德奠定基础。此外，家庭环境、父母感情也是影响小儿性格形成的重要因素。

（四）避免惊恐，勿使恼怒

小儿虽少七情六欲，但神气怯弱，性多执拗，常易发生惊恐恼怒，而引起小儿精神疾病。

惊恐，是指突然受到惊吓或恐吓。古人认为，惊则伤神，恐则伤志，大怖生狂。正如《素问·举痛论》曰："惊则心无所倚，神无所归，虑无所定。"又曰："恐则气下……惊则气乱。"说明惊恐能够致病，尤其是小儿，更不耐惊恐刺激。因此，避免惊恐是小儿精神保健的重要内容之一。《备急千金要方·少小婴孺方》记载了许多避免惊恐的方法，如"故养小儿常慎惊，勿令闻大声；抱持之间，当安徐，勿令怖也；又天雷时，当塞儿耳，并作余细声以乱之也"。此外，小儿除避免暴受惊恐外，还应逐步接受惊恐的锻炼，即对易引起惊恐的事和物，采取逐步接触，锻炼胆量的积极方法，使小儿消除恐怖心理，这样才能真正减少惊恐的发生。

小儿性多执拗，极易恼怒，易生肝病。既病之后，易出现肝经的症状，是谓"肝常有余"。《育婴秘诀·啼哭》说："盖儿初生，性多执拗……勿使怒伤肝，气生病也。"应当采用合理的教养方式方法，从小进行良好性格培养和道德品质教育，尽量避免小儿恼怒，减少疾病的发生。

第五节　中医常用保健适宜技术

儿童保健方法非常多，特别是非药物的外治保健。其发展简史可以上溯至《内经》，书中记载的外治保健技术有砭石、九针、火焫、导引、按摩、灸、熨、渍、浴、蒸、涂、嚏等；其后孙思邈《备急千金要方》所用外治技术，共有27种之多；《太平圣惠方》记载有淋渫、贴、膏摩等法。明清时外治保健技术趋于成熟也趋于泛化，特别是清代吴师机著《理瀹骈文》，集《内经》至清外治技术之大成，做了一次划时代的实践总结，对外治方药进行了系统的整理和理论探讨，完善了外治理论，提出"外治之理即内治之理"，并指出内病外取，须分三焦论治，提出了"三部应三法"的外治体系。

根据保健方法的不同，儿童适宜外治保健的方法主要可分为三类：①整体保健，是指以人整体为对象进行保健，主要有导引、体育、音乐保健等，其中导引、体育等方法可归属于运动保健，音乐可归属于精神保健，本节不再赘述。②皮肤、官窍黏膜保健，是指药物或者涂敷剂通过皮肤、官窍黏膜吸收进入局部或机体循环系统，发挥治疗、保健作用的方法，如敷贴、熏洗等方法。③经络、腧穴保健，是指药物、手法、器械从外施与经络、腧穴起效的保健方法，如推拿、艾灸、脐疗、足心按摩等。

上述方法并不能将所有的治疗与保健方法截然分开，往往存在着在分类上的互相交叉。这种交叉是外治保健法分类的一个重要特征。本节主要讲述皮肤、官窍黏膜保健和经络、腧穴保健；根据是否采用药物，又可分为药物外治保健法和非药物外治保健法两大类。

一、药物外治保健法

药物外治保健法是将药物应用于患儿肤表，借药物之性能，随着营卫循行，或随经络传导达到病所，或直接作用于体表病位，达到理气活血、疏通经脉等目的，以发挥其保健效能。此法具有简便、直达病所、药效迅速持续、给药途径多、安全可靠、适应证广、经济、副作用可及时纠正等特点。常用的有包、敷、贴、涂（搽）、熏、洗、熨、拭、鞭、导、灌、吹、滴、扑等十四法。

1.药浴法　早在《礼记·曲礼》中有"头有疮则沐，身有疡则浴"的记载。根据部位不同，可以分为全身浴和局部浴。全身浴系指采用药液或温水进行全身沐浴的一种方法，该法主要是借助浴水的温热之力和药物本身的功效，有促进全身腠理疏通、毛窍开放及温经通络、调和气血等作用；局部浴系指药液作用于患病局部，又可分为头面浴、目浴、手足浴、躯干浴、半身浴等。

沐浴时需注意：水热适当，防止烫伤；浴毕注意避风，防止外感；空腹或饱食后不宜；注意适当饮水，防止脱水；高热大汗及合并心、脑、肾等疾病患儿不宜。

2.熏法　出自《五十二病方》，可以分为香熏法、热气熏法和烟熏法三种。此法是利用中药的药液蒸汽及燃烧取烟，用芳香类中药如艾叶、藿香、薄荷、山奈、川芎、当归、苍术、白芷等，通过佩戴、熏导患儿外表或局部，以促进腠理疏通、气血流畅，达到防病治病的目的。

3.热熨法　将药物炒热后，用布包裹，以熨肌表的外治法，称为热熨法。它可借助温热之力，将药性由表达里，通过皮毛腠理，循经运行，内达脏腑，疏通经络，温中散寒，畅通气机，调整脏腑阴阳，从而达到防病保健的目的。

4.佩带法　将某些芳香性药物研成细末，装入布袋，佩戴于患者胸前，用以防治疾病的外治法，称为佩带法。如用雄黄、朱砂、菖蒲、白芷、薄荷等药物研成细末佩带，可预防感冒。

5.含漱法　用药液含漱口腔，清洁患部，达到清热解毒除秽之目的的外治法，称为含漱法。如用淡盐水漱口，用漱口方，或用银花水、黄连水等均可，如新生儿去除胎毒，可用银花水拭口。

二、非药物外治保健法

1.推拿疗法　医者用手在患儿的某些部位进行推拿，以疏通经络，达到祛邪保健治病目的的疗法，称为推拿疗法。常用手法有按法、摩法、推法、拿法、掐法、揉法等。

（1）捏脊疗法　用双手拇指、食指和中指在脊柱两侧进行捏、捻、提、推等多种手法组合的复合动作，即为捏脊疗法。此法一般从龟尾穴开始，沿脊柱两侧向上，终止于大椎穴为1遍，可连续操作4～6遍。为加强手法效应，常采用"三捏一提法"，即每捻动3次，便停止前行，双手同时用力向上提拿1次。具体操作手法分为拇指前位捏脊法、拇指后位捏脊法两种。

拇指前位捏脊法：患儿俯卧位，后背裸露，背部肌肉放松。医者双手半握空拳状，腕关节背伸，拇指在上，以双手拇指指腹和食指的桡侧缘相对，分别将棘突两侧皮肤捏起，并轻轻提捻，边提捻边向上慢慢推进，在向上慢慢推进的捏脊过程中，双手要交替进行（图5-1①）。

拇指后位捏脊法：患儿俯卧位，后背裸露，背部肌肉放松。医者两手拇指伸直在下，用两手拇指桡侧缘抵住棘突两侧皮肤，双拇指指腹与食指、中指指腹顺势将皮肤捏起，并轻轻提捻，边提捻边向上慢慢推进。在向上慢慢推进的捏脊过程中，双手要交替进行，两手拇指要前推，而食指、中指则要交替前按，共同完成捏提捻前行（图5-1②）。

捏脊法是儿科常用的推拿保健疗法，通过对督脉和膀胱经的按摩，能起到调和阴阳、梳理经脉、行气活血、恢复脏腑功能的作用，可发挥有效提高婴幼儿免疫功能、帮助消化、促进神经系统发育等保健效果。

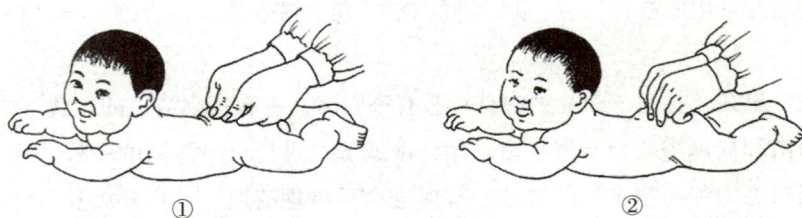

图5-1   捏脊疗法

①拇指前位捏脊法；②拇指后位捏脊法

（2）揉二马   二马穴位于掌背无名指与小指掌关节后凹陷处（图5-2）。医生用拇指或中指指端揉此穴，揉100～300次，称为"揉二马"。此法可滋肾潜阳、引火归原、行气散结，为补肾滋阴之要法，有益智安神的保健作用。

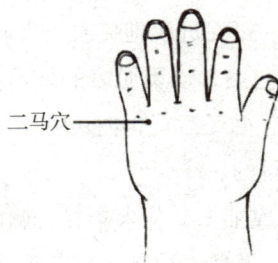

二马穴

图5-2   二马穴

（3）揉板门   板门穴位于手掌大鱼际肌腹中央处。医生以左手持患儿左手，使其掌心向上，以右手拇指或食指指端揉50～300次，称"揉板门"或"运板门"。此法可健脾和胃、消食化滞、止泻、止呕，常用于预防和治疗食积、腹胀、食欲不振、呕吐、腹泻等疾病（图5-3），为常用的促进婴幼儿消化系统功能的保健要穴。

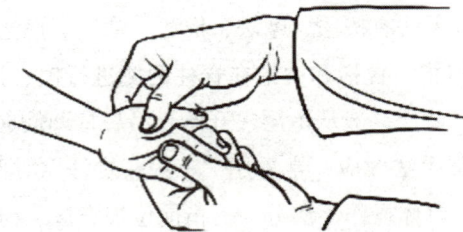

图5-3   揉板门

（4）摩腹   患儿仰卧，医生以全掌或食指、中指、无名指三指指面摩腹部3～5分钟，称为"摩腹"（图5-4）；以两拇指指腹自剑突下沿肋弓向两旁分推，称为"分腹阴阳"（图5-5）。此法可理气消食、降逆止呕、健脾和胃，常用于帮助消化，为健运脾胃的保健方法。

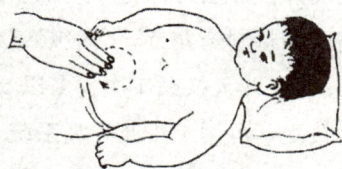

图 5-4 摩腹

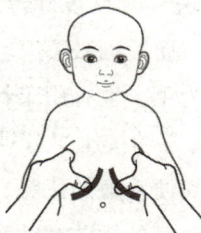

图 5-5 分腹阴阳

（5）揉脐 医生以掌根或以食指、中指、无名指三指指面顺或逆时针揉肚脐 100～300 次，称为"揉脐"。此法常可与分腹阴阳法同用，防治积滞、腹胀、呕吐、腹泻等病症。

（6）揉足三里 足三里穴位于小腿外侧，髌韧带外的凹陷中下 3 寸，犊鼻穴与解溪穴的连线上。医生用拇指或中指指面吸定于足三里穴处，指间及掌指关节固定，以肩肘关节的小幅度协调运动带动拇指或中指连同治疗部位的皮肤，做轻柔、小幅度的环旋揉动。足三里穴为小儿保健要穴，此法善于防治消化系统疾病及强身健体。

（7）揉足心 医生以左手托住患儿足跟，以右手拇指面揉足心涌泉穴 50～100 次。此法可强腰健膝、引热下行，有促进小儿下肢运动发育的保健作用，并可防治儿童五心烦热、小便不利等症。

（8）运八卦 内八卦位于内劳宫周围，即以内劳宫为圆心，以内劳宫到中指根横纹距离 2/3 为半径的圆周上，分乾、坎、艮、震、巽、离、坤、兑八卦（图 5-6）。医生以左手握患儿左手四指，使其掌心向上，并用拇指压在患儿离宫上，以右手食、中二指夹住患儿拇指，然后以右手拇指端自乾宫向坎宫运至兑宫为 1 遍，此为"顺运内八卦"；反之，自乾宫向兑宫运至坎宫，称为"逆运内八卦"。运 100～300 次。内八卦是小儿推拿临床上最常用的穴位之一。顺运八卦为升，性平和，能宽胸理气、行滞消食、善开胸膈、除气闷胀满；逆运八卦为降，性偏凉，能降胃气、和胃降逆止呕、降气平喘。二者均为健运肺脾、补养后天的保健方法。

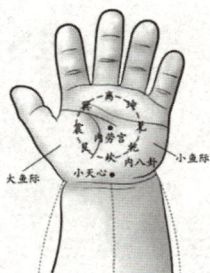

图 5-6 内八卦

2.**温灸法** 将艾卷的一端点燃，对准应灸部位，距离皮肤 2～3cm 处进行熏灼，使患儿局部有温热感而无灼痛为宜，一般每穴灸 10～15 分钟。医生在对小儿进行温灸时，应将食指、中指置于施灸部位两侧，这样可以通过医者的手指来测知患儿局部受热程度，以便随时调节施灸时间和距离，防止烫伤。常选用足三里、中脘等穴，可预防感冒、温运脾胃等。如温灸足三里，可强身健体，增强脾胃运化能力；温灸关元，可以温壮肾气，对先天不足、痿软无力的早产儿有较好的保健作用。

3. 耳穴压豆法   用胶布将药豆准确地粘贴于耳穴处，给予适度的揉、按、捏、压，使其产生酸、麻、胀、痛等刺激感应，以达到治疗目的的外治疗法，称为耳穴压豆法。临床常用药豆以王不留行籽为主，也有用菜籽或白芥子、黄精子和特制药丸者。一般嘱患儿每日自行按压5～7次，每次每穴约按压半分钟。两耳交替贴压，2～4天换贴1次，多以5～10次为1个疗程。此法具有简便验廉的优势，易被儿童及家长接受，可用于小儿呼吸系统、消化系统、神经系统等多系统疾病的预防和治疗。如临床常用肺、脾、肾、气管、内鼻、咽喉等穴预防儿童反复呼吸道感染，用直肠、大肠、小肠、便秘点、脾、胃、神门、交感、内分泌等穴预防小儿功能性便秘，用眼、目1、目2、肝、心等穴预防儿童近视。

总之，儿童外治保健，无论用药与否，必须因时、因地、因人制宜，辨证论治。临床时可多法合参，灵活运用。

第六章　儿童各年龄期保健

第一节　胎儿期保健

胎儿期是指男女生殖之精相合而受孕，直至分娩断脐的一段时期。胎儿期保健是通过对孕母的保健，达到保护胎儿宫内健康生长发育直至安全娩出。西医学认为，胎儿期保健重点在于预防先天性发育不全、遗传性疾病、早产、加强孕母营养。中医学自古重视胎儿期保健，在上述内容的基础上又赋予了更多的内涵。

我国古代历来重视优生优育，并强调从优孕做起。明代著名儿科医家万全在《育婴秘诀·十三科》中提出了四种育婴方法，即预养以培其元、胎养以保其真、蓐养以防其变、鞠养以慎其疾，系统总结了孕前、孕期、围生期、出生后四个阶段的儿童保健方法。胎儿期保健的第一步是"预养以培其元"，即孕育之前，需要男女双方均做好准备，注意养生保健，防止过于劳倦，尽量不吸烟不酗酒，生活规律，使气血充沛、阴阳调和，有利于胎儿的孕育。胎儿在孕育期间，与其母借助胎盘脐带相连，完全依靠母体气血供养，在胞宫内生长发育。这一时期既受到父母体质强弱、遗传因素的影响，又受到孕母营养、心理、卫生环境等条件的影响。因此，胎儿期保健的主要内容是"胎养以保其真"，通过孕母的精神调摄、饮食起居等措施促进胎儿的良好发育，健康生长。

一、调摄精神

妇人怀孕，母子一体，气血相通。孕妇精神舒畅、情志愉悦，则气血通畅，有利于胎儿的生长发育。古代中医十分重视孕妇情志的调养。"胎前静养，乃第一妙法"，此处之"静"乃指心中宁静安详，不为外界纷杂情绪所干扰，时刻保持内心的平和。《万氏妇人科·胎前章·总论胎养》云："盖过喜则伤心而气散，怒则伤肝而气上，思则伤脾而气郁……母气既伤，子气应之，未有不伤者也。"

现代研究报道，健康美妙的音乐、优美的语言可以建立胎儿与孕妇间的情感，同时可以使孕妇分泌酶和乙酰胆碱等物质，调节血流量和兴奋神经细胞，从而改善胎盘供血状态，促进胎儿健康发育。

二、外感内象之胎教

古今之人皆看重胎教。因胎儿在宫内存在各种感官，能够接收各种刺激。因此从临床医学角度来说，各种所谓胎教方式其实就是外界刺激的总称。

中国古代十分重视胎教，认为好的胎教是养育优秀后代的重要因素。"胎教"一词最早出现于古史官记事集《青史子》中。古代医学文献中也蕴含着许多胎教的内容，如《宜麟策·娠子论》云："至精才化，一气方凝，始受胞胎，渐成形质。子在腹中，随母听闻。自妊娠之后，则须行坐端严，性情和悦，常处静室，多听美言，令人讲读诗书，陈说礼乐，耳不闻非言，目不观恶事，如此则生男女福寿敦浓，忠孝贤明。不然，则生男女多鄙贱不寿而愚顽，此所谓外象而内感也。"

现代许多胎教方法吸收了古代胎教法中的精髓，结合现代科技，增添了如音乐胎教、生态胎教、信息胎教、情绪胎教、环境胎教、营养胎教、语言胎教等内容，其本质上与古代胎教相同，均希望通过感官促进胎儿精神及形体健康的生长发育。

三、调和饮食

胎儿的生长发育，全赖母体的气血供养。孕妇的气血盈亏，又直接与饮食营养及脾胃功能有关，故整个孕期都应重视饮食调养，保证胎儿正常生长发育所必需的各种营养素如蛋白质、矿物质（铁、锌、钙等）和维生素（维生素 D、维生素 E 等）的足量供给，并避免过食生冷、辛辣、肥腻之品，以免酿生胎寒、胎热、胎肥等病证。北齐名医徐之才总结了魏晋以来孕期保健经验，提出了逐月养胎法，即依照妊娠不同月份的特点而采用的养胎方法，注重不同月份的饮食供给，如"妊娠一月，名胎胚。饮食精熟，酸羹受御，宜食大麦，毋食腥辛，是谓才正……妊娠二月，名始膏。毋食辛臊，居必静处……妊娠三月，名始胎。当此之时，未有定仪，见物而化……妊娠四月，始受水精以成血脉。食宜稻粳，羹宜鱼雁。是谓盛血气以通耳目而行经络……"等。《简明医彀·胎前》有云："饮食忌煎炒炙爆、姜椒鸡鱼、虾蟹海鲜、羊肉猪首、醇酒辛辣、一切热毒之物。儿无眼赤，便秘、疮疡、胎热、胎毒诸患。"

总之，从怀孕的第一个月起，孕妇就应当注意饮食清淡而富有营养，戒烟戒酒，辛辣、炙热、燥烈、寒冷之品均应节制，不要进食可能加重妊娠反应的食品。妊娠七至九个月时，胎儿大脑发育明显增快，孕母应加强营养供应，保证胎儿生长发育即分娩后授乳营养的储备，但同时需膳食平衡，防止营养过剩导致难产或生产巨大儿。

四、调适寒温

孕妇怀胎十月，要经历多个季节的不同气候环境，因此首先需要防止外感邪气。朱丹溪《格致余论·慈幼论》曰："儿之在胎，与母同体，得热则俱热，得寒则俱寒，病则俱病，安则俱安。"《简明医彀·胎前》亦云："孕妇伤寒，治理最难。发表攻里，如芒硝、大黄、桂枝之类，用则妨胎，不用病剧，诚为掣肘。邪入大热，多致胎下，虽强存之，后多不育。"《诸病源候论·妇人妊娠病诸候》中列举了妊娠杂病 14 种，其中外感疾病约占半数，明确指出了妊娠期间注意调适起居寒温的重要性。

五、劳逸结合

妊娠期间，孕妇应根据胎儿月份选择适合的活动方式和活动量，做到动静相随、劳逸结合。明代万全《万氏妇人科·胎前章·总论胎养》曰："妇人受胎之后，常宜行动往来，使血气通流，百脉和畅，自无难产。若好逸恶劳，好静恶动，贪卧养娇，则气停血滞，临产多难。"清代张曜孙《产孕集·孕忌》云："凡妊娠，起居饮食，惟以和平为上，不可太逸，逸则气滞；不可太劳，劳则气衰。"妊娠期间过于安逸、缺少活动易难产，但若从事繁重的体力劳动或剧烈的体育运动，亦可损伤胎元，引起流产或早产。一般说来，妊娠 1 ～ 3 个月应适当静养，谨防劳伤，以稳固其胎。4 ～ 7 个月可增加活动量，以促进气血流行，适应胎儿迅速生长的需要。妊娠后期只能做较轻的工作。足月之后，以静为主，安待分娩，可每日安排如一定时间散步等少许活动。

六、避免外伤

妊娠期间，孕妇要防止各种有形和无形的外伤，以保护自己和胎儿。《产孕集·孕忌》对孕妇提出"十五毋戒示"，包括毋登高、毋作力、毋疾行、毋侧坐、毋曲腰、毋跛倚、毋高处取物、毋久立、毋久坐、毋久卧、毋犯寒热等，尤其要注意保护腹部，避免受到挤压和冲撞。

此外，妊娠期间要注意节欲保胎。《叶氏女科证治·安胎上》提出："保胎以绝欲为第一要策，若不知慎戒而触犯房事，三月以前多犯暗产，三月以后常致胎动小产。"

七、谨慎用药

我国自古主张孕妇患病必须用药，但应十分谨慎，无病不可妄投药物，患病用药亦需慎重选药，并要求中病即止，防止用药不当损伤胎儿。《素问·六元正纪大论》载："黄帝问曰：妇人重身，毒之何如？岐伯曰：有故无殒，亦无殒也。"《万氏妇人科·胎前章·总论胎养》云："孕妇有疾，只以和胎安胎为本，所感外伤内伤之证，以末治之……又不可轻用针灸，以致堕胎。"

古人提出的妊娠禁忌中药主要分为以下 3 类：①毒性药类，如乌头、附子、天南星、野葛、雄黄、斑蝥、蜈蚣等；②破血药类，如水蛭、虻虫、干漆、麝香、瞿麦等；③攻逐药类，如巴豆、牵牛子、大戟、芫花等。这些药物药性峻猛，可致孕妇中毒，并损伤胎儿，造成胚胎早期死亡、流产、早产或致畸等。

现代的大量化学合成药物，抗生素如四环素、链霉素、卡那霉素，激素如肾上腺皮质激素、睾酮、黄体酮、己烯雌酚，抗肿瘤药如氨甲蝶呤、环磷酰胺，抗凝血药如阿司匹林、水杨酸、肝素，抗惊厥药如盐酸氯丙嗪、苯妥英钠等，都可损伤胎儿，因此应用时必须审慎用药。

八、定期检查

利用现代先进的设备，按照妇产科医生要求，定期进行产前检查，及时了解胎儿及孕母情况，早期干预，防患于未然。常见项目包括尿常规、血常规、心肺功能等，孕 28 周前每月产检 1 次，孕 28 周后每半个月产检 1 次。

第二节　新生儿期保健

新生儿期是指出生后脐带结扎时起至生后满 28 天的一段时期。

新生儿期是婴儿出生后适应外界环境的阶段，生理上出现血液循环的改变及自主呼吸的建立，且由于其生理结构和功能尚未发育完善，易发生多种疾病，因此需要不断完善的保健措施进行呵护。

一、出生时保健

新生儿娩出后应迅速清理口腔内黏液，保证呼吸道通畅，预防新生儿缺氧、窒息。同时要拭去眼、耳中的污物，并立即进行体表皮肤黏膜，尤其是皮肤皱褶处及前后二阴的清洁护理。新生儿皮肤表面附有一层厚薄不均的胎脂，对皮肤有一定的保护作用，不必马上拭去。

新生儿出生后需立即严格消毒、结扎脐带。断脐后还需护脐，脐部要保持清洁、干燥，并注意保暖，以防风冷外袭。脐带残端经 4～10 天可自然脱落，脱落前沐浴时勿浸湿脐部，注意避免污水、尿液及其他污物污染脐部，以预防脐风、脐湿、脐疮等疾病的发生。正如明代《幼科发挥·脐风》所言："儿之初生，断脐护脐不可不慎……护脐之法，脐既断矣，用软布缠裹，待干自落，勿使犯去也。三朝洗儿，当护其脐，勿使水渍入也。脐落之后，当换抱裙，勿使尿湿浸及脐中也。如此调护，则无脐风之病。"

对于母亲是乙肝表面抗原阳性、乙肝 e 抗原阳性的婴儿，在出生后 12 小时内注射高效丙种球蛋白与乙肝疫苗联合应用，对阻断乙肝病毒的母婴传播有较好效果。

二、新生儿日常生活保健

（一）居家保健

新生儿居室的温度与湿度应随气候变化予以调节。室内温度保持在 20～22℃，湿度以 55% 为宜。应指导母亲正确的哺乳方法以维持良好的乳汁分泌，满足新生儿生长所需。

新生儿皮肤娇嫩，应经常洗澡保持皮肤清洁。一般次日即可洗澡，生后第 3 天再次洗浴，称为"三朝浴儿"，俗称"洗三"。洗浴时水温以 36～37℃ 为宜，并可在水中加入少量猪胆汁以祛除污秽，滋润肌肤，洗后用干毛巾轻轻擦拭，避免擦伤皮肤，并注意防寒保暖。新生儿衣被最好用棉布制作，要轻软、保暖，但"不可令衣过厚"，衣服要宽松易穿脱。尿布勤换洗，避免红臀的发生。新生儿的用具需每日清洗后煮沸消毒。新生儿睡眠最好每天达到 20 小时，不要枕头，睡时要变换体位，不要长时间仰卧。平日父母应多与婴儿说话，抚摸、摇、抱婴儿，均有利于早期的情感交流。应尽量避免过多的外来人员接触。注意脐部护理。应接种卡介苗和乙肝疫苗。

（二）初生喂养

母乳喂养是最适合婴儿生长发育需要的喂哺方法。新生儿出生后尽早吸吮母亲乳头以促进母乳分泌，鼓励母乳喂养，按需哺喂。生后 6 个月之内的婴儿，尤其是新生儿，均应以乳类为主要食品来源。《育婴秘诀·鞠养以慎其疾》说："小儿在腹中，赖血以养之，及其生也，赖乳以养之。"为保证产妇有高质量的奶水供给新生儿，产妇需要身体健康、精神愉悦，并规律摄入营养丰富而不过于油腻的饮食物。《幼科折衷·小儿乳哺宜慎择论》载："盖乳者，荣血之所化也，故乳母尤宜谨节，饮食下咽，乳汁便通。情欲动中，乳汁便应，病气到乳汁必凝滞，儿得此乳，疾病立至。"

母乳确实不足或无法进行母乳喂养的婴儿，应采用科学的人工喂养方法，具体喂养方式见第四章相关内容。

（三）祛除胎毒

自古以来，我国就有为新生儿祛除胎毒的传统方法，即给新生儿服用少量具有清热解毒作用的中药，以清除胎毒。胎毒，指胎中禀受之毒，主要指热毒。胎毒重者，出生时常表现为面目红赤、多啼声响、大便秘结等，易于发生丹毒、痈疖、湿疹、胎黄、胎热、口疮等病证。但临床应用时需辨别小儿体质，若虚寒体质用之则易损伤脾胃，易生他患。如清代陈复正《幼幼集成·调燮》指出：“小儿初生……若身面俱红，唇舌紫赤，知其必有胎毒。每日用盐茶，但不可太咸，以帛蘸洗其口，去其黏涎，日须五六次。”清代鲍相璈《验方新编·小儿科》中特别提示：“世间多有用黄连拭口者，不知黄连大苦大寒，能损胃气。小儿初脱母胎，全赖后天脾胃强健，岂可即以苦劣之味相犯。他日变呕变泻，不乳腹痛，长病惊劳，皆由此起。”

祛胎毒常用的方法包括：①黄连法：取黄连 2g，用水浸泡令汁出，滴汁入儿口中。黄连性寒，辨证属胎禀热毒者可用之，胎禀气弱或有蚕豆病者勿用。②淡豆豉法：取淡豆豉 10g，浓煎取汁，频频饮服。适用于胎毒兼脾虚者。③甘草法：甘草 2g，金银花 6g，煎汤，拭口，并以少量喂服。对胎毒轻者尤宜。④大黄法：大黄 2～3g，沸水适量浸泡或略煮，取汁滴儿口中，胎粪通下后停服。脾虚气弱者勿用。

附：新生儿期生理状态的几个名词术语

1. 马牙　新生儿上腭中线和齿龈部位散在、黄色、碎米大小的隆起颗粒，因其状如脆骨，形似马牙而得名，又称“板口黄”“珠子黄”，是上皮细胞堆积或黏液腺分泌物积留所致。马牙为新生儿特殊的生理现象之一，生后数周至数月可自行消失，不需处理。

2. 螳螂子　又名“螳螂嘴”，是新生儿口腔两侧颊部稍硬、呈隆起状的脂肪垫，有助于吮乳，可自行消退，不可挑割。

3. 假月经　有些女婴生后 5～7 天，阴道可有少量出血，持续 1～3 天自行停止，不需特殊处理。

第三节　婴儿期保健

一、婴儿期定义

出生 28 天后至 1 周岁为婴儿期，亦称乳儿期。

婴儿期是出生后体重增长、感知觉和行为发育最快的时期，但仍不成熟。另外，小儿出生 6 个月以后，来自母体的抗体逐渐减少，自身免疫功能尚未健全，容易发生感染和传染性疾病。此外，由于消化吸收功能尚未健全，容易出现消化功能紊乱及营养不良。

二、婴儿期保健措施

（一）喂养方法

《幼科发挥·调理脾胃》云：“乳母者，儿之所依为命者也。”母乳是婴儿时期最重要的食物来源，如母乳不足，或因母亲患病不宜喂养的情况下，可以考虑混合喂养或人工喂养等方式。

中医学历来主张“乳贵有时，食贵有节”。如《备急千金要方·少小婴孺方·初生出腹》指出："视儿饥饱节度，知一日中几乳而足，以为常。"又如《千金翼方·养小儿》云："儿生十日始得哺，如枣核大，二十日倍之，五十日如弹丸大，百日如枣大。"同时，强调乳母的情绪、饮食及健康亦与乳汁的质量密切相关。如朱丹溪认为，"饮食下咽，乳汁便通，情欲动中，乳脉便应"。

喂哺时，还应注意适当的方法与姿势。正如《千金翼方·养小儿》曰："儿若卧，乳母当臂枕之，令乳与儿头平乃乳之。如此，令儿不噎。母欲寐，则夺其乳。恐填口鼻，又不知饥饱也。"

婴儿添加辅食不宜过早。《寿世保元·小儿初生》曰："儿生四五个月，止与乳吃。六个月以后，方与稀粥哺之。"至小儿6个月时，应注意及时添加辅食。钱乙云："自半年以后，宜煎陈米稀粥，取粥面时时与之。十月以后，渐与稠粥烂饭，以助中气，自然易养少病。惟忌生冷、油腻、甜物等。"添加辅食时，还应注意科学添加。

（二）婴儿护养和预防接种

小儿在生理上"五脏六腑，成而未全，全而未壮"，护养应根据这一特点安排起居作息。《育婴秘诀·鞠养以慎其疾》中提出："乳多终损胃，食壅即伤脾。衾厚非为益，衣单正所宜，无风频见日，寒暑顺天时。"《幼科发挥·胎疾》强调"三因说"，即"衣太厚则热，太薄则冷，冷热之伤，此外因也；乳多则饱，乳少则饥，饥饱之伤，此内因也；客忤中恶，坠仆折伤，此不内不外因也"。

婴儿日常穿衣应顺应四季之变化，衣着尽量宽松，尽量选用纯棉制品。正确清洁小儿臀部、皮肤等部位，养成良好的卫生习惯。尽量母乳喂养，注意遵循辅食添加原则。同时，应注意婴儿喂奶的正确姿势，在乳牙萌出后不宜含着奶瓶入睡，以免发生"奶瓶龋"。另外，还需根据婴儿年龄和不同季节的特点，安排不同的户外活动。4～6月龄应逐渐停止夜间哺乳，注意培养孩子良好的睡眠习惯。

孩子在婴儿时期对各种传染病具有较高的易感性，因此，必须切实按照《全国计划免疫工作条例》规定的计划免疫程序，为1岁以内的婴儿完成预防接种的基础免疫。如出生后2月龄开始接种脊髓灰质炎疫苗，3月龄开始接种百日咳疫苗，8月龄时开始接种麻疹疫苗。定期进行健康检查，一般<6月龄的婴儿每1～2个月检查一次，>6月龄的婴儿每2～3个月检查一次。检查中注意筛查常见疾病，如缺铁性贫血、佝偻病等。

（三）婴儿期心理保健

婴儿期是感觉、知觉发育的重要时期。在3～5月时，婴儿表现出对主要抚养人的明显偏好；7～9月时，随着对消失物体再认识能力的出现，婴儿产生了拒绝分离和遇见陌生人焦虑的现象。如万全认为"小儿神气衰弱，忽见非常之物，或见未识之人……皆成客忤惊痫之病"。因此，父母应积极培养婴幼儿与母亲建立安全依恋关系，当婴儿表达各种喜恶情绪时，家长应主动调控自我情绪，勿妄加于婴儿。

《灵枢·寿夭刚柔》云："人之生也，有刚有柔，有弱有强，有短有长，有阴有阳。"婴儿早期心理教育应考虑到每个孩子自身的性格及体质特点，积极引导，切勿操之过急，揠苗助长。

第四节　幼儿期保健

一、幼儿期定义

满 1 周岁至 3 周岁为幼儿期。

这一时期小儿行为及认知功能发育迅速，但消化功能仍不完善，容易出现消化紊乱和营养不足；活动增加，接触面扩大，传染病发病率增高；对危险的识别能力及自我保护能力差，容易发生意外伤害和中毒。

二、幼儿期保健措施

（一）饮食调养

进入幼儿期，小儿的生长发育逐渐平稳，脾胃功能较前增强，乳牙陆续出齐，处于以乳食为主转变为以普通饮食为主的过渡时期。但较成人相比，幼儿的咀嚼功能仍较差，脾胃功能较薄弱，容易发生各种脾系疾病。

幼儿进餐应遵循"定时、定点、适量"的原则。我国古代医家一直十分重视小儿饮食调养。如《证治准绳·幼科·哺儿法》曰："虽哺勿多，不嗜食，强与之，不消，复生病。"《外台秘要方·第三十五卷哺儿法》云："其哺不得令咸。"《活幼口议·撮要》言："儿孩不宜食肉太早，伤及脾胃，免致虫积、疳积。"

幼儿期需供给丰富的平衡营养素，食物宜细、软、烂、碎，但又不可太过。每日 5～6 餐能满足幼儿生长需要且符合消化道功能完善的程度，乳类供能仍不应低于 1/3（约 30kcal/kg）。此外，父母还需要注意小儿饮食种类，避免食用引起窒息和伤害的食物，纠正不良偏嗜。正如张介宾《景岳全书·小儿则上·护养法》所云："小儿饮食有任意偏好者，无不致病，所谓爽口味多终作疾也，极宜慎之。"

（二）起居活动

"起者"，动作、活动；"居者"，休息。宋代陈文中最早提出"养子若要无病，在乎摄养调和"的理念。《婴童类萃·慎护论》中提出"房帐之中使之不教见风日，致令筋骨缓弱，过岁不行，诚非爱护之法。"现代研究表明，日光照射可防治小儿佝偻病，并具有免疫调节功能，显著减少小儿患呼吸道感染疾病的风险。增加户外运动在防止小儿近视、促进小儿智力发育并预防儿童孤独症等方面具有一定的积极作用。

幼儿期家长还需要帮助幼儿建立良好的睡眠习惯，保证幼儿每日都能得到充足的睡眠。睡眠时需保持环境安静、空气清新、光线柔和。此外，结合幼儿的年龄和相应的生理特点，培养其养成良好的生活习惯，防止吮手指、含奶头等不良习惯的形成。家长应用小牙刷帮助幼儿刷牙，1 岁以后应断离奶瓶，培养幼儿独立生活能力。2～2.5 岁是开展如厕训练的最佳年龄段，但不必强行让儿童排便。

（三）疾病预防

幼儿期需按时完成加强免疫，有条件的可进行其他疫苗接种，定期进行疾病筛查。训练幼

NOTE

儿养成良好的卫生习惯，注意餐具消毒。幼儿期活动范围扩大，但缺乏对危险事物的识别能力，容易发生意外。要组织幼儿在固定、安全的场地玩耍，不要让幼儿脱离成人视线或单独行动。正如《育婴秘诀·鞠养以慎其疾》所说："小儿……能坐能行则扶持之，勿使倾跌也。"

（四）早期教育及幼儿心理保健

随着孩子大脑发育的逐渐完善，幼儿语言、行为能力逐步增强，家长要注意对幼儿进行适当的言语动作训练，培养幼儿认知能力。《育婴秘诀·鞠养以慎其疾》云："衣服器用，五谷六畜之类，遇物则教之，使其知之也。"《颜氏家训·勉学篇》云："人生小幼，精神专利，长成已后，思虑散逸，固须早教，勿失机也。"明代医家徐春圃在《古今医统大全·婴幼论》中指出："凡婴儿六十日后……便当诱其正性。"

幼儿模仿能力强，但缺乏对善恶分辨的能力，家长应注重对小儿的言传身教，引导小儿建立正确的思想价值观念。如万全提出"小儿能言，必教之以正言，如鄙俚之言勿语也。能食则教以恭敬，若亵慢之习勿作也……宾客往来，教以拜揖迎送，勿使退避也……如此则不但无疾，而知识亦早矣。"

《温病条辨·解儿难》认为小儿"神气怯，易于感触"，日常生活中应尽量避免不良刺激对幼儿的影响。《育婴秘诀·鞠养以慎其疾》言："凡小儿嬉戏，不可妄指他物，作虫作蛇，小儿啼哭，不可令人装扮欺诈，以止其啼，使神志昏乱，心小胆怯成客忤也。不可不慎。"

此外，父母平时应尽量陪伴，学会聆听幼儿的心声，与其进行良好的沟通和交流。适当地给予幼儿一些挫折教育，经常带幼儿与同龄儿童玩耍、嬉戏，鼓励孩子交朋友。与此同时，努力为幼儿营造一个温馨和谐的家庭环境，使其在健康的环境中茁壮成长。

第五节　学龄前期保健

一、学龄前期定义

儿童满 3 周岁至入小学前 6～7 岁为学龄前期。

二、学龄前期保健措施

（一）体格锻炼

《诸病源候论·小儿杂病诸候·养小儿候》曰："天和暖无风之时，令母将抱日中嬉戏，数见风日，则血凝气刚，肌肉硬密，堪耐风寒，不致疾病。"结合学龄前儿童的生理特点，宜常在户外进行体育活动与游戏，以锻炼幼儿身体，提高幼儿对自然环境的适应能力，增强体质。

（二）学前教育

学龄前儿童每日生活的大部分时间是游戏，而成为小学生后，学习将成为他们的主要活动。此期应加强入学前期教育，培养儿童的学习兴趣和良好的学习习惯。为促进儿童认知能力的发展，要有计划地组织开展各种游戏和文娱活动，通过活动增强体质，并在游戏中学习遵守规则和与人交往。

（三）儿童社交

学龄前期儿童认知和社会交往能力发展较快，活动范围扩大。此期儿童开始学习参加集体生活，并逐渐变得更加喜欢和小朋友玩耍。开始有自己的"好朋友"，并通过游戏学习分享及合作，性格逐渐变得独立。

（四）家长作用

为帮助儿童尽快适应学校生活，家长要培养儿童的学习热情，鼓励儿童的好奇心和探索兴趣，并引导其学习。要培养儿童生活自理能力。古人很重视成人言行的表率作用，即身教重于言教。《保赤汇编·锡麟宝训摘要》说："吾之一身……所可尽者，惟留好样与儿孙耳。"儿童和父母、长辈生活在一起，许多品行会在下意识的耳濡目染中铸成，因此家长要以身作则，着重进行懂礼貌、爱他人、爱集体、爱劳动的教育示范。

（五）疾病预防

定期体格检查，加强免疫接种。定时进食，不吃变质食物。定期检查视力与口腔。培养饭前洗手、饭后漱口的良好卫生习惯。《诸病源候论·牙齿病诸候·齿龋注候》曰："食毕，常漱口数过。不尔，使人病龋齿。"指出每次进餐后都要漱口。

（六）预防意外事故

学龄前期儿童喜欢活动，但机体发育尚未完善，动作不够协调，又缺少对危险事物的认识，易发生意外事故。《育婴秘诀·鞠养以慎其疾》告诫："小儿玩弄嬉戏……但勿使之弄刀剑，衔铜铁，近水火……"因此要结合日常生活对学龄前期儿童进行安全教育，开展意外灾害发生时防护和自救的演练。

第六节　学龄期保健

一、学龄期定义

自 6～7 岁至青春期前为学龄期。

二、学龄期保健措施

（一）素质教育

学习是学龄期儿童的主要活动，不同的教育与教养环境将培养不同性格的儿童。应为儿童提供适宜的学习条件，培养良好的学习习惯，加强素质教育。中华民族素称"礼仪之邦"，有着传统的道德观念，父母应按照社会的道德观规范他们的行为，及早进行道德品质的培养。正如《保赤汇编·锡麟宝训摘要卷四》所载："未教他作家，先教他做人；教他做好人，先叫他存好心、明伦理、顾廉耻、习勤俭、守法度，方是教训。"

（二）尊重儿童自尊心

儿童天真无邪，活泼好动，对客观世界有着浓厚的兴趣，但由于其尚分不清是非和不适应集体教育，会表现出各种注意力不集中、胆怯、急躁、撒谎，甚或发生打架、骂人等异常行为。对此家长应循循善诱，以正面的鼓励和支持为主，不可采用打骂、歧视和体罚等方法，以免影

NOTE

响儿童身心健康。《千金翼方·小儿·小儿杂治法》指出："十岁以下，依礼小学，而不得苦精功程，必令儿失心惊惧；及不得苦行杖罚，亦令儿得癫痫……尤不得诽毁小儿。"已认识到精神虐待教育方法的危害。错误的教育方法容易使儿童精神受到刺激，失去自尊、自信，形成错误的人生观。

（三）疾病预防

预防近视和龋齿是学龄儿童保健的重点之一。要提倡正确的书写、阅读姿势。定期进行视力和口腔检查，平衡膳食，合理营养，补充维生素充足的食物，多做户外运动。重视传染病的防治。正确认识性发育对儿童心理、生理的影响，应按不同的年龄进行性教育，包括对自身的保护。加强学校对各类意外伤害的防范措施和意外伤害发生时紧急预案的建立。

第七节　青春期保健

青春期受地区、气候、种族等影响，有一定的差异。一般女性 12 ～ 18 岁、男性 13 ～ 20 岁为青春期。青春期是一个特殊时期，是儿童到成人的过渡阶段。《素问·至真要大论》指出：女子"二七而天癸至，任脉通，太冲脉盛，月事以时下，故有子"；男子"二八肾气盛，天癸至，精气溢泻，阴阳和，故能有子"。此期体格生长发育再次加速，生殖系统的发育渐趋成熟，小儿进入第二个生长发育高峰，生理、心理变化很大。对每一个个体来说，其形体、心理、生理的改变程度，是一生中其他年龄阶段所不能比拟的。因此，此期保健工作也就有其专门的要求。做好青春期保健，对于顺利完成从儿童向成人的过渡，并能身心健康地走向社会，有着重要的意义。

一、生理保健

（一）青春期生理发展的特点

1. 体态突变　身高陡增，男女平均每年增长 6 ～ 8cm，男性发育比女性约晚 2 年。体重迅速增加，平均每年增加 5 ～ 6kg，女性发育一般比男性早 2 年，身高体重的增长基本协调，显得较为匀称。男性体重比身高增长慢些，因此男性出现瘦长型和动作不协调的现象比女性突出。

2. 性的萌芽与成熟　由于生活水平的提高，青少年性的萌芽与成熟时间已普遍提前，第二性征开始出现，男性表现在喉结、声音、腋毛、胡须和遗精等方面；女性表现在骨盆增大、乳房突起、月经来潮等方面。

青春期肾气充盛，女性乳房发育，月经来潮；男性精气溢泻，发生遗精。这一时期要进行青春期生理卫生知识的教育，使其认识并接受自身的正常生理变化。家长要引导孩子学会正确处理青春期的生理变化情况，使他们懂得如何以科学的观点正确对待自己身体的变化。为避免疾病发生，应注意教导孩子养成良好的卫生习惯，定时清洗外阴，及时清洗内裤，衣物及洗具当个人专用，切忌交叉，如有不适及时就医。

3. 各系统功能日臻成熟　青少年期内脏功能逐步健全，能量代谢加快，精力旺盛；大脑功能显著发展并趋于成熟，脑的重量和容积已达成人的 95%，第二信号系统已起主要作用。

青春期生长发育进入第二高峰，青少年在青春期对各种营养素的需要增加，因此要保证充足的营养，养成健康的饮食行为，每日三餐比例要适宜，注意热量的合理分配。一般早餐提供的热量应占全日总热量的25%～30%；午餐应占30%～40%；晚餐应占30%～40%。要养成吃早餐的习惯，多吃蔬菜，少吃盐、油炸、动物脂肪类食品。要按需进食，切忌暴饮暴食，多食用富含铁和维生素C的食物。由于青春期骨骼发育迅速，机体对钙磷的需求增加，青少年应注意多食富含钙、磷的食物，如乳类及大豆类食物。值得注意的是，近年来随着经济水平的发展，青春期营养过剩已成为较常见的现象，当摄入的热量超过消耗的热量，多余的热量会在体内转变为脂肪，导致超重或肥胖。所以，预防青春期肥胖，应得到家长和社会的重视。

青春期儿童既要学好知识，也要提高动手能力，手脑并用，劳逸结合，全面发展。这一时期的好发疾病主要有甲状腺肿、痛经、月经不调、乳腺发育不良、痤疮等，为避免疾病的发生，此期尤应注意引导孩子养成良好的卫生习惯，同时要注意合理安排作息时间，保证足够的睡眠和必要的锻炼，做到劳逸结合。

（二）女性青春期生理保健

1. 月经保健　行经期间，血室开放，极易感邪，故月经期应注意以下几点：

（1）洁外阴　禁止盆浴及阴道冲洗，及时更换卫生巾，以防感染邪毒，损伤冲任。

（2）适寒温　经行之际，胞脉空虚，易感寒邪，寒凝气血，经络阻滞，可发生痛经、月经不调等。《素问·离合真邪论》曰："天地温和，则经水安静；天寒地冻，则经水凝泣；天暑地热，则经水沸溢；卒风暴起，则经水波涌而陇起。"要避免冒雨涉水，忌食生冷辛辣之物。

（3）调情志　经期阴血下泄，肝气偏盛，情绪易于波动，《女科经论·月经不调属忧思郁怒所致论》："妇人以血为海。妇人从于人，凡事不得专行。每多忧思忿怒，郁气居多。书云：气行则血行，气止则血止。忧思过度则气结，气结则血亦结。"因此，经期要调畅情志。

（4）适劳逸　经期应避免过度疲劳，不宜参加重体力劳动和剧烈运动，劳则气耗，若劳倦伤脾，脾虚气弱，统摄无权，冲任不固，可致月经先期、月经过多、经期延长，甚则崩漏。《丹溪心法·崩漏》云："若劳动过极，脏腑俱伤，冲任之气虚，不能约制其经血，故忽然而下。"

总之，青春期是月经来潮及建立正常规律的主要时期，做好经期保健，对女性一生都非常重要。

2. 乳房及形体保健

（1）健康美　为了追求"曲线美"，部分青春期女生穿着紧身美体内衣或束腰等，影响腹腔脏器的运动和胃肠的血液循环，进而影响消化功能。所以，要提倡健康运动塑形，束腰对身体发育有害。

（2）避免束胸　乳房长大隆起是女性的特征，是青春美的表现。但有些女生往往把乳房发育看成是难为情、害羞的事情，甚至走路不敢挺胸，而是含胸低头，或把乳房紧紧勒住等。这种做法不利于身体和乳房发育。紧束乳房还会使乳头内陷，不利于将来哺乳，甚至引起乳腺炎。

（三）男性青春期生理保健

男性在青春前期，脑垂体前叶开始分泌性激素，生殖系统逐步成熟，阴茎、睾丸和前列腺明显增大，骨骼肌肉也有所发育。到了青春期，性器官进一步发育。喉的形状改变，喉结突起，嗓音粗沉，胡须可见，阴毛生长；骨骼肌肉明显发达，肩宽体阔。由于睾丸内已有精子产生，出现夜间做梦或不知不觉中精液自动排出的现象，即遗精。遗精是正常的生理现象。

二、心理保健

青春期是由儿童期向成人发展的过渡阶段，其心理状态介于儿童和成人之间。一方面，处于青春期的孩子是从儿童期发展过来的，因此不可避免地还带有儿童时的依赖性、幼稚性。另一方面，由于生理上的重大变化、教育范围的扩大及生活经验的积累，他们的独立意识、自觉意识、集体意识及道德意识都明显增强。因此，青春期孩子的心理特点具有两重性，具体表现为：

1. 独立性与依赖性的矛盾   处于青春期的孩子逐渐产生了独立意识和成人感，渴望得到人格的尊重和行为的独立。但是他们由于缺乏社会生活经验，做事欠考虑，往往表现为幼稚和不成熟，又由于经济上不能独立自主，必须依赖于自己的父母。所以处于青春期的孩子经常会处于独立和依赖的矛盾中。

2. 自觉性与冲动性的矛盾   处于青春期的孩子，由于独立意识、成人感的增强，他们开始自觉学习，具有明确的学习目的；能够自觉遵守纪律，约束自己的不良行为。但是另一方面，由于他们缺乏经验，缺乏全面思考问题的能力，往往会感情用事，不善于控制自己的感情，常冲动行事。

3. 心理与行为之间的矛盾   处于青春期的孩子常常表里不一。例如在表面上他们在异性面前显得羞涩、拘谨、冷漠，实际上他们十分关心自己在异性心目中的印象，经常处于这种心理和行为的矛盾之中。

4. 理想和现实之间的矛盾   由于知识的积累，青春期的学生接受了马列主义的世界观，并学习用辩证的观点看问题；由于成人感的增加，他们关心国家大事，关心自己的理想、前途，增强了社会责任感。但另一方面，由于视野狭窄和经验不足，看问题往往片面，对周围的不良现象往往不能正确看待。对美好前途的憧憬和对现实的不满交织在一起，使他们经常处在理想和现实的矛盾之中。

5. 意志的坚强性与脆弱性的矛盾   处于青春期的中学生对自然界和社会的认识逐渐深化，对理想、前途的信念逐渐明确和坚定起来。他们对学习、工作、生活等各个方面的自觉性和目的性大大加强。能够有目的、有计划地克服困难去完成各项任务。但另一方面，成绩的不理想、中考或高考的失利，或是情感中的失利，都会令其产生悲观失望的情绪，说明面对挫折和逆境，他们的心理还有脆弱的一面。

总之，青春期学生在心理、行为、精神等多方面都不稳定，可能会引发各种各样的心理、精神疾病；同时，生理方面的不断变化可能造成内心的不安或易于冲动；环境改变、接触社会面增多也会带来适应社会的心理问题。所以，要根据其生理、心理、精神等方面的特点，加强教育与引导，预防青春期心理行为问题。

（一）常见青春期心理行为问题

1. 睡眠障碍   是青春期常见的心理行为问题。青少年常因心理生理发育、学习任务繁重或过多食（饮）用兴奋性物质如茶、咖啡等，易造成睡眠障碍或失眠。因此青春期应引导、帮助青少年开展睡眠知识教育，合理安排睡眠时间，减少兴奋性物质的摄入；家长及教师应帮助缓解其焦虑情绪，及时释放压力，做到劳逸结合。

2. 青春期综合征   是青少年特有的一种生理失衡和由此引发的心理失衡病症。青春期生理与心理发育不同步，心理发育相对滞后，再加上过度用脑和不良习惯的影响，极易在初中阶段伊始，因某些特定因素诱发，青少年出现记忆力下降、注意力涣散、学习成绩下降、上课容易打瞌睡、缺乏学习兴趣、烦躁消极、忧虑抑郁等症状；部分男生会出现频繁性冲动，形成过度手淫等不良性习惯。由于青春期是学业教育的重要时期，青春期综合征极易干扰青少年的心理健康，如果不能正确对待，甚至严重影响其学业前途。所以，帮助青少年克服心理障碍，用理智战胜情感，正确评价自我，使之健康度过青春期是家长和学校、社会的责任。

首先，要了解青春期孩子合理的物质需求、朋友交往的需求、对异性关注的需求、获得帮助的需求等四大心理需求，要学会判断孩子的需求是否正常，学会倾听，不要急于批评和指正；与孩子做朋友，相信孩子，给孩子成长的机会，并与孩子一起成长，做一个合格的家长。

3. 焦虑症　女性可能因为自己的乳房发育而不敢挺胸，月经初潮而紧张不安；男性出现遗精、性冲动等。此期由于情绪波动较大，自卑、孤独、失眠多梦、焦虑症等会严重危害青少年身心健康。一般以心理治疗为主，同时配合合理的药物治疗。

4. 饮食障碍　以女性多见，有的青春期女性盲目追求体形美，进行节食，进而出现厌食。家长应当引导孩子树立正确的审美观念，鼓励合理饮食、适当运动，耐心劝说，精心护理。

（二）青春期性教育

性教育是学校教育、家庭教育和社会教育的一项重要内容，是一项造福于社会、造福于子孙后代、造福于千家万户的工作，也是社会主义精神文明建设的重要内容之一。能否正确对待中小学生的性教育，将极大地影响儿童身心的健康发展。

1. 女性青春期性知识教育　要对青春期女性进行科学的性指导：①偷尝禁果是有害的。进入青春期的女性，由于性生理发育的要求，女性比男性极易受引诱。青春期虽然是男女生理上的成熟时期，但在心理、情感、道德、知识水平、交往能力等方面，都处在发育成长期，尚不具备稳定的思考能力和明智的抉择水平，如果这时发生性关系不仅是冒险的，而且是有害的。②学会自尊、自爱、自强。学会尊重自己，爱惜自己，发奋图强，把全部的精力投入学习，培养自己良好的道德品质和高尚的情操。做到这些就会顺利度过动荡、不安的青春期，稳步走向成熟。③掌握适度原则，正确处理异性关系。④学会用法律手段保护自己。处于青春期的女性一旦遇到非法侵害，应学会用法律武器保护自己。

2. 男性青春期性知识的教育　要对男性的遗精现象给予科学的指导：①父母要关心宽慰孩子。父母的信任和理解可能促使孩子打消疑虑和烦恼，正确对待生理上的成熟，同时以理智的、道德的生活方式去对待性问题。②避免不正常的性刺激和挑逗。③严格遵守自己的生活作息制度。④要正常地与异性交往。⑤培养高尚的道德情操。

第七章　相关疾病的预防保健

第一节　新生儿疾病

初生婴儿，娇嫩无比，甫离母腹，所处环境发生根本性变化，其适应能力和调节能力常常不足，抵抗能力弱，若稍有不慎，极易患病。临床以胎怯、胎黄、硬肿症、脐部疾患（脐湿、脐疮、脐血、脐突）多见，若调护不当甚致夭折，故细心调护尤为重要。

一、生理病理特点

《医学正传·小儿科》云："夫小儿之初生，血气未足，阴阳未和，脏腑未实，骨骼未全。"因此，此期有赖悉心调护。

若胎儿禀受于父母之气血充养不足，则胎萎不长，形成先天肾脾两虚，导致胎怯发生。正如《胎产心法·胎不长养过期不产并枯胎论》所言："胎之能长而旺者，全赖母之脾土输气于子。凡长养万物莫不由土，故胎之生发虽主乎肾肝，而长养实关乎脾土。"

若孕母素体湿盛或内蕴湿热之毒，遗于胎儿，则可见胎黄发病。如《诸病源候论·胎疸候》所云："小儿在胎，其母脏气有热，熏蒸于胎，至生下小儿体皆黄，谓之胎疸也。"此外，少数患儿可因先天缺陷，胆道不通，胆液不能疏泄，横溢肌肤而发生胎黄。

部分初生儿先天发育不全，脐孔未完全闭合，留有脐环，或腹壁部分缺损，腹壁肌肉嫩薄松弛，加之啼哭叫扰过甚，则见肿物凸起久不回纳，发为脐突。

新生儿还有几种特殊的生理状态，如新生儿"马牙""假月经""螳螂子"及新生儿生理性胎黄，均属新生儿特殊生理状态，不可将其误认为是病态。

二、病因特点

（一）先天因素

先天因素即胎产因素。《幼幼集成·胎护》述之而详："胎婴在腹，与母同呼吸、共安危。"新生儿胎怯的发病与胚胎的形成和胎儿在胞宫内所受气血供养形成的生长发育情况密切相关。

小儿在胎时，其母将养取冷过度，冷气入胞，伤儿肠胃，故胎儿新生后阳气虚弱，寒邪凝滞，寒凝则气滞血瘀，产生肌肤硬肿。

素体虚弱的新生儿病理性黄疸多发，主要与胎禀湿蕴，或先天禀赋不足，脾阳虚弱，化湿无权，肝胆疏泄失司相关。

（二）外感因素

1. 寒邪　新生儿特别是胎怯儿，阴阳二气不足，若外感寒邪，阳气被郁不能温煦肌肤，寒凝血脉，可致新生儿硬肿症。

2. 湿邪　《金匮要略·黄疸病脉证并治第十五》云："黄家所得，从湿得之。"小儿生后如为湿邪所侵，湿从热化，亦可寒化，透发于外，则见皮肤面目发黄。此外，湿邪还与脐湿发病相关。《医宗金鉴·幼科心法要诀·脐湿脐疮》言："儿生洗浴，不可久在水中……勿令尿湿浸脐。如不知慎，遂致肚脐浸渍不干，名曰脐湿。"《幼科发挥·脐风》亦云："三朝浴儿，当护其脐，勿使水渍入也。"

3. 火（热）邪　《医林改错·积块》云："血受寒则凝结成块，血受热则煎熬成块。"故少数新生儿皮肤硬肿可因感受温热之邪，耗气伤津，气血运行涩滞所致。初生儿阳黄热毒炽盛，黄疸迅速加深，邪陷厥阴，可出现神昏、抽搐之胎黄动风证。脐湿郁而化热，致脐部溃烂化腐，发为脐疮。

三、西医解剖、生理特点

1. 新生儿体温调节中枢及体温调节功能不全，体表面积相对过大，皮肤较薄，血管丰富，易于散热而致体温偏低，早产儿更是如此。新生儿缺少使饱和脂肪酸转化为不饱和脂肪酸的酶，故皮下脂肪组织饱和脂肪酸较成人多，其熔点高，在低体温时易于凝固。

2. 肝脏酶系统发育未成熟，使新生儿代谢某些化学物质有一定的困难。如葡萄糖醛酰转换酶不足，故多数新生儿出生后 2～3 天因胆红素代谢不完善而有不同程度的生理性黄疸。

四、新生儿病证的预防保健原则

1. 注重胎养，保护胎元　新生儿病证多与胎禀因素相关，胎禀不足则易致胎怯、硬肿；胎禀湿蕴则易致胎黄。

2. 密切观察，正确护理　部分患儿先天禀赋不足，一旦调护失宜，则易为邪气所侵；若失治误治，护理失宜，则邪气内陷而致急危之症。

五、新生儿病证的保健措施

（一）胎怯

1. 未病先防　具体措施包括：①审慎受孕：《左传·僖公二十三年》载："男女同姓，其生不蕃。"是指有血缘关系的同姓男女，不可通婚。此外，男女双方应在发育完全成熟后方可结婚生育，还应积极做好男女婚配前遗传咨询。②健康备孕：准备受孕阶段男女双方须身体健康，阴阳和畅。《广嗣纪要·寡欲》云："求子之道，男子贵清心寡欲以养其精；女子贵平心定意以养其血。"且孕妇受孕年龄不宜过大或过小，有慢性心、肝、肾疾病等的妇女不宜妊娠。③合理养胎：《备急千金要方·妇人方上·养胎》谓："儿在胎，日月未满，阴阳未备，腑脏骨节皆未成足，故自初迄于将产，饮食居处皆有禁忌。"孕妇必须注重营养、调饮食、谨忌宜、辟邪防病、劳逸适度。④按时胎检：孕妇应定期产检，密切关注胎儿生长情况。若胎儿期发现胎萎不长者，可由孕母服药补肾培元，促进胎儿宫内发育。

2. 既病防变　①胎怯儿阳气不足，应注意保暖。《证治准绳·幼科》谓："初生儿出月，必须入襁褓。"②喂养方式提倡母婴同室，母乳喂养，应根据体重、日龄计算哺乳量；吞咽功能差者需静脉补充营养液，也可采用胃管喂养。③保持居室空气新鲜，一切用品均应消毒后使用，接触患儿者应戴口罩、帽子，防止患儿继发感染。④密切观察患儿临床表现，及时发现并发症并加以处理。

3. 瘥后防复 胎怯儿中胎龄小、体重轻者，特别是进入重症监护病房，经过保暖、供氧、鼻饲、肠外营养、预防和治疗脑出血、抗感染等西医学救治的早产儿，在胎龄、体重等达标及无并发症后，仍需细心护理，提倡母乳喂养，注意预防感染，密切关注营养及生长发育情况。

（二）硬肿症

1. 未病先防 初生小儿本为稚阴稚阳之体，尤其胎怯儿、多胎儿先天禀赋不足，阳气虚弱，失于温煦，是新生儿硬肿症发病的内因。外因多为新生儿在寒冷冬季出生，若护养保暖不当，感受寒邪，直中脏腑。因此，具体防御措施为：①《诸病源候论·小儿杂病诸论·胎寒候》谓："儿在胎之时，母取冷过度，冷气入胞，令儿着冷。"必须做好孕妇保健，尽量避免早产，减少低体重儿的产出概率；要做好严冬季节出生的新生儿尤其是早产儿及低体重儿的保暖工作。②出生后的新生儿，应经常检查皮肤及皮下脂肪的软硬情况，发现硬肿，及时给予救治。

2. 既病防变 ①应及时就诊，早诊断早治疗，及时用药，避免贻误病情，造成严重后果。②护理硬肿症患儿应注意消毒隔离，防止交叉感染。③应给足够热量，促进疾病恢复，对吮吸能力差的新生儿，可用滴管喂奶，必要时鼻饲，或静脉点滴葡萄糖注射液、血浆等。

3. 瘥后防复 患儿愈后，仍需细心喂养，提倡母乳喂养，保证摄入足够热量，注意保暖，避免受寒受凉，预防感染。

（三）胎黄

1. 未病先防 新生儿胎黄发生的原因很多，主要因胎禀湿蕴或生后感受湿热邪毒所致。注重以下防预措施，有助于减少胎黄发生的概率。具体预防措施有：①《活幼心书·黄证》云："名为胎黄。皆因未产之前，母受极热而传于胎。"故妊娠期应注意饮食卫生，忌酒和辛热之品，不可滥用药物。②如孕母有肝炎病史，或曾产育病理性黄疸婴儿者，产前宜测定血中抗体及其动态变化，并采取相应的预防性服药措施。③尽早开乳。新生儿出生后尽早做到频繁有效地吮吸母乳，促进胎便顺利排出，减少高胆红素血症发生。

2. 已病防变 ①新生儿一旦出现黄疸，首先需辨明其性质为生理性还是病理性，查明病因，因病施护。病理性黄疸出现时间较早（出生24小时内），发展快，黄疸明显，消退后可再次出现，或出现较迟，但持续不退，肝脾肿大，精神倦怠，不欲吮乳，大便或呈灰白色；此时应及时治疗，以免耽误病情。生理性黄疸则出现时间较晚（生后2～3天），小儿一般情况良好，除有轻微食欲不振外无其他症状，7～9天自行消退，不需治疗。②注意观察黄疸患儿全身情况，有无吮乳困难、嗜睡、精神萎靡、两目斜视、四肢强直或抽搐等症，以便对重症患儿及早发现和治疗。③避免新生儿口腔黏膜、脐部、臀部和皮肤损伤，防止感染诱发的胎黄加重。

3. 瘥后防复 为避免病理性黄疸退而复现，患儿病愈后应注重喂养保健。应按时、按需哺乳，保持大便通畅。

（四）脐部疾患

1. 未病先防 具体措施包括：①断脐必须严格消毒，无菌操作，脐带残端要用干法无菌处理，然后用无菌敷料覆盖。②若在特殊情况下未能保证无菌处理，则应在24小时内重新消毒，处理脐带残端，以防止感染。③脐带残端经 4 ～ 10 天后自然脱落，在此期间，应根据《太平圣惠方·治小儿脐湿诸方》所述"凡断脐后，便久著热艾厚裹，不得令儿尿湿著脐，切须慎之"，保持脐部清洁、干燥。

2. **已病防变**　①家长一旦发现可疑脐部异常，应及时就诊，早诊断早治疗，及时用药，避免贻误病情，造成严重后果。②脐血者应密切观察脐带结扎部位及全身病情变化，如伴有皮肤出血，甚至其他部位出血，应及时规范救治。③脐部换药时要注意局部的消毒，若有干痂形成，切不可强剥，以免发生出血和形成肉芽。防止脐疮脓液外溢污染健康皮肤，造成其他感染。④《幼幼集成·胎病论》言："脐突者，小儿多啼所致也，脐之下为气海，啼哭不止，则触动气海，气动于中，则脐突于外。"故应减少婴儿啼哭叫扰，降低脐突的发生概率。若啼哭频频，脐突肿物久不回复，应注意检查其原因，及时做出相应处理。

3. **瘥后防复**　为避免脐湿复发，应勤换尿布，保持脐部干燥。《幼科发挥·脐风》言："脐落之后，当换抱裙，勿使尿湿浸及脐中也。"此外，还应减少小儿啼哭，以降低脐突的复发概率。

由于初生婴儿脏腑娇嫩、形气未充这一生理特点表现最为突出，其适应和调节能力差，常难以抵抗病邪侵袭，易患上述新生儿期的特殊疾病。因此做好细心调护，做到未病先防、已病防变、瘥后防复尤为重要。

第二节　肺系病证

肺系病证是小儿常见病证，包括感冒、咳嗽、肺炎喘嗽、哮喘等，以发热、鼻塞、流涕、咳嗽、气促等为临床主要特征。

小儿肺系病证一年四季均可发生，但多见于冬春季节；任何年龄均可患病，年龄越小，发病率越高，病情越重。若治疗及时得当，一般预后良好。

一、生理病理特点

肺位于胸腔，左右各一，覆盖于心上。其主要生理功能是主气司呼吸，主宣发肃降，主行水，朝百脉，主治节。肺在五脏六腑中位置最高，覆盖诸脏，故有"华盖"之称。肺叶娇嫩，不耐寒热燥湿诸邪之侵；肺又上通鼻窍，外合皮毛，与自然界息息相通，易受外邪侵袭，故有"娇脏"之称。

肺主一身之表，外合皮毛，宣发卫气，抵御外邪，小儿肺脏清虚娇嫩，藩篱不固，易为邪气所感；小儿情智尚未开化，冷暖不知自调，劳倦不知自控，没有或缺少生活自理能力，如果家长护理不当、照看不周，极易因感受外邪而致病。六淫时疫外邪，不论从口鼻而入或由皮毛侵袭，均能影响小儿正常肺脏功能，在临床上出现感冒、咳嗽、肺炎喘嗽、哮喘等肺系病证。

小儿发病以后，传变迅速、易虚易实、易寒易热。《温病条辨·解儿难》中说："小儿肤薄神怯，经络脏腑嫩小，不奈三气发泄。邪之来也，势如奔马，其传变也，急如掣电。"如肺系常见病证之感冒，小儿外感风寒，本为风寒束表之实寒证，如果不及时解表祛邪，则有可能转化为外寒内热证或里实热证；如果患儿素体虚弱，失治误治，外邪化热化火，灼伤肺津，炼液成

NOTE

痰，闭阻肺络，则可迅速发展为肺炎喘嗽，出现发热、咳嗽、气急、鼻扇等实证；如果正不胜邪，心失所养，心气不足，可致正虚邪陷、心阳虚衰，甚则全身阳气衰脱，出现面色苍白、四肢厥冷、大汗淋漓、脉微细数等虚脱证；又因肺脏娇弱柔嫩，不耐攻伐，如果患儿在患病期间攻伐太过，耗损气阴，则有可能导致肺脾受伤，正气虚弱，邪毒留恋难以清除，正虚邪伏，形成反复呼吸道感染本虚标实之证。

与成人相比，小儿体禀纯阳，生机蓬勃，脏气清灵，活力充沛，对各种治疗反应灵敏，且小儿宿疾少，病因单纯，在疾病过程中受情志因素干扰和影响较少，故虽然小儿肺系疾病发病容易，传变迅速，但是一般来说，如感冒、咳嗽等多数发病快好转也快，哮喘、反复呼吸道感染等病虽然病情缠绵，但预后也较成人相对为好。

二、病因特点

（一）外感因素

外感因素，包括风、寒、暑、湿、燥、热及疫疠之邪，是儿科最为常见的致病因素。外感病邪作祟，小儿以肺系病证多见。

1. **风邪**　风为阳邪，从口鼻或皮毛而入，侵袭肺卫，使腠理疏泄而开张。《素问·太阴阳明论》说："伤于风者，上先受之。"小儿肺脏娇嫩，卫外功能较成人为弱，最易被风寒、风热邪气所伤，发生感冒、咳嗽等肺系病证。

2. **寒邪**　寒为阴邪，易伤阳气，小儿稚阳未充，最易感受寒邪。若外感寒邪或贪食生冷，则伤肺损阳，水饮内停，发生冷哮之证。寒主收引，小儿外感寒邪后，肌肤闭郁，卫阳不得宣发，多见恶寒发热、无汗、头痛等症。

3. **暑邪**　暑为夏季主气，其性炎热、升散，易伤津耗气且多夹湿。小儿感受暑湿而致暑湿感冒，常有发热、汗出热不解、头晕、身重困倦、胸闷泛恶、食欲不振等症。

4. **湿邪**　湿为阴邪，易阻碍中焦气机，致使脾失健运、水谷运化失常，酿生痰浊，上贮于肺，湿性重浊、黏滞，故小儿痰湿咳嗽可见咳嗽重浊，痰多壅盛、色白而稀，胸闷纳呆，神乏困倦等症。

5. **燥邪**　燥性干涩，易伤津液，易伤肺。小儿肺脏娇嫩，阴常不足，气血津液尚不充盛，易被燥邪所伤。燥邪从口鼻或皮肤侵入人体，灼伤肺津，出现干咳少痰或痰黏难咯等症。

6. **热邪**　温、热、火三者，皆属阳邪，温为热之渐，火为热之极。小儿为纯阳之体，感受外邪后，易从阳化热，故小儿热病最多，且多伴伤阴之象。小儿患热病与成人不同，易生风动血，发生昏迷、抽搐、发斑、出血等症。肺系病证中最常见的火热证是肺炎喘嗽。

7. **疫疠之邪**　小儿形气未充，抗御外邪的能力较弱，易于感受各种时邪疫毒。传染病一旦发生，又易于在儿童中相互传播，造成流行。

（二）内在因素

1. **肺常不足**　小儿肺常不足，对病原抵抗力差，遇到四时气候变化，寒暖失调，容易感受外邪致病。

2. **先天禀赋不足或喂养失宜**　小儿先天禀赋不足，或后天喂养失宜，久病不愈，或病后失调，导致正气虚弱，腠理不密，容易被外邪所中。另外，先天因素中的遗传因素也与肺系病证的发病有一定关系，如小儿哮喘常有家族史。

3. 肺、脾、肾虚弱导致痰邪致病　小儿肺、脾、肾三脏相对不足，若受外邪或内伤影响，肺失治节，脾失健运，肾失温化，则痰由之而生，或痰湿蕴肺，或痰热阻肺，或留伏在肺成为夙根，引起咳嗽、触遇诱因引发哮喘等肺系病证。

（三）情志与其他因素

小儿七情致病有别于成人。七情之中，小儿最易被惊恐所伤，怒病亦多。小儿胆怯神弱，如遇情志刺激较成人发病迅速。如果情志过极，可导致气机逆乱，升降失常，肺气上逆，引动伏痰而喘。

环境污染、饮食不慎、接触异物、劳倦过度等均有可能上犯于肺，影响肺气的宣降功能，导致肺气上逆，或气道拥塞，发生咳嗽、气喘、痰鸣等症。

三、西医解剖、生理特点

小儿呼吸系统的解剖、生理、免疫特点与小儿时期易患呼吸道疾病密切相关。

（一）解剖特点

临床上以环状软骨下缘为界，分为上、下呼吸道。上呼吸道主要包括鼻、咽、喉等，下呼吸道主要包括气管、支气管、肺等。上呼吸道相对短小且狭窄，鼻黏膜柔嫩，血管丰富，易于感染。小儿6个月时咽扁桃体已发育，1岁末腭扁桃体才逐渐增大，4～10岁时发育达最高峰，至14～15岁时又逐渐退化。喉部富有血管及淋巴组织，易发生炎性肿胀而致呼吸困难。下呼吸道气管和支气管管腔相对狭窄，软骨柔软，黏膜血管丰富，弹力纤维组织发育不良，黏液腺分泌不足，纤毛运动差，不能有效排除微生物，易导致感染。肺脏弹力组织发育较差，血管组织丰富，间质发育旺盛，整个肺脏含血量多而含气量相对较少，气体交换面积小。因肺泡数量少而小，感染时，易发生黏液阻塞，引起肺不张、肺气肿等。

（二）生理特点

小儿呼吸功能随年龄增长而逐渐增强。年幼儿以腹膈式呼吸为主，呼吸频率快。罹患肺炎时，因其呼吸代偿有限，容易发生呼吸衰竭。而且由于气道相对狭窄，小儿气道阻力大于成人，因此，小儿发生喘息的机会较多。

（三）免疫特点

小儿呼吸道的非特异性和特异性免疫功能均较差。如咳嗽反射、纤毛运动功能较差，不能有效清除吸入的尘埃与异物；分泌性IgA、IgG含量低微，容易发生呼吸道感染。

四、历代医家对肺系保健的认识

历代医家文献积累了丰富的肺系保健理念和方法。《内经》开篇就奠定了中医学养生保健的基本原则。《素问·上古天真论》曰："夫上古圣人之教下也，皆谓之虚邪贼风，避之有时，恬恢虚无，真气从之，精神内守，病安从来。"强调肺系保健的关键在于外避邪气和内守真气。

宋代陈文中作为温补派的代表人物，其《小儿病源方论·养子十法》云："若背被风寒，伤于肺腧经，使人毫毛耸直，皮肤闭而为病。其证或咳，或嗽，或喘……皆肺经受寒而得之，故宜常令温暖。"强调小儿阳气未充、肺脏娇嫩，风寒袭背部，易致小儿咳喘，故小儿养护应注意背部的保暖。元代养生学家丘处机《摄生消息论·春季摄生消息论》云："不可令背寒，寒即伤肺，令鼻寒咳嗽。"明代医家万全《养生四要·慎动》曰："背者五脏之附也，背欲常暖，暖则

NOTE

肺脏不伤。"皆强调了暖背对于肺系保健的重要性。

清代唐千顷《大生要旨·初生调护》云:"初生小儿,未剃胎头,不与戴帽,则自幼至长,难于伤风,永无鼻塞拖涕之疾。"强调新生儿在未剃胎发前,不与戴帽,日后可耐风寒,不易致病。

五、肺系病证的预防保健原则

1. 扶固正气,内调体质 小儿"肺常不足",故肺系病证的预防保健当以补益肺气为主,平日当多做运动,增加肺脏功能。又脾为肺之母,小儿"脾常不足",故平日应当注意调节饮食,健脾以运肺。

2. 外避风邪,顺应天时 小儿肺系病证多以感受六淫邪气为外因,其中又以风邪为首。风性善变,常夹寒带热。预防肺系病证当注意气候变化,及时增减衣服,避免人群间病邪传播。

六、肺系疾病的保健措施

(一)感冒

1. 未病先防 感冒发病的内因责之于正气不足,外因责之于感受风邪。

故小儿预防感冒,首先要调养身体,扶助正气。具体措施包括:①平日加强体格锻炼,增强体质,提高抗病能力。②经常户外活动,呼吸新鲜空气,增强小儿对环境冷暖变化的适应能力。③每日保证充足的睡眠,且以夜间为主。④提倡母乳喂养,合理膳食,健运脾胃,培土生金,以增强肺气御外功能。⑤有条件者可以开展小儿推拿保健,如推肺经、揉足三里、捏脊等。

其次,要采取措施,谨避邪气。具体措施包括:①根据气候变化,及时增减衣服;运动后及时擦汗,避免吹风着凉,并注意休息。②避免与感冒患者接触,避免去人多拥挤、通风不畅的公共场所,不要用手揉搓鼻眼,到公共场所后要勤洗手。③必要时可以接种流感疫苗。接种最佳时机是在每年的流感季节开始前,接种后 2～3 周通常可以获得免疫力。

2. 既病防变 感冒病位在表,病情多轻,但如果不及时治疗,也可进一步发展为肺炎喘嗽,或迁延不愈转为咳嗽不止,或遗患风湿痹痛、心悸水肿等。对于小儿感冒患者,首先要早诊断早治疗,关键在于明辨主证,区分风寒、风热、暑邪、时疫等,并明确是否有痰、滞、惊等兼夹证候。在治疗过程中,应当见微知著、先证而治,即在相应证候出现之前,预先落实治疗措施,挫病势于萌芽之时,防止疾病传变。如在疏风解表的基础上,加用消食导滞的药物,以预防疾病由肺传脾。同时应当指导患儿家长在家庭调护中注意饮食清淡,易于消化,避免食用辛辣、油腻食物。

3. 瘥后防复 小儿感冒经过合理治疗后一般能够痊愈,痊愈后应当适当调理,尽快恢复健康。新愈之体,正气未复,应当避免再次吹风受寒。饮食仍需清淡,应避免食用寒凉生冷油腻之品,以免余邪盘踞肺之息道,成为顽咳,久久不愈。部分患儿因患病期间发汗或攻伐太多,气阴受损,肺脾受伤,如瘥后调理不当,正气不足,则有可能发展为反复呼吸道感染,每遇气候变化或疲劳受凉,或遇感乃发,或旧病复燃。此类患儿可在疾病缓解期加用益气固表、健脾和胃的药物进行治疗,家庭调护可以配合食疗、药膳,如百合花生粥、玉屏汤等以达到补充阳气、扶正固本的目的。

（二）咳嗽

1. 未病先防　小儿咳嗽主要外因为感受风邪，主要内因为肺脾虚弱。咳嗽的发病原因众多，但皆为肺脏受累，宣降失司，可分为外感、内伤两大类。外感咳嗽病起于肺，内伤咳嗽可因肺病迁延，也可为他脏先病，累及于肺所致。

预防咳嗽首先在于避免感受风邪，其次在于健脾益肺。具体措施包括：①积极预防感冒。②避免接触烟尘、煤气、二手烟等不良刺激。③平日关注小儿饮食，避免出现饥饱失常、饮食偏嗜、饮食不洁等情况，以免因食伤脾，内生痰湿。

2. 既病防变　小儿咳嗽一般预后良好，若能及时辨证，大多病情向愈。治疗小儿咳嗽首先要辨外感内伤，再辨寒热虚实。

外感咳嗽一般邪气盛而正气未虚，治疗时要及时、正确，因势利导，引邪外达，既不可凉遏而使表邪留恋，又不可发汗太多而致耗损卫阳，更不可骤然固涩而闭邪留寇，或乱投补益而滋腻生痰。用药时力求精简，中病即止，避免因贻误病机，演变为肺炎喘嗽等重症。

内伤咳嗽当辨清病位、病性，随证施治，肺脾同治，宣肃肺气与止咳并进。对于气虚咳嗽、阴虚咳嗽等明显正气不足的久迁之咳，应当益气、养阴、扶正为主，兼清痰、祛余热。

患儿家长应注意起居调护，如保持室内空气新鲜、流通，提供适宜的温度与湿度环境；给予患儿清淡饮食，避免辛辣、油腻、生冷之品；可令患儿多饮水，及时变换体位或轻拍背部，帮助其排痰；密切注意患儿的病情变化，特别是注意咳痰、体温的变化。

3. 瘥后防复　与成人咳嗽相比，小儿咳嗽大多病情单纯，又鲜有情志干扰或烟酒刺激，内治、外治均效果良好，故极少有迁延难愈之例。患儿病愈之后，当注意防寒保暖，忌食油腻荤腥或过咸过酸食物，少食辛辣香燥、肥甘厚味，避免刺激咽喉。根据患儿寒热体质，可给予生姜红糖水（寒）、大蒜水（寒）、川贝炖梨或粥（热）、萝卜水（热）等辅助食疗方案。

个别患儿体质较差，反复咳嗽，概因正气虚弱，不能抵御外邪，平日可根据肺脾肾虚损与气血阴阳虚衰的状况，予以长期服药进行固本治疗。也可做补肺经、补脾经、补肾经等推拿疗法，或三伏天药物穴位贴敷疗法，或耳穴压豆疗法等进行辅助治疗。

（三）肺炎喘嗽

1. 未病先防　肺炎喘嗽是小儿时期常见的一种以发热、咳嗽、痰壅、气促、鼻扇为临床表现的肺系病证。一般起病较急，容易合并严重的变证。

预防小儿肺炎喘嗽主要有以下措施：①平日加强体育锻炼，增强身体素质，降低疾病易感性。②注意手部卫生，避免接触患儿，预防感冒、咳嗽等的发生。③发生感冒、咳嗽等时要及时治疗，防止病情传变。④针对某些常见细菌和病毒病原，可以注射疫苗预防接种。目前已有的疫苗包括肺炎链球菌疫苗、B型流感嗜血杆菌结合疫苗、流感病毒疫苗等。

2. 既病防变　肺炎喘嗽的病机演变分为三个阶段：初期感受外邪，风邪闭肺；极期邪热炽盛，痰热闭肺；后期正虚邪恋，气阴亏耗。虽病位在肺，但常累及心、肝、脾脏。如果病情恶化，也可出现心阳虚衰、邪陷厥阴之变证。

故患儿一旦发病，首先必须要明确诊断，切不可当作普通感冒或咳嗽进行治疗。在治疗上应当中西医结合，避免病情向危重症传变。患儿应当收治入院，由专业护士进行专业护理。具体包括：①一般护理：如保证患儿休息；保持病室整洁、安静、通风，温度、湿度适宜；避免交叉感染；缓慢喂奶、水、药，避免呛咳；密切观察病情变化，及时报告医师等。②饮食护理：

如给予高热量、高纤维素、易消化的流质或半流质食物，忌油腻、辛辣食品。鼓励患儿进食米汤、果汁等，以补充热量和呼吸道水分的丧失；但要适量，避免加重心肺负担。酌情补充维生素 C、维生素 A、维生素 D 等。③保持呼吸道通畅：如定时变换体位与拍背协助排痰，及时清除口鼻腔分泌物，正确给予吸氧，保持气道湿度和通畅等。④维持正常体温：如密切监测体温变化，高热时遵医嘱给予药物降温和物理降温等。⑤健康教育：指导家长加强患儿营养，增强体质锻炼，尤其加强呼吸运动锻炼，改善呼吸功能。

3. 瘥后防复 肺炎喘嗽患儿经过正确治疗和护理，多可痊愈。疾病后期可因久病耗伤阴液或耗损肺脾之气，可给予养阴清热、润肺止咳，或健脾补肺、益气化痰之中药予以调理。

（四）哮喘

1. 未病先防 哮喘的发病原因有内因和外因，内因是夙因，外因是诱因。内因责之于肺脾肾不足而痰饮内伏。外因很多，包括外感六淫、接触异物、饮食不慎、劳倦所伤、情志过极等。小儿哮喘以外感六淫诱发最为常见。

针对病因，预防的主要措施有：①平日注意冷暖，在气候多变之时，及时增减衣物，防止感冒。②日常起居生活规律，避免过劳，保证睡眠，维持心情舒畅。③日常饮食均衡，宜清淡，忌肥甘油腻、辛辣生冷，避免腥膻发物。④增强体育锻炼，多做户外活动，培养小儿对气候环境变化的应变能力。⑤改善居处环境，避免吸入烟尘和刺激性气体，避免接触过敏原。

2. 既病防变 哮喘欲发之时，一般有先兆症状，如鼻喉作痒、呼吸不畅、胸闷等，继而出现喘咳发作。识别发作先兆，可以先证而治，减轻发作症状，缩短发作时间。

发作时中医治疗攻邪以治其标，需辨寒热而施治，如寒邪应温，热邪应清，有痰宜涤，有表宜散，气壅宜降。西医在急性发作期多使用缓解药物，如 β_2 受体激动剂、糖皮质激素等，快速缓解支气管收缩和其他伴随的急性症状。

在发作期，应注意保持安静，尽量减轻患儿的紧张情绪，密切关注呼吸、心率、脉象等变化。如果气喘不能平卧，采用高枕或半卧位。饮食宜清淡易消化，忌进生冷和海鲜发物等。

3. 瘥后防复 朱丹溪在《丹溪心法·喘论》中提出"未发以扶正气为主，既发以攻邪气为急"的哮喘治疗原则。缓解期哮喘已平，以正虚为主，治疗当以扶正固本为要。应当根据肺、脾、肾虚之不同，分别施以补肺、健脾、益肾等方法，或两法、三法兼施，调整脏腑功能，祛除生痰之因，减轻或控制发作，从而根治哮喘顽疾。

在正确的治疗和调护下，随着年龄增长，小儿肾气逐渐充盈，肺脾气壮，大部分患儿的发作能够逐渐减少，到 14 岁前后，可能完全治愈。但也有部分患儿失于防治，喘息持续，或反复发作，迁延不愈，可延至成年，甚至遗患终身。

在具体措施上除了内服汤药以外，穴位敷贴疗法、小儿推拿是治疗哮喘的重要辅助方法，可以在哮喘缓解期根据证型进行针对性治疗，以改善幼儿体质，增强免疫力。

肺系病证是儿科发病率最高的一类病证，小儿"肺常不足"是其发病的主要内因，外因多为感受外邪，特别是风邪侵袭。在预防保健上，强调扶助正气，内调体质；外避风邪，顺应天时。在具体措施上，强调通过体格锻炼、饮食调护等增强小儿体质，提高免疫力；关注气候冷暖变化、起居环境，尽量减少外邪对人体的影响；得病后要及时辨证施治，用药时既强调先证而治，防止病情传变，又要求中病即止，以防攻伐太过，遗留后患。病证初愈，仍要注意饮食起居调护，对于哮喘等顽疾，要在缓解期加强固扶正气，尽量减少再次发作的频率。

第三节　脾系病证

脾系病证是小儿常见病证，包括鹅口疮、口疮、呕吐、腹痛、泄泻、厌食、积滞、疳证、便秘等，以纳差、腹胀、腹痛、大便异常等为主要临床特征。

小儿脾系病证大多发病无明显季节性，唯泄泻发病以夏秋季较多。任何年龄均可患病，部分疾病有其好发的年龄段，如鹅口疮、呕吐、泄泻、积滞等多见于婴幼儿。脾系病证若得到及时有效调治，一般预后良好。

一、生理病理特点

脾位于腹中，在膈之下，与胃相邻，其主要生理功能是主运化、主升清降浊与主统血。人出生以后，维持生命所需精（气）血津液等营养物质的产生，均依赖于脾胃运化所化生的水谷精微，故脾胃为"后天之本""气血生化之源"。

小儿脾胃发育未臻完善，其脾胃之体成而未全，脾胃之气全而未壮，即"脾常不足"。一方面，小儿生长发育旺盛，对水谷精微的需求较成人相对更多，加重脾胃负担；另一方面，小儿饮食不知自节，或喂养不当，导致脾胃运化受纳功能失职，产生脾系疾病。

因小儿具有易虚易实、易寒易热的病理特点，因此在小儿脾系疾病中，部分疾病如若调治不及时易发生变证，甚至危及生命。如积滞系由喂养不当、乳食不节致乳食停聚中脘，积而不化，气滞不行所致，若积滞日久，迁延失治，进一步损伤脾胃导致气血生化乏源，日久可成疳证。又如脾系常见病证之泄泻，病起多因内伤乳食，或感受湿热之邪，若治疗不当，泄泻不止，则可迅速出现气阴两伤之虚证，甚至阴竭阳脱之脱证。

与成人相比，小儿脾系疾病虽发病容易，但一般来讲，治疗及时，调养得当，大多很快好转，如泄泻、呕吐等。部分疾病如厌食、疳证等，由于病程较长，需一段时间的调养治疗。

二、病因特点

（一）外感因素

外感因素是小儿脾系病证常见的致病因素。外感病邪作祟在小儿脾系疾病的发病中，以湿、热邪最为多见。风、寒、暑、燥邪皆与他邪相合，内侵脾胃而发生脾系病证。

1. 湿邪　脾主湿，湿邪是最为常见的致病因素。湿为阴邪，易伤脾阳，影响脾胃气机的升降与运化功能。湿邪或由外感，或由内生，常与其他病邪相合，内侵于脾胃，致脾为湿困，脾阳不振，运化无权，水湿不化，常致纳差、呕吐、泄泻等脾胃病证的发生。如曾世荣《活幼口议·议辨理》云："脾胃有伤于湿腻，水谷不分，肠胃气血壮而不坚使之然也。"

2. 热邪　温、热、火皆属阳邪。护理不当，口腔不洁，秽毒之邪乘虚而入，易发鹅口疮。湿热相合，蕴结脾胃，困阻中焦，下注大肠，传化失司，泄泻乃作。风热夹湿夹毒，化热化火，循经上攻，发为口疮等。温热病后，余热留恋，或肺热下移大肠，可致燥热内结，出现便秘。

3. 风、寒、暑、燥之邪　小儿稚阴稚阳之体，各脏腑功能未充，而脾胃为气机升降之枢纽，外感风、寒、暑、燥之邪，皆可扰动脾胃气机升降，致脾胃运化失常而发生脾系病证，如风、

NOTE

寒、暑之邪易致呕吐、泄泻、腹痛等症，燥邪易致便秘等。

（二）内在因素

1. 脾常不足　小儿脾常不足，运化功能尚未健旺，但生长发育迅速，对精血津液等营养物质的需求较成人多。若喂养不当、饮食失调或病后失调，皆可导致脾胃受损，易为饮食所伤，出现脾系病证。

2. 先天禀赋不足　先天禀赋不足，或早产、多胎，或孕母多病，或药物损伤胎元，或孕母过食生冷，致素体脾胃虚弱，易出现厌食、积滞、疳证、腹痛等病证。或孕母过食辛辣厚味，儿在胎中禀受其母热毒，热留脾胃，易发鹅口疮、口疮、便秘等。

3. 情志与其他因素　小儿脾系疾病发生较多的情志因素包括惊恐、忧思、郁怒等。如若情志过极，可导致气机逆乱，升降失常，肝脾不和，出现呕吐、腹痛、厌食、便秘等。

三、西医解剖、生理特点

小儿消化系统的解剖、生理、免疫特点与小儿时期易患消化道疾病密切相关。

（一）解剖特点

口腔黏膜干燥薄嫩，新生儿及婴幼儿唾液腺不够发达，婴儿口底浅，尚不能及时吞咽所分泌的全部唾液，常发生生理性流涎。新生儿和婴儿的食管呈漏斗状，婴幼儿胃容量较小，但发育迅速，呈水平位，胃黏膜纤弱、腺体缺乏、弹力组织及肌层尚不发达，但幽门括约肌发育较好，控制能力差，常发生胃食管反流。小儿肠黏膜肌层发育差，肠系膜柔软而长，结肠无明显结肠带与脂肪垂，升结肠与后壁固定差，易发生肠扭转和肠套叠。婴幼儿肝脏血管丰富，肝细胞和肝小叶分化不全，屏障功能差；肝结缔组织发育较差，肝细胞再生能力强，不易发生肝硬化，但易受各种不利因素的影响。胰腺在出生后 3～4 个月时发育较快，胰液分泌量随年龄生长而增加。

（二）生理特点

新生儿和小婴儿胃肠蠕动不稳定，早产儿胃排空慢，易发生胃潴留。新生儿胃酸和各种酶分泌较成人少且活性低，消化功能差。肠壁薄故通透性高，屏障功能差，肠内毒素、消化不全产物和过敏原等可经肠黏膜进入体内，引起全身感染和变态反应性疾病。婴幼儿肠道正常菌群脆弱，易受许多内外界因素影响而菌群失调，导致消化功能紊乱。

（三）免疫特点

小儿消化道的非特异性和特异性免疫功能均较差。如胃酸酸度偏低，不能充分杀灭进入胃内的病原微生物，肠壁薄，屏障功能差，肠道菌群对外来病原微生物的拮抗作用弱，分泌型 IgA、IgG 含量低微，容易发生消化道感染。

四、历代医家对脾系保健的认识

脾胃为后天之本，气血生化之源，顾护脾胃的思想贯穿于中医学脾系保健的始终，在中医养生保健中占有重要地位。

《内经》中的"饮食有节""谨和五味"和"饮食自倍，脾胃乃伤"等理念，皆强调了调摄饮食对脾系保健的重要性。

东汉张仲景于《伤寒论》遣方用药中处处体现着顾护胃气的思想。如服桂枝汤后"啜热稀粥一升余"、服承气汤"得下，余勿服"、服瓜蒂散"得快吐，乃止"等等，皆体现了脾系病证中病即止、既病防变的理念。

隋代巢元方《诸病源候论·养小儿候》云："其饮乳食哺，不能无痰癖，常当节适乳哺。"强调婴幼儿乳哺不宜过饱，以免伤及脾胃。

南宋陈文中《小儿病源方论·养子真诀》中"吃七分饱，频揉肚"和养子十法的"要肚暖""脾胃要温"等强调了小儿脾胃保健关键在于吃少、揉肚和暖胃。

明代万全《幼科发挥·调理脾胃》指出："小儿用药贵用和平，偏热、偏寒之剂不可多服。"强调了临床用药要以平和为主，不可过于寒热攻伐，宜时时顾护脾胃。

清代周士弥《婴儿论·附录·护养》云："儿吃热勿吃寒，吃软勿吃硬，吃少勿吃多。"强调小儿饮食调摄应以"热、软、烂、少"为主。

可见中医学对脾系的保健主要集中在乳食调摄和顾护胃气两方面。

五、脾系病证的预防保健原则

1. 扶脾养胃，内调体质　小儿"脾常不足"，故脾系病证预防保健当以顾护脾胃为主，无论药食，皆应顾护、扶助脾胃之气，方能不使脾胃既伤于病，再伤于药。如万全《幼科发挥·调理脾胃》所言："补其脾者，节其饮食，适其寒温，诚调理脾胃之大法也。盖饱则伤胃，饥则伤脾，热则伤胃，寒则伤脾。"

2. 合理喂养，顺应变化　小儿脾系病证多以喂养不当为主要发病因素，因此，在小儿喂养方面应强调"乳贵有时，食贵有节"，进食要有规律，营养要均衡，培养良好的饮食习惯。在孩子生病时，更要顺应疾病的变化及时调整饮食结构，防止病后脾胃受损。

六、脾系疾病的保健措施

（一）鹅口疮

1. 未病先防　鹅口疮的发病主要责之于体质虚弱，久病久泻，或胎热内蕴，口腔不洁，感受秽毒之邪。本病多见于初生儿，营养不良及泄泻、长期使用抗生素或类固醇激素的患儿。故预防小儿鹅口疮，首要是扶助正气、加强营养、防止泄泻等疾病的发生和做好口腔清洁护理。具体措施包括：①根据不同年龄特点，可选择合适的锻炼方式，增强体质，提高抗病能力。如经常户外活动，呼吸新鲜空气，保证充足的睡眠等。②提倡母乳喂养，合理膳食，健运脾胃，培土生金，以增强防御外邪的能力。③开展小儿推拿保健，如推脾经、按揉足三里、捏脊等。④积极治疗泄泻、疳证等原发病。平时要注意口腔清洁卫生，婴儿奶具要消毒。

2. 既病防变　鹅口疮症状一般较轻，治疗及时，预后良好；若邪盛正虚，白屑堆积，甚或蔓延到鼻腔、咽喉、气道、胃肠，并伴高热、烦躁或虚衰，吐泻、呼吸及吮乳困难等，甚至可危及生命，应及时中西医结合处理。因此在治疗过程中要注意观察，做到见微知著，防止病情加剧，达到既病防变的目的。

3. 瘥后防复　目前小儿鹅口疮临床上以轻症居多，一般经过合理的治疗与护理即可痊愈。但该类患儿常因平素体弱，易反复感染。因此在治疗过程中，如采取母乳喂养时，应用冷开水清洗奶头，喂奶后给服少量温开水，清洁婴儿口腔。平时也可以用银花甘草水轻轻搽洗患儿口腔。需要长期使用广谱抗生素或肾上腺皮质激素的小儿，在用药过程中一定要注意观察，发现

NOTE

鹅口疮及时处理，必要时停用以上药物。

（二）口疮

1. 未病先防　小儿口疮主要外因为风热乘脾，内因为心脾积热上熏、阴虚虚火上浮。无论外感、内伤，凡化热、化火者均可循经上炎，熏蒸口舌而发病。预防小儿口疮首先在于避免感受风热之邪，其次在于清热降火，具体措施包括：①注意饮食调节，食物宜新鲜、清洁，多食新鲜蔬菜和水果；忌暴饮暴食、过食肥甘、辛辣之品和粗硬食品；避免乳食及饮料过烫，以防损伤口腔黏膜。②补充水分，保持大便通畅。③保持口腔清洁，给初生儿、小婴儿清洁口腔时，动作宜轻，避免不必要的口腔擦拭，注意饮食卫生，餐具应经常消毒。

2. 既病防变　小儿口疮一般预后良好，若能及时辨证治疗，大多病情向愈。若治疗不及时或调护失宜、体质虚弱者，口疮可反复发生，迁延难愈。在施以内治的同时，若能配合口腔局部外治，则可增强疗效，促进溃疡病灶愈合。但对重证患儿，还应中西医结合治疗以提高疗效。对于服药困难的患儿，也可采用小儿推拿法进行治疗，实火、虚火效果皆可。

家长应注意起居调护，如保持室内空气新鲜流通，提供适宜温度与湿度环境；给予患儿清淡饮食，疼痛明显时以流质、半流质饮食为主，食物不可过热或过冷，避免辛辣、油腻之品；多饮水，做好口腔护理，可选用金银花、野菊花、板蓝根、大青叶、甘草煎汤，频频漱口。

3. 瘥后防复　小儿口疮内治、外治均效果良好，极少有迁延难愈之例。患儿病愈之后，当注意防寒保暖，饮食宜清淡而富有营养，忌食油腻荤腥或过咸过酸食物，少食辛辣香燥、肥甘厚味，平时多饮水及蔬菜水果，保持大便通畅。根据患儿体质，可予鲜竹叶洗净加冰糖适当煮水代茶饮或荸荠汤等辅助食疗方法。给初生儿、小婴儿清洁口腔时，动作宜轻，避免损伤口腔黏膜。

个别患儿体质虚弱，反复发生口疮，概因正气虚弱，虚火上浮，平日可根据气血阴阳虚衰之状况，予以长期服药进行固本治疗。也可做补肺经、补脾经、补肾经等推拿疗法进行辅助治疗。

（三）呕吐

1. 未病先防　呕吐是以乳食由胃中上逆经口而出的一种病证。本节所述主要是消化功能紊乱所致呕吐，至于由其他原因所致者，则应详查病因，明确诊断，区别对待。切勿盲目施治，贻误病情。

预防小儿呕吐主要有以下几个方面：①新生儿、婴儿哺乳不宜过急，以防空气吞入；哺乳后，将小儿竖抱，轻拍背部至打嗝，使吸入的空气排出，然后再让其平卧。②"乳贵有时，食贵有节"。小儿食物宜清淡、营养丰富，定时、定量，忌恣食生冷、肥甘、煎炸、炙煿、辛辣的食物、饮料等。③注意饮食卫生，不吃腐败变质食品，预防食物及药物中毒。

其次要采取措施，谨避引起呕吐的原因，具体措施包括：①避免外感或腹部受凉。②防止患病后寒凉克伐太过，损伤脾胃，导致脾胃虚寒。③积极预防原发疾病，避免他脏疾病引起的呕吐。④小婴儿要注意防止受到惊吓，较大儿童要注意防止情志失和，如环境不适、所欲不遂、或被打骂等致情志怫郁，肝气不舒，横逆犯胃而引起呕吐。

2. 既病防变　本病经积极治疗，一般预后良好；但若呕吐严重则可致津液耗伤，日久可致脾胃虚损，气血化源不足而影响生长发育。

小儿因体属稚阴稚阳，如暴吐不止，津液大伤，气随液脱，可致阴竭阳脱，发生厥逆虚脱变证；如久吐不止，脾胃虚损，气血耗伤，则可延为疳证。呕吐病机总属胃失和降，胃气上逆。因其致病原因复杂，故和胃降逆仅为治标之法。临证时，应同时审因论治，祛除病因以治本。呕吐严重者，可配合针灸、推拿等；有阴竭阳脱之变者，应及时给予液体疗法救治。若因误食毒物、药物引起呕吐者，切忌见吐止吐，应帮助患儿将有毒之物尽快排出，以保全生命。

3. 瘥后防复　小儿呕吐经过合理治疗后一般能够痊愈。呕吐较轻者，可进少量易消化流质或半流质食物；较重者应暂禁食，用少许生姜汁滴入口中，再用少量米汁内服，必要时补液治疗。服用中药时少量多次频服，药液冷热适中，热性呕吐者药液宜冷服，寒性呕吐者药液宜热服，避免病邪与药物格拒加重呕吐。

呕吐患儿应有专人护理，安静休息，消除恐惧心理，抱患儿取坐位，头向前倾，用手托扶前额，使呕吐物吐出畅通，不呛入气管。

呕吐止后要注意饮食调养，同时可以配合中药调理脾胃，和胃助运，以助正气恢复。

（四）泄泻

1. 未病先防　小儿泄泻发生的原因，以感受外邪、伤于饮食、脾胃虚弱为多见。针对病因，预防措施主要有：①注意饮食卫生，食品应新鲜、清洁，不吃变质食品。不要暴饮暴食，正所谓"饮食自倍，肠胃乃伤"。②培养良好的饮食习惯，勿暴饮暴食，勿过食肥甘厚腻、生冷咸寒。③注意清洁卫生，饭前、便后要洗手，乳具、食具要注意消毒。④提倡母乳喂养，不宜在夏季及小儿有病时断奶，遵守添加辅食的原则，注意科学喂养。⑤加强户外活动，注意气候变化，防止感受外邪，避免腹部受凉。⑥必要时可以接种轮状病毒疫苗。

2. 既病防变　泄泻病轻者治疗得当，预后良好；但由于小儿稚阳未充、稚阴未长，患泄泻后较成人更易于损阴伤阳，发生变证。重症泄泻患儿，泻下过度，易于伤阴耗气，出现气阴两伤，甚则阴伤及阳，重则见阴竭阳脱的危重变证。若久泻不止，脾虚肝旺生风，可成慢惊风；脾虚失运，生化乏源，气血不足以荣养脏腑肌肤，久则形成疳证。

中医治疗以运脾化湿为主，除了内服药物外，还可结合外治、针灸、推拿等方法，均有良好的效果。西医治疗应当针对病因治疗，同时结合合理补液。重者需住院治疗，根据脱水、电解质紊乱、酸中毒等情况静脉补液，防止危重情况发生。

在护理方面要注意：适当控制饮食，减轻脾胃负担。对吐泻严重及伤食泄泻患儿暂时禁食，之后随着病情好转，逐渐增加饮食量。忌食油腻、生冷、污染及不易消化的食物。

3. 瘥后防复　泄泻患儿经过正确治疗和护理，多可痊愈。但泄泻日久不愈者，易出现脾胃虚弱，甚则脾肾阳虚。因此，对于迁延不愈，反复泄泻者，可给予健脾益气助运或温补脾肾之中药调理一段时间，也可以采取推拿、捏脊等进行调理。

（五）厌食

1. 未病先防　厌食是小儿时期的一种常见病症，临床以较长时期厌恶进食，食量减少为特征。长夏暑湿当令之时，常使症状加重。

小儿厌食的病因主要与喂养不当、他病伤脾、禀赋不足、情志失调等有关。

预防小儿厌食主要有以下措施：①掌握正确的喂养方法，饮食起居按时、有度，纠正恣食膏粱厚味、饮冷甜食、偏食零食、妄加滋补的不良习惯。②出现食欲不振症状时，要及时查明原因，特别是有原发疾病时，应采取针对性治疗措施。③注意精神调摄，创造良好的进食氛围，培养良好的性格，教育孩子要循循善诱，切勿训斥打骂。

NOTE

2. 既病防变 小儿厌食病位在脾胃，厌食患儿除食欲不振外，一般无其他明显不适。病程迁延不愈者，可使气血生化不足，抗病能力下降，而易罹患他症，甚或影响生长发育，转化为疳证。

在小儿厌食的诊断中首先要排除外感、内伤慢性疾病所导致的厌食症状。治疗上除了中药或者中成药内服外，还可配合外治、针灸、推拿等治疗，均能有不错的效果。需要强调的是，该类患儿病程较长，应告知家长需坚持治疗，积极配合，方能取得良好的效果。除了药物和其他治疗外，还应遵照"胃以喜为补"的原则，诱导开胃，待其食欲增进后，再按营养的需求供给食物。对于厌食的发生与情绪等因素有关的患儿，可以配合心理疏导。

3. 瘥后防复 厌食患儿经过正确治疗和合理的饮食护理，多可痊愈。但若家长不注意平时调摄或病后调理，亦容易出现反复。因此家长要做到：①养成孩子良好的饮食习惯，做到"乳贵有时，食贵有节"。②注意生活起居及饮食环境，加强精神调护，保持良好情绪，饭菜多样化，讲究色香味，以促进食欲。③可以进行保健推拿，如补脾土、清胃经、摩腹、揉足三里、捏脊等。④平时孩子出现食欲不振时亦可以配合食疗方，如山药粥、扁豆粥、芡实莲子粥等。

（六）疳证

1. 未病先防 小儿疳证的发病原因较多，临床以饮食不节、喂养不当、营养失调、疾病影响、药物过伤及先天禀赋不足等因素为主。针对其发病原因，预防措施主要有：①合理喂养，倡导母乳喂养，乳食定时定量，按时按序添加辅食，供给充足的营养物质，保证营养均衡，以满足小儿生长发育的需要。但要避免暴饮暴食、偏食挑食等不良的饮食习惯，避免脾胃损伤。②合理安排生活起居，保证充足的睡眠时间，多做户外活动和体育锻炼，多晒太阳，以增强体质，增进食欲和消化能力。③定期测量体重，发现体重不增或食欲减退时，要尽快查明原因，及时治疗。④积极治疗原发病，根治小儿多种消化道疾病、慢性消耗性疾病，矫治先天性畸形，做好病后调护，以防疳证的发生。⑤临证用药不可过用苦寒攻伐，免伤脾胃。

2. 既病防变 疳证起病缓慢，病程迁延，病情顽固复杂，易出现兼证，甚或导致阴竭阳脱而危及生命，被古人视为"恶候"。目前本病的发病率已明显下降，特别是重症患儿显著减少。本病经积极治疗，一般预后良好，大多可以治愈，仅少数重症或有严重兼症者，预后较差。

在治疗护理方面要注意以下几个方面：①保证患儿居室温度适宜，阳光充足，空气新鲜，衣着柔软，注意保暖和清洁卫生，防止交叉感染，保持适度活动。②注重饮食调护，应据患儿病情及消化耐受能力，给予富含营养、易于消化的食品，食物应新鲜多样，鼓励自食以增进食欲，同时要供给充足的水分、蔬菜、水果。③病情较重的患儿要加强全身护理，做好皮肤清洁及眼、鼻、口腔卫生护理，注意食具卫生，防止褥疮、眼疳、口疮等并发症的发生。

3. 瘥后防复 疳证患儿经过正确治疗和合理的饮食调护，大多可痊愈。但若家长不注意平时调摄和病后调理，亦容易出现反复。平时要注意合理喂养，养成孩子良好的饮食习惯，注意生活起居及饮食环境、精神调护等。在病情缓解后可采用健脾和胃、益气养血的中药进行一段时间的调治，使脾胃功能完全恢复，亦可配合食疗如山药粥等，以及小儿推拿保健等。

脾系病证是儿科发病率较高的一类病证，小儿"脾常不足"是其发病的主要内因，喂养不当是其发病的最常见外在因素，脾胃失和、运化失健是其主要的病机。在防治保健上应遵循"宜扶脾不能伐脾""健脾贵在运不在补"的原则。在具体措施上强调通过饮食调护、体格锻炼等增强脾胃的运化能力，正所谓"四季脾旺不受邪"；关注环境、情绪等变化，尽量减少外在因素对脾胃的影响；病后要及时治疗，用药强调顾护脾胃为本，防止攻伐伤脾；平时要养成孩子良好的饮食和进餐习惯，做到"乳贵有时，食贵有节"。

第四节　心肝病证

心肝病证是小儿常见病证，包括夜啼、汗证、病毒性心肌炎、儿童多动症、儿童抽动症、惊风、癫痫等，以夜寐不安、多汗、心悸、多动、抽动、抽搐，甚则神志不清等为主要临床特征。

小儿心肝病证的发病无明显季节性，任何年龄均可患病，病情轻重差别较大，轻者若治疗及时得当，一般预后良好，部分病症重者可危及患儿生命。

一、生理病理特点

心位于胸中，两肺之间，膈膜之上，外有心包络卫护。其主要生理功能是主血脉，主藏神。心在志为喜。心藏神，即心主神明，主统帅人体生命活动和主宰意识、思维等精神活动的功能。故《素问·灵兰秘典论》曰："心者，君主之官也，神明出焉。"

肝位于腹腔，横膈之下，右胁之内。肝的主要生理功能是主疏泄与主藏血。肝在志为怒。肝主疏泄即调畅气机。肝失疏泄主要表现为肝气郁结，疏泄失职，或肝气亢逆，疏泄太过。

小儿脏腑娇嫩，形气未充，心、肝两脏同样未臻充盛，功能尚不健全。小儿心气未充、心神怯弱，表现为脉数，易受惊吓，思维及行为约束能力较差；小儿肝气尚未充实、经筋刚柔未济，表现为好动，易发惊惕、抽风等症。

小儿病理特点的另一方面表现为"心常有余""肝常有余"，这是指儿科临床上既易见心惊，又易见肝风的病证。小儿生理上心神怯弱，肝气未盛；病理上易感外邪，各种外邪均易从火化。因此，易见火热伤心生惊、伤肝引动肝风的证候。小儿肺脾肾三脏不足，卫外功能薄弱，心智尚不成熟，如果家长护理、照看、教育不当，外易为六淫或疫疠之邪所侵，内易为七情所伤，表现为夜啼、心悸、多动、抽动、惊风、癫痫等心肝病证。

与成人相比，小儿大多数心肝病证的预后较好，但与情志因素或心神受损等有关的疾病如抽动症、多动症、癫痫等则易反复发作，迁延不愈。

二、病因特点

（一）外感因素

六淫及疫疠之邪皆是引起小儿心肝病证发生的常见病因，而以风、热之邪最常见。六淫皆从火化，肝主风、心属火，故心肝病证以风、火为核心病因。

1. 风邪　小儿外感风邪，风邪善行而数变，发病多急且传变迅速。初起属于表证，邪在卫表，如果不能及时疏解，容易内传入里，形成表里同病或卫气同病，且易内侵心脉，易化火化热，引动肝风。

2. 热邪　温、热、火三者，皆属阳邪。小儿为纯阳之体，感受外邪后，易从阳化热，邪热扰心，神明失主，出现烦躁不安、神昏，热灼经脉，引动肝风，则见抽搐等症。心肝病证中最

NOTE

常见的火热证是火热动风。

（二）内在因素

1. 脏腑娇嫩，心肝有余　小儿脏腑娇嫩，易感外邪，加之小儿心肝有余，各种外邪均易从火化，因而易见伤心生惊、引动肝风。另外，小儿肺脾肾三脏相对不足，致三焦津液气化失常而酝酿生痰，成为心肝病证常见的发病原因。小儿心肝病证中病毒性心肌炎、多动、抽动、惊风、癫痫的发病均与痰有关。

2. 先天禀赋不足或喂养失宜　父母体弱多病或胎产损伤或胎中受惊等，均可致胎儿受损，出生后小儿先天禀赋不足，或后天喂养失宜，为饮食所伤，导致脏腑精气虚弱，易为邪气所侵，因而出现心悸、惊风等病症，或气血阴阳失调，气机逆乱，易致多动、抽动等。

3. 情志与其他因素　小儿心神怯弱，最常见的情志所伤是惊恐。正如《素问·举痛论》所说："惊则心无所倚，神无所归，虑无所定，故气乱矣。"当小儿乍见异物或骤闻异声时，容易导致惊伤心神，出现夜啼、心悸、惊惕、惊风等病证；长时间的所欲不遂，缺少关爱，容易导致忧思，思虑损伤心脾，出现孤独、忧郁等病证；家长对子女的过于溺爱，使儿童心理承受能力差，或学习负担过重，家长期望值过高，都易产生多动、抽动等心理行为障碍类疾病。

外伤致病，如产时受伤或颅脑外伤，血络受损；环境污染、饮食不慎、误食毒物等均可致颅脑受损，痰瘀停积，脑窍不通，精明失主，发生癫痫、惊风、多动等病证。

三、历代医家对心肝系保健的认识

中医学极其重视小儿精神情志的调护，自古即有"客忤"之病和"祝由"之术。

《素问·奇病论》云："人生而有病癫疾者……病名为胎病。此得之在母腹中时，其母有所大惊，气上而不下，精气并居，故令子发为癫疾也。"强调了孕母惊吓过度可能导致生子病癫疾，侧面反映了孕妇精神调养对小儿心肝系病证保健的重要性。

唐代孙思邈《备急千金要方·客忤》说："客忤病者，是外人来气息忤之，一名中人，是为客忤也。虽是家人，或别房异户，虽是乳母及父母，或从外还衣服、经履，鬼神粗恶暴气，或牛马之气，皆为忤也……中客为病者，无时不有此病也。"强调了外界细微的气息变化会对神志怯弱的婴幼儿产生不良影响。

金代张从正《儒门事亲·过爱小儿反害小儿说》曰："贫家之子，不得纵其欲，虽不如意而不敢怒，怒少则肝病少。富家之子，得纵其欲，稍不如意则怒多，怒多则肝病多矣。"强调了家长对子女不要过于溺爱，需合理引导。

元代曾世荣《活幼心议·议审究》云："母有四意，医工次焉，若也顺事致敬，婴孩何疾加之……三曰抚育，谓幼则顺其娇痴，长则变其情志，抚之乃常存其神而知其体，育之乃安其形而调其性；四曰鞠养，谓儿长成宜鞠问之，毋令纵恣，毋令忽暴，毋令悖逆，毋令顽慢。四者穷理尽性，可谓慈母之道……父亦有四焉，一曰和爱，二曰顺敬，三曰谨训，四曰宽责。和爱者，不恣儿男口腹；顺敬者，不听暴虐嬉戏；谨训者，至诚礼貌相持；宽责者，忠怒叮咛举喻。若加鞭笞呵叱，不惟惊恐怖畏，此之用狠，彼之亦愚。若也父子相尚，温恭相顺，斯为善矣。"强调了父母育儿，应顺事致敬，教之有道。

《育婴秘诀·鞠养以慎其疾》曰："小儿神气衰弱，忽见非常之物，或见未识之人，或闻鸡鸣犬吠，或见牛马禽兽，嬉戏惊吓，或闻人之叫呼，雷霆铳爆之声，未有不惊动者也，皆成客忤惊痫之病。"强调了小儿神气未充，宜以静为源，避免惊吓。

四、心肝疾病的预防保健原则

1. 内调体质，平衡阴阳　小儿为稚阴稚阳之体，五脏六腑成而未全，全而未壮，气血阴阳均属不足，一旦触遇诱因，易致脏腑受损，气血阴阳失调。正如《诸病源候论·小儿杂病诸候·昏塞候》所说："人有禀性阴阳不和，而心神昏塞者，亦有因病而精采暗钝，皆由阴阳之气不足，致神识不分明。"因此小儿心肝病证的保健应以增强体质，补肺健脾益肾，杜绝生痰之源，平衡气血阴阳为主。

2. 调畅情志，避免惊恐　小儿心肝疾病如夜啼、多动、抽动、惊风、癫痫等的发病与惊恐等因素密切相关。正如《幼科释谜·惊风》所言："凡诸惊恐，动魄乱经。"在保健方面，平素应注意保护，勿使小儿突受惊恐，使孩子拥有一个相对安静、和谐的成长环境。

五、心肝疾病的保健措施

（一）病毒性心肌炎

1. 未病先防　病毒性心肌炎以患某些病毒感染性疾病后出现神疲乏力、面色苍白、心悸、气短、肢冷、多汗为临床特征。中医学认为其发病内因责之于正气不足，外因责之于感受邪毒。故小儿预防病毒性心肌炎要调养身体，扶助正气，谨避邪气。具体措施包括：①积极预防呼吸道或肠道感染。②注意培护正气，提高抗病能力。平时要锻炼身体，避免过度劳累，保证充足的睡眠，防止精神刺激。

2. 既病防变　小儿病毒性心肌炎初起为外感风热邪毒先犯于肺卫，或外感湿热邪毒蕴郁于肠胃，继而邪毒由表入里，留而不去，内舍于心，导致心脉痹阻，热毒之邪灼伤营阴，可致心之气阴亏虚，阴不制阳，可致心悸不宁；心阳受损，阳失振奋，可致怔忡不安。若原有素体阳气虚弱，病初即可出现心肾阳虚甚至心阳欲脱之危证。本病久延不愈者，常因医治不当如汗下太过，或疾病、药物损阴伤阳，气阴亏虚，心脉失养，出现以心悸为主的虚证，或者兼有瘀阻脉络的虚实夹杂证。

危重症患儿应收治入院，在治疗上应当中西医结合，在护理上由专业护士进行护理。具体措施包括：①急性期应卧床休息，随病情好转逐渐增加活动量。②患儿烦躁不安时，给予镇静剂，尽量保持安静，以减轻心肌负担，减少耗氧量。③饮食宜营养丰富而易消化，少食多餐。忌食肥甘厚腻或辛辣之品，忌饮浓茶。④心电监护，密切观察患儿病情变化。

3. 瘥后防复　本病如能及早诊断和治疗，预后大多良好，部分患儿因治疗不及时或病后调养失宜，可迁延不愈而致顽固性心律失常。患儿瘥愈后应适当调理，增强体质，可以采用益气固表、健脾养心的药物进行治疗。防止感冒，在流感等流行性疾病流行期间，尽量避免接触，以免感染。对于顽固性心律失常的患儿可以采用益气养阴护心、温阳活血通络等中药调理，注意休息，适当锻炼，增强体质，不可过于疲劳，以免复发。

（二）儿童多动症

1. 未病先防　儿童多动症以多动、注意力不集中、自我控制差、情绪不稳、冲动任性，或伴有学习困难和心理异常，但智力正常或基本正常为主要临床特征。病因主要有先天禀赋不足，或后天护养不当、外伤、病后、情志失调等。预防儿童多动症主要措施有：①孕母应保持心情

NOTE

愉快，营养均衡，禁烟酒，慎用药物，避免早产、难产及新生儿窒息。②注意防止小儿脑外伤、中毒及中枢神经系统感染等导致颅脑损伤。③保证儿童有规律性的生活，培养良好的生活习惯。④避免长时间观看电视或长时间沉溺于电脑游戏之中，防止用脑过度，脑髓失养，元神失藏。⑤进行个性化教育，注重激励，配合心理疏导。

2. 既病防变　儿童多动症一般预后较好，绝大多数患儿到青春期逐渐好转而痊愈。但会妨碍儿童健康成长，给家庭、学校、社会带来不良影响。中医辨证以脏腑、阴阳为纲，以调和阴阳为原则。正如《素问·生气通天论》所说："阴平阳秘，精神乃治。"若脏腑阴阳失调，则产生阴失内守、阳躁于外的种种情志、动作失常的病变。本病可配合针灸、推拿及心理疏导进行综合治疗，有利于提高临床疗效。

3. 瘥后防复　儿童多动症是一种较常见的儿童时期行为障碍性疾病。本病病程较长，易于反复，通过合理的治疗能够取得一定的效果。但在日常生活中一定要注意：①关心体谅患儿，对其行为及学习进行耐心的帮助与训练，要循序渐进，不责骂不体罚，稍有进步即应给予表扬和鼓励。②训练患儿有规律地生活，起床、吃饭、学习等都要形成规律，不要过于迁就。加强管理，及时疏导，防止攻击性、破坏性及危险性行为发生。③保证患儿营养，补充蛋白质、水果及新鲜蔬菜，避免食用有兴奋性和刺激性的饮料和食物。④利用适当机会让患儿多做户外活动，使其部分旺盛的精力得到宣泄。⑤平时注意与患儿融洽相处和沟通，让患儿的不满情绪得以良好疏导，保持心情舒畅。

（三）儿童抽动症

1. 未病先防　儿童抽动症是以表情肌、颈肌或上肢肌肉迅速、反复、不规则抽动起病，表现为挤眼、噘嘴、皱眉、摇头、仰颈、提肩等，症状较重时可出现肢体及躯干的爆发性不自主运动，如躯干扭动、投掷运动、踢脚等为临床特征的疾病。儿童抽动症的病因是多方面的，与先天禀赋不足、产伤、窒息、感受外邪、情志失调等因素有关，多由五志过极，风痰内蕴而引发。儿童抽动症的病因与多动症相似，故预防儿童抽动症的主要措施可参照多动症的预防措施。

2. 既病防变　儿童抽动症在精神紧张时加重，入睡后消失。患儿智力不受影响。但本病病程持续时间长，可自行缓解或加重。常给家庭带来心理负担。中医辨证以八纲辨证为主，重在辨阴、阳、虚、实。本病其标在风火痰湿，其本在肝脾肾三脏，尤与肝最为密切。治疗以平肝息风为基本法则，宜先标后本，或标本兼顾为要。如钱乙在《小儿药证直诀·脉证治法》中曾说："口频撮，当调气。"除了中药辨证施治外，配合针灸、理疗及心理疏导等效果更好。

3. 瘥后防复　患儿经过正确治疗和护理，大多可缓解，但在情绪紧张、感冒等情况下易反复。除了加强体育锻炼、情志疏导、饮食禁忌及避免影视视觉刺激外，此类患儿可在疾病缓解后加用益气固表的药物以防外感；对于先天禀赋不足或病后失养，脾胃虚弱者，宜采用健脾化痰的药物进行治疗，以杜绝生痰之源。

（四）惊风

1. 未病先防　惊风是小儿时期常见的急重病证，由多种原因及多种疾病所引起，临床以颈项强直，四肢抽搐，甚则角弓反张，或伴意识不清甚至昏迷为主要症状。惊风有急惊风和慢惊风之分。凡起病急暴，属阳属实者，称为急惊风；凡病久中虚，属阴属虚者，称为慢惊风。

急惊风多由外感时邪、内蕴湿热和暴受惊恐而引发。慢惊风常出现于大病久病之后，或因急惊风经治不愈，日久迁延而成，患儿体质多羸弱，素有脾胃虚弱或脾肾阳虚。预防的主要措施有：①平日注意冷暖调摄，防止感冒，加强锻炼，增强体质，减少疾病的发生。②按时免疫接种，预防时邪感染；注意饮食卫生，不吃腐败变质食物；避免跌仆惊骇。③有高热惊厥史的患儿，在发热初期，及时给予解热降温药物，必要时加服抗惊厥药物。④对于暑温、疫毒痢的患儿，要积极治疗原发病，防止惊厥反复发作。⑤对于素体虚弱的患儿，平时可用益气健脾补肾的中药调理。

2. 既病防变　惊风属于小儿危重急症，需中西医结合抢救治疗。急惊风常有痰、热、惊、风四证具备的特点，急惊风的中医辨证当辨表热、里热，痰热、痰火、痰浊、外风、内风，外感惊风，区别时令、季节与原发疾病；另外，一定要分清病情的轻症、重症。慢惊风，病位在肝、脾、肾，性质以虚为主，也可见虚中夹实证。

惊风患儿应当收治入院，进行系统检查与治疗，由专业护理人员进行护理，具体措施包括：①保持呼吸道通畅。痰涎壅盛者，随时吸痰，同时注意给氧。②抽搐发作时，切勿强制按压，以防骨折。应将患儿平放，头侧位，并用纱布包裹压舌板，放于上、下牙齿之间，以防咬伤舌体。③抽搐时要禁食；抽搐停止后以流质素食为主，加强营养；不会吞咽者，给予鼻饲；病情好转后，给予高营养、易消化食物。④随时观察患儿面色、呼吸、心率、瞳孔、体温、血压等变化，防止疾病突然变化。⑤保持室内安静，避免过度刺激，保证患儿安静休息。

3. 瘥后防复　惊风患儿经过合理的中西医结合抢救与治疗，大多可以痊愈。但急惊风患儿后期可因热邪耗气伤阴，或损脾伤肺，可给予益气养阴、清热生津，或健脾补肺类中药调理；慢惊风患儿大多平素体质羸弱，素有脾胃虚弱或脾肾阳虚，可给予健脾益气、补肾温阳类中药调理。另外，对于曾经出现过外感高热惊厥的患儿，除了增强体质，防止感冒外，在感冒发热出现的早期，及时予以退热处理，或给予祛风散邪、息风定惊类中药如羚羊角粉内服等，以防止外感惊风的发生。

（五）癫痫

1. 未病先防　小儿癫痫的病因包括先天因素、后天因素和诱发因素。先天因素主要责之胎禀不足、胎产损伤和胎中受惊，后天因素主要是痰浊内伏、惊风频发、暴受惊恐、外伤血瘀等。针对病因，预防的主要措施有：①做好孕期预防保健，防止产伤、外伤。孕妇宜保持心情舒畅，避免精神刺激，避免跌仆或撞击腹部；定期进行产前检查；临产时注意保护胎儿，使用产钳或胎头吸引器时要特别慎重，避免胎儿窒息，注意防止颅脑损伤。②平时要注意小儿防受惊恐，禁止观看恐怖性影视剧，避免惊吓。正如《育婴秘诀·鞠养以慎其疾》云："初生小儿未与物接，卒有见闻，必惊其神。为父母者，必慎之可也。"③积极治疗原发疾病，预防疾病后遗症：对于急惊风，若是流行性乙型脑炎、中毒性菌痢等疾病，治疗必须彻底，除痰务尽，慎防留有痰湿阻络上扰心脑等后遗症。正如《幼科释谜·惊风·急惊风》所说："惊风既除，与之去痰，免成痴疾。"④《活幼心书·决证诗赋·痫证》曾说："惊传三搐后成痫。"因此，平时应加强对易发高热惊厥小儿的保护，减少惊厥发生，防止脑损伤。

2. 既病防变　小儿癫痫的病位主要在心、肝、脾、肾。先天禀赋不足、元阴亏乏，后天调摄失宜、脾失运化，均可造成脏腑气机紊乱而出现癫痫抽搐发作。中医辨证以病因辨证为主，常见的病因有惊、风、痰、瘀血等。中医治疗的原则宜分标本虚实，实证以治标为主。单纯中药治疗效果欠佳者，可配合针灸、割治及埋线等综合疗法。如若出现癫痫持续状态，为儿科危急病症，需及时抢救治疗，尽快控制发作。

NOTE

为防止癫痫发作时出现意外，必须做到：①癫痫发作，抽搐时，切勿强力制止，以免扭伤筋骨，应使患儿保持侧卧位，用纱布包裹压舌板放在上下牙齿之间，使呼吸通畅，痰涎流出，避免咬伤舌头或发生窒息。②嘱咐患儿不要到水边、火边玩耍，或持用刀剪锐器，以免发作时出现意外。③癫痫抽搐发作后，往往疲乏昏睡，应保证患儿休息，避免噪音，不要急于呼叫，使其正气得以恢复。

3. 瘥后防复　小儿癫痫通过正规治疗，大多数可获得完全控制，但也有部分患儿对抗癫痫药无效，为难治性癫痫。癫痫常伴心理、行为、精神、认知等功能障碍，严重影响患儿生活质量。

癫痫发作控制后，平素应以培本治疗为主，宜选用健脾化痰、柔肝缓急类中药继续治疗。需要注意的是，本病治疗时间较长，一般认为在临床症状消失后，仍应服药 2 ～ 3 年，如遇青春期则再延长 1 ～ 2 年，方可逐渐停药，切忌骤停抗癫痫药，以防反跳，加重癫痫发作。癫痫发作基本控制后，可将抗癫痫中药汤剂改为丸剂、散剂或糖浆剂，服用较为方便，且易于长期用药。除了平时的治疗外，还要注意控制发作诱因，如高热、惊吓、紧张、劳累、情绪激动等，避免使用有兴奋作用的药物。尽量禁止玩电子游戏机和长时间看电视、操作电脑等。

第五节　肾系病证

肾系病证包括水肿、尿血、尿频、遗尿、五迟、五软等，以浮肿、少尿、血尿、尿床、发育迟缓等为临床主要特征。

小儿肾系病证发病没有明显的季节性，一年四季均可发病，任何年龄均可患病。肾系病证中尿血、尿频、遗尿等疾病预后多为良好。水肿易反复发作，预后与原发病及病理类型相关。五迟、五软若证候较轻，早期治疗，预后良好；若证候较重，病程较长，预后欠佳。

一、生理病理特点

肾位于腰部脊柱两侧，左右各一。《素问·脉要精微论》曰："腰者，肾之府。"其主要生理功能是主藏精，主水，主纳气。由于肾藏先天之精，主生殖，为人体生命之本源，故肾为"先天之本"。肾精化肾气，肾气分阴阳，肾阴与肾阳能资助、促进、协调全身脏腑之阴阳，故肾为"五脏阴阳之本"。

小儿脏腑娇嫩，形气未充，在生理特点上常表现为"肾常虚"。肾气不充，易致膀胱开阖失常；肾精失充，易致生长发育迟缓等特点。肾主水，主司和调节全身水液代谢。《素问·逆调论》曰："肾者水脏，主津液。"此功能主要靠肾的气化作用来实现。然小儿气血未充，肾气未固，易发水肿、尿血、尿频、遗尿。肾藏精，主生长发育、生殖与脏腑气化。肾精的构成以先天之精为基础，加之部分后天之精的充养而化成。肾精、肾气主司机体的生长发育，若父母精血虚损，小儿先天精气不足，髓脑未充，脏气虚弱，筋骨肌肉失养而成五迟、五软。

小儿发病容易，传变迅速。《温病条辨·解儿难》曰："脏腑薄，藩篱疏，易于传变；肌肤嫩，神气怯，易于感触。"小儿适应外界环境、抵御外邪入侵及其他各种病因的能力低，易于感受外邪及为饮食、药物等所伤，较成人容易发病，且一旦发病后，较成人病情传变迅速。如肾系常见病证之水肿，在疾病发展过程中，由于水气内盛，上凌于肺，可见气急暴喘之水凌心肺证；或水气内陷心肝，致猝然昏迷、惊厥之邪陷心肝证；或湿浊内盛，脾肾衰竭，三焦壅塞，可见尿闭、呕吐、昏迷之水毒内闭之变证。

小儿虽脏气轻灵，易趋康复，但肾系疾病原发病较多，尿血、尿频、遗尿等疾病，临床轻重悬殊，经积极治疗后，预后多为良好；水肿易反复发作，预后与病理类型相关；五迟、五软若证候较轻，早期治疗，预后较好，若证候较重，病程较长，属先天禀赋不足引起者，往往成为痼疾。

二、病因特点

（一）外感因素

风、湿、热邪是小儿肾系病证最为常见的致病因素。

1. 风邪　风为阳邪，易袭阳位。风邪外袭，客于肺卫，肺失宣降，通调失职，风遏水阻，不能下注膀胱，外泛四肢肌肤，发为水肿。风邪善行而数变，发病多急且传变也快。小儿风水证，起病仅有表证，但短时间内即可出现头面一身俱肿、小便短少等。风为百病之长，常兼他邪合而伤人。风热之邪入侵，伤于太阳经脉，传于下焦，下迫膀胱，灼伤脉络而致尿血。

2. 湿邪　湿为阴邪，易损伤阳气，阻遏气机。《素问·六元正纪大论》曰："湿胜则濡泄，甚则水闭胕肿。"小儿患有疔疮、湿疹时，湿热之毒内侵肺脾肾，肺失通调，脾失健运，肾失开阖，肺脾肾虚不能治理水气，水气与邪毒并走于内，泛于肌肤，而发为水肿。

湿性黏滞，阻遏气机，气不行则湿不化，胶着难解。湿邪为病，病程较长，反复发作，或缠绵难愈。如小儿水肿，皆因其湿难除而不易速愈，且易反复发作。

3. 热邪　小儿为纯阳之体，感受外邪后，易从阳化热，故小儿热病最多，且多伴伤阴之象。肾系病证中湿热蕴结下焦，脉络受损，血渗膀胱，故见尿血；外感湿热，客于肾与膀胱，湿阻热郁，气化不利，开阖失司，膀胱失约而致尿频。

（二）内在因素

1. 先天禀赋不足　父母精血虚损，或孕期调摄失宜，精神、起居、饮食、药治不慎等因素影响胎儿，损伤胎元之气，或年高得子，或堕胎不成而成胎者，先天精气不足，髓脑未充，脏气虚弱，筋骨肌肉失养而成五迟、五软；先天禀赋不足，后天发育迟滞，肾气不足，无以温养，致下元虚寒，闭藏失司，不能约束水道则致遗尿。

2. 肺脾肾功能不足　肺虚则气不化精而化水，脾虚则土不制水而反克，肾虚则水无所主而妄行。肺脾气虚致水不归经而横溢皮肤，引发水肿；脾虚及肾，命门火衰，无以温化水湿，聚水而为水肿；脾气虚弱，中气不足，统摄无权，血不归经，下渗水道而发为尿血；肾气虚则下元不固、气化不利、开阖失司，脾气虚则运化失常、水失制约，脾肾两虚致膀胱失约，而致尿频；肺虚失于治节，脾虚失于健运，气虚下陷，不能固摄，则肺脾宣散、传输功能失司，膀胱失约，津液不藏而成遗尿。

3. 阴虚内热　小儿素体阴虚或热病之后耗伤津液，伤及肾阴，或过服补阳药物致肾阴亏耗等，致肾阴亏虚，水火不济，相火妄动，灼伤肾络，而致尿血；膀胱失约，见尿频或梦中遗尿。

三、西医解剖、生理特点

（一）解剖特点

小儿肾脏位于腹膜后脊柱两侧，左右各一，形似蚕豆。小儿年龄越小，肾脏相对越大，位置偏低，加之腹壁肌肉薄而松弛，故2岁以内健康小儿腹部触诊时容易扪及肾脏。婴幼儿输尿管长而弯曲，管壁肌肉及弹力纤维发育不全，容易受压及扭曲而导致梗阻，易造成尿潴留而诱发尿路感染。女婴尿道较短，新生女婴尿道长仅1cm（性成熟期约5cm），且外口暴露而又接近肛门，易发生上行感染。男婴尿道虽较长，但常有包茎，尿垢积聚时也易引起上行性尿路感染。

（二）生理特点

胎龄36周胎儿肾功能已基本具备，但调节能力差，贮备能力差，至2岁时才达成人水平。例如新生儿及婴幼儿肾小球滤过率、肾小管重吸收及浓缩尿液功能尚显不足，容易发生水肿、水纳潴留、肾功能不全等病症。婴儿期排尿由脊髓反射完成，以后建立脑干–大脑皮层控制，至3岁已能控制排尿。

四、历代医家对肾系保健的认识

隋代巢元方《诸病源候论·小儿杂病诸候·养小儿候》云："小儿始生，肌肤未成，不可暖衣，暖衣则令筋骨缓弱。宜时见风日。"肾主五液，在体合骨，若小儿暖衣过度则令汗出过多，伤及肾气，而致筋骨缓弱。故小儿应时见风日，接触地气则肾气充满，筋骨自然矫健坚固。

宋代刘昉《幼幼新书·治病要法》云："调治小儿之法，当须慎护肾胃气也。缘小儿未有天癸之旺而常根据四时也……虽然疏下在乎审谛而不可过，调理小儿之要也。"强调了调治小儿需护肾胃之气，因天癸未至，故肾虚，因脾胃脆薄，故脾常不足，肾为先天之本，胃为后天之本，若医家固守小儿为纯阳之体，妄用攻下，伤及肾胃之滋养生发之气，影响小儿的生长发育，则遗害甚大。故主张养护小儿要注重培肾保精，固护脾胃。

明代张景岳《景岳全书·遗溺》云："其有小儿从幼不加检束而纵肆常遗者，此惯而无惮，志意之病也，当责其神，非药所及。"强调小儿自幼缺乏教育，没有养成良好的夜间主动起床排尿习惯，任其形成自遗；精神刺激、环境改变、紧张焦虑等心理因素也会导致遗尿的发生。

清代张振鋆《鬻婴提要说·正文》云："儿初生形骸虽具，筋骨甚柔，犹草木之柔条软梗，可曲可直，或俯或仰也。故百日之内不可竖抱，竖抱则宜于惹惊，且必致头倾项软，有天柱倒侧之虞。半岁前不可独坐，独坐则风邪入背，脊骨受伤，有龟背佝偻之疾。"强调了小儿肾气未充，筋骨柔弱，如草木之柔条软梗，故百日之内不可竖抱，半岁之前不可独坐，以免脊骨受伤。

五、肾系病证的预防保健原则

调理肺脾肾，扶正祛邪 结合小儿"肾常虚"的生理特点，"先天禀赋不足"及"外感风、湿、热邪"的病理特点，肾系病证应遵循"调理肺脾肾，扶正祛邪"的总的预防保健原则，针对不同病证应采取相应的保健措施。

六、肾系病证的保健措施

（一）水肿

1. 未病先防 水肿以头面、眼睑、四肢，甚至全身浮肿及小便短少为特征，有阴水、阳水之分。本病病因有内外之分，外因为感受风邪、水湿或疮毒入侵，内因主要是禀赋不足，久病劳倦，肺脾肾三脏功能失调，病位主要在肺脾肾。

预防小儿水肿首先要调理肺脾肾三脏功能，扶助正气。具体措施包括：①锻炼身体，增强体质，提高抗病能力，扶助正气。②经常户外活动，呼吸新鲜空气，提高肺气御外能力，金水相生，调理肺肾功能。③提倡母乳喂养，均衡营养膳食，提高脾气运化能力，培土制水，调理脾肾功能。

其次，要采取措施，外避诱因。具体措施包括：①预防感冒：尽量避免与感冒患者接触，一旦发生上呼吸道感染，应及早彻底治疗，必要时可以接种流感疫苗。②及时处理感染灶：若有皮肤疮疖痒疹、龋齿或扁桃体炎等病灶，应及时处理。③保持皮肤及外阴、尿道口清洁，防止皮肤及尿道感染。

2. 既病防变 本病阳水病程短，预后较好；阴水病程长，易反复发作，预后欠佳。西医学多种疾病均可出现水肿，儿科临床常见为急性肾炎、肾病综合征。急性肾炎常于感染后发病，多由 A 组乙型溶血性链球菌感染引起，预后多为良好；肾病综合征易反复发作，预后与病理类型相关，微小病变型预后较好。

一旦水肿发生，应及早采用中西医结合治疗。中医可见风水相搏、湿热内侵、肺脾气虚、脾肾两虚之常证，水凌心肺、邪陷心肝、水毒内闭之变证。治疗以扶正祛邪为原则，积极采用发汗、利水、祛湿、清热、益气、养阴、健脾等治法，以防水气内盛，上凌心肺，或水气内陷心肝，或湿浊内盛，肝肾衰竭，三焦壅塞。西医当尽早明确病因，积极对症治疗。急性肾炎患儿应予休息、调整饮食、抗感染、利尿降压、防治并发症等综合治疗；肾病综合征患儿应予休息、调整饮食、利尿降压、抗感染、免疫抑制、防治并发症等治疗。

3. 瘥后防复 水肿临床缓解后易反复发作，呼吸道感染是最常见的诱因，故病后应积极适当锻炼身体，增强体质，提高抗病能力，预防呼吸道、皮肤等感染。患儿及家长需树立战胜疾病的信心，遵医嘱坚持药物治疗。中医药对激素、免疫抑制剂等西药治疗后的副作用有良好的改善作用，可依期辨证施治。

（二）尿血

1. 未病先防 本病之病因责于外感和内伤两方面。外感因素多为感受风热、湿热之邪；内伤因素多为肾阴亏虚，脾失统摄，心火亢盛。

预防尿血应内调体质，外避诱因。具体措施包括：①小儿素体热盛、阴虚、脾虚者，通过调整饮食、药物滋补等方式调理体质，使机体达到阴平阳秘状态。②加强锻炼，增强体质，提高抵抗力，预防乳蛾、疮疖等感染，及时给予抗感染治疗。③养成良好的生活方式，多饮水，勤排尿，保持尿路清洁，注意局部卫生。④清淡饮食，忌辛辣生冷及鱼虾海鲜等食物，以防内生湿热，蕴结下焦，脉络受损，血渗膀胱，引发尿血。

2. 既病防变 西医学中引起血尿的原因很多，儿科临床常见于泌尿系统疾病，包括肾小球性疾病（原发性肾小球疾病、继发性肾小球疾病、遗传性肾小球疾病等）和非肾小球性疾病

NOTE

（泌尿系感染、结石、特发性高钙尿症、胡桃夹现象等），本病的预后取决于原发疾病。

尿血中医治疗应遵循"急则治其标，缓则治其本""扶正祛邪"的原则，针对病因，结合证候之虚实而积极辨证论治。亦可采用针灸疗法辅助治疗以延缓病程，心火亢盛证、下焦湿热证者，以行间、中极、劳宫为主穴，配以阴陵泉、小肠俞，用泻法；脾不统血者，以足三里、隐白、关元，配以脾俞、膈俞、肾俞、三阴交，用补法。西医当尽早明确血尿病因，对于血尿较重或有肾脏病理支持者，应积极对症个体化治疗，以防疾病进展。

3. 瘥后防复 镜下血尿者，应动态观察；有血尿家族史者，应注意随访，定期复查尿常规；积极治疗原发病，避免使用引起血尿的药物。适当身体锻炼，增强体质，预防感染；保持良好的生活、饮食习惯。

（三）尿频

1. 未病先防 尿频以小便频数为特征。儿科临床以泌尿系统感染和神经性尿频多见，多发于学龄前儿童，尤以婴幼儿时期发病率最高。本病之病因责于外感和内伤两方面。外因多为外感湿热，或内生湿热，蕴结下焦；内因多由先天禀赋不足，或病后失调，导致脾肾气虚，或病久不愈，损伤肾阴，而致阴虚内热。

预防尿频的具体措施包括：①幼儿不穿开裆裤，不坐地玩耍，婴儿勤换尿布，便后冲洗臀部，保持清洁。②女孩清洗外阴时从前向后擦洗，单独使用洁具，防止肠道细菌污染尿道，引起上行感染。③多饮水，勤排尿，冲洗尿道。④体质虚弱小儿加强营养，多户外活动，增强体质。

2. 既病防变 本病经过恰当治疗，预后多为良好，少数泌尿系感染患儿可反复发作。若男孩反复出现尿路感染，应认真查找原因，需排除泌尿系结构异常。

中医治疗应分清虚实，辨证施治，积极采用内治、外治法，以防病程日久，变生多端。如湿热日久，损伤膀胱血络则发血淋；湿热煎熬尿液，结为砂石，则发石淋；湿热耗气伤阴，致肾阴肾阳不足，则成虚实夹杂之候。脾肾气虚日久，损伤阳气，阳不化气，气不化水，可致水肿；也可使卫外不固，易感外邪，而致尿频反复发作，加重病情。

3. 瘥后防复 尿频患儿应按时服药，定期复查，防止复发与再感染。急性感染者于疗程结束后每半月随访一次，除尿常规外，还应做中段尿培养，连续 3 次，如无复发可认为治愈，反复发作者每月复查一次，需 1 年或更长时间。

尿频慢性期多以虚证为主。脾肾气虚者可每日下午揉丹田 200 次、摩腹 20 分钟、揉龟尾 30 次，以补益脾肾，调理体质，防止复发。

（四）遗尿

1. 未病先防 遗尿是指 5 岁以上的小儿不能自主控制排尿，经常睡中小便自遗，醒后方觉的一种病证。本病的病因责之先天禀赋不足，或后天久病失调；肺、脾、肾三脏功能不足；或心肾不交、肝经湿热下注引起。

预防遗尿的具体措施包括：①培养良好的生活习惯，勿使患儿白天过度玩耍，避免过度疲劳及精神紧张。②晚间入睡前 2 小时尽量少饮水和食用含水分较多的食物和水果。③幼儿每晚按时唤醒排尿，逐渐养成自控的排尿习惯。④积极治疗可引起遗尿的多种疾病（如蛲虫病等），加强锻炼，增强体质。

2. 既病防变 本病多见于 10 岁以下的儿童，男孩多于女孩，部分有家族倾向，长期遗尿，可影响小儿身心健康发育。

本病治疗应以固涩止遗为基本原则。下元虚寒者，治以温肾固涩；肺脾气虚者，治以益气固摄；肝经湿热者，治以清利疏泄。夜间遗尿后要及时更换裤褥，保持干燥及外阴部清洁。家长应耐心教育，不体罚，不责骂，消除患儿紧张心理，建立信心，积极配合治疗。除内服药物治疗外，可配合外治疗法、针灸推拿和行为疗法。

3. 瘥后防复　遗尿患儿经过积极治疗和护理，多可痊愈。白天应多鼓励孩子多饮水，尽量延长两次排尿之间的时间间隔，并鼓励患儿在排尿过程中中断 1 ～ 10 秒后再把尿排尽，以训练膀胱功能，达到自主控制排尿的目的。掌握患儿夜间排尿规律，家长定时唤醒孩子排尿，较大患儿可用闹钟唤醒，鼓励患儿醒后自主排尿。

疾病后期，以下元虚寒、肾气不足证和肺脾气虚证多见，可给予温肾补阳或补肺健脾之中药予以治疗。遗尿肾气不足证者，可予中药外敷以温补肾阳、固涩止遗。如：①五倍子、何首乌各 3g，研末，用醋调敷于脐部，外用纱布覆盖，每晚 1 次，连用 3 ～ 5 次；②覆盆子、金樱子、菟丝子、五味子、仙茅、补骨脂、山茱萸、桑螵蛸各 60g，丁香、肉桂各 30g，研末装瓶备用，每次 10g，填入脐中，滴 1 ～ 2 滴乙醇或白酒后，外用暖脐膏固定，或用纱布覆盖，外加塑料薄膜贴上胶布，每 3 天换药 1 次；③生硫黄末 45g，鲜葱根 7 个，先将葱根捣烂，与硫黄末拌匀，睡前置药于脐部，油纸覆盖，纱布固定，次日晚继用 1 次。

（五）五迟、五软

1. 未病先防　五迟、五软是小儿生长发育落后的病证，五迟指立迟、行迟、齿迟、发迟、语迟，五软指头颈软、口软、手软、足软、肌肉软。早在《诸病源候论·小儿杂病诸候》中就有"齿不生候""数岁不能行候""头发不生候""四五岁不能语候"的记载。五迟、五软的病因包括先天因素及后天因素。先天因素责之于父母精血虚损，或孕期调摄失宜，精神、起居、饮食、药治不慎等；后天因素责之于分娩时难产、产伤，或产时胎盘早剥、脐带绕颈，或生后窒息、中毒，或患温热病，脑髓受伤，或乳食不足，哺乳失调等。

维生素 D 缺乏性佝偻病以多汗、夜惊、烦躁、枕秃、肌肉松弛、囟门迟闭，甚至肋缘外翻、鸡胸、下肢弯曲为主要临床表现，属于中医学五迟、五软的范畴。

五迟、五软预防的具体措施包括：①大力宣传优生优育知识，防止近亲结婚，婚前进行健康检查，以避免发生遗传性疾病。②孕妇注意养胎、护胎，防治外感、药物损害，加强营养，不乱服药物。③避免早产、难产、产伤。④预防新生儿黄疸、硬肿症、肺炎等。⑤婴儿应合理喂养，注意预防及治疗各种急、慢性疾病。

维生素 D 缺乏性佝偻病的具体预防措施包括：①加强孕期保健，孕妇要勤晒太阳，多食富含维生素 D、钙、磷和蛋白质的食物，妊娠中晚期可视情加服鱼肝油及钙剂。②加强户外活动，多晒太阳，增强小儿体质。婴儿从 2 个月开始多晒太阳，每日平均 2 小时左右。③加强婴儿护养，提倡母乳喂养，及时添加辅食，多食富含维生素 D 及钙磷的食物。④对于早产儿、多胎儿、人工喂养儿或冬季出生的婴儿可口服维生素 D 预防本病。一般生后 2 周开始补给维生素 D 每日 400U，连续服用至 2 岁。夏季户外活动多可暂停或减量服用。⑤患儿衣带应宽松，不要久坐、久立，防止发生骨骼变形。不系裤带，穿背带裤，防止肋缘外翻。

2. 既病防变　五迟以生长发育迟缓为特征，五软以肌肉痿软无力为特征，两者证候多兼而并见，均为虚弱之证，多因先天不足、后天失养，或病后脏腑受损所致。一般于婴幼儿期发病，

NOTE

大多至年长仍然不愈。其病情重者，预后一般较差。关于预后，《活幼心书·五软》载："婴孩怯弱不耐寒暑，纵使成人，亦多有疾。"五迟、五软多属虚证，以补为其治疗大法，着重补肾填髓、养肝强筋、健脾养心、补益气血；若因难产、外伤、中毒，或温热病后等因素致痰瘀阻滞者，以涤痰开窍、活血通络为主。亦有部分患儿属虚实夹杂者，当补益与涤痰活血配伍用药。

本病宜早发现、早治疗，治疗时间较长，可将有效方剂制成丸、散、膏剂，以半年为1个疗程，重复2～3个疗程。除辨证论治用药外，可配合针灸、推拿、教育及功能训练等综合措施。

3. 瘥后防复　五迟、五软患儿若证候较轻，早期治疗，疗效较好；若证候较重，属先天禀赋不足引起者，往往成痼疾，患儿及家长应建立持久治疗的心理准备，坚持肢体功能锻炼及语言智能训练，可改善其部分功能。

肾系病证是儿科常见的一类病证，小儿先天禀赋不足、"肾常虚"是其发病的主要内因，外因多责之于感受风、湿、热邪。肾系病证的预防保健应全面深入了解此系统的常见疾病，生理病理特点，引起该系统疾病的常见病因，病情发生发展及演变的机制，预防保健原则及预防保健措施；并鼓励患儿加强运动锻炼，增强体质，以达到"未病先防"的目的。

第六节　传染病

传染病，中医学又称为"瘟疫"，是由于感受时行疫毒导致的一类具有较强传染性的疾病。儿童以麻疹、风疹、水痘、痄腮、猩红热、奶麻、手足口病为常见传染病。以发热、出疹、起病急、传变快、传染性强为临床共性特征。

传染病一年四季均可发生，但冬春季节好发。不同类型传染病的好发年龄段不同，婴幼儿期是传染病的高发年龄段。若治疗及时，一般预后较好，失治误治易引起变证。

一、生理病理特点

1. 稚阴稚阳，易染疫气　《灵枢·逆顺肥瘦》云："婴儿者，其肉脆血少气弱。"《温病条辨·解儿难》云："小儿稚阳未充，稚阴未长者也。"小儿初生如嫩芽，机体的形体结构和生理功能均未发育完善，质弱气薄，机体之阴阳二气均处于相对不足的阶段。《素问·生气通天论》云："阴者，藏精而起亟也；阳者，卫外而为固也。"小儿阴阳之气稚弱，气血未盛，抵抗力不足，易感受疫疠之气而发病。因此，小儿稚阴稚阳之体是儿童易患传染病的生理基础。

2. 体禀纯阳，易于发热　小儿具有阳常有余、心常有余、肝常有余的生理特点，阳气偏盛。因此，感邪之后易于从阳化热，故临床上小儿发热较多。传染病以婴幼儿为易感人群，与三岁以内体属纯阳密切相关。小儿无论感受风寒、风热还是疫疠之邪，皆可化热；而疫疠之邪属于阳邪，两阳相并，故易于发热。诚如清代叶天士在《临证指南医案·幼科要略》所云："小儿热病最多者，以体属纯阳，六气着人，气血皆化为热也。"

3. 脏腑娇嫩，易于传变　小儿脏腑娇嫩、形气未充是小儿疫病易于传变的生理基础。小儿疫病以感受温疫之邪为主，属于温病范畴，与温病传变规律相似。顺传以卫气营血和上、中、下三焦的顺序进行传变。而小儿脏腑娇嫩，气血未充，筋脉未盛，神气怯弱，感受温疫之邪后更易出现逆传，发生变证，或直接深入下焦，或直接侵入营分、血分。如：温疫阳邪，化热极速，易伤阴液，易出现肝肾阴涸之证；热陷血分，迫血妄行所致的皮肤斑疹密布，腔道出血；热邪内闭心包产生的神志昏迷；热陷肝经，热盛动风引起的手足抽搐；邪陷正脱导致的气阴外脱、阳气外脱或内闭外脱，且闭窍和动风常可同时出现。

4. 脏气轻灵，易趋康复　小儿传染病的预后与小儿体质强弱和病邪性质密切相关。在病情发展转归过程中，虽易传变迅速，容易恶化，但小儿为"纯阳之体"，生机蓬勃，活力充沛，脏气清灵，反应敏捷，而且病因单纯，又少七情伤害。因此在患病之后经过及时恰当的治疗与护理，病情好转比成人快，容易恢复健康；即使出现危重证候，只要救治及时、正确，往往可以转危为安。正如张介宾在《景岳全书·小儿则·总论》中所提出的"其脏气清灵，随拨随应，但能确得其本而撮取之，则一药可愈，非若男妇损伤、积痼痴顽者之比"。

二、病因特点

导致传染病的主要病因为时行疫毒，或称疫疠之邪。"疫"作为疾病名称，具有传染性和流行性的特征。而在疾病性质上又有温病的性质，亦有寒、热、湿、燥的不同，包括范围较为广泛。小儿疫病有风温、风热、湿热、寒湿之别，以风温疫毒、风热疫毒、湿热疫毒为多见。

1. 风热疫毒　风热和疫毒合邪称为风热疫毒。风热疫气从口鼻而入，主要病变部位在手太阴肺经，肺主气，外合皮毛，肺受邪袭，初起症见肺卫表证，日久多耗伤肺胃阴津。因风邪"善行数变"，又易出现逆传心包等危重证候。正如叶天士《温热论》所说："温邪上受，首先犯肺，逆传心包。"如麻疹、风疹、奶麻、痄腮之邪等。

2. 温热疫毒　表现为温热性质的温疫称为温热疫毒。发病更急，症状重，初起即可引起肺胃病变，迅速充斥表里、内外，弥漫上、中、下三焦，温热疫邪炽盛可内扰心神，迫血动血，瘀热搏结，或蓄血于下，还可出现多脏腑同病，后期温热疫邪伤及气阴，可出现气阴两伤。如猩红热之邪等。

3. 湿热疫毒　表现为湿热性质的温疫称为湿热疫毒。湿热病邪多以足太阴脾经为主要病变部位，有湿重于热和热重于湿的差异。素体中阳偏盛者，病位多在胃，表现为热重于湿；素体中阳不足者，病位多在脾，表现为湿重于热。如水痘、手足口病之邪等。

三、西医解剖、生理特点

机体的免疫应答在传染病的发生与转归过程中起着重要作用，而儿童时期的免疫系统尚未发育成熟，免疫功能相对低下，易患各类传染性疾病。新生儿能从母乳中获得较多抗体，故婴儿在6个月内很少得麻疹、小儿麻痹、腮腺炎等传染病。母乳中含有多种类型的抗体，可以帮助婴儿抵抗多种疾病，这种抗体是其他乳品和代用品所没有的。随着年龄的增长，来自母乳的抗体逐渐减少，同时，由于逐渐添加辅食，母乳比例相对减少，婴儿通过脾胃接触外邪的概率增加，故此时需要进行预防接种，防止发生传染病。

四、历代医家对传染病保健的认识

《素问·刺法论》有"五疫之至，皆相染易，无问大小，病状相似"的记载，并进而指出："不相染者，正气存内，邪不可干，避其毒气。"强调了疫病的强烈传染性和症状相似性，主张维持正气和谨避毒气来防止病邪侵袭。

唐朝孙思邈《备急千金要方·伤寒例》也明确指出："天地有斯瘴疠，还以天地所生之物防备之。"强调可以用药物来预防瘟疫之邪，并载有"屠苏酒""雄黄散"等方药。

宋代温革《琐碎录》载有《驱蚊诗》："木鳖莱香分两停，雄黄少许也须秤。每到黄昏烧一炷，安床高枕至天明。"说明了当时药物烟熏驱蚊防止疫病传播的方法已得到广泛应用。

明代萧大享《夷俗记》云："凡患痘疮，无论父母兄弟妻子，俱一切避匿不相见。"强调了通过隔离患者可防止疾病的传染和流行。

清代王孟英《霍乱论》云："人烟稠密之区，疫疠时行……故为民上及有心有力之人，平日即宜留意，或疏浚河道，毋使积污，或广凿井泉，毋使饮浊，直可登民寿域。"强调人员密集之地，要注意公共卫生的维持，如污水、粪便处理，保持水源清洁等，对现代传染病的预防有重大的指导意义。

五、传染病的预防保健原则

1. 培固正气，外避邪毒　《内经》中明确指出："正气存内，邪不可干""邪之所凑，其气必虚。"所以增强体质，扶助人体正气，可以提高机体抗御能力，使人体不易感邪，即使温邪侵犯人体，也会症状轻微，易于治愈、康复。其次，对于体质虚弱之人，要注意外避邪毒，避免出入人群密集之处，防止通过飞沫、接触等途径感染。

2. 及时诊治，控制传播　对具有传染性的患者，必须早期发现、早期隔离、早期诊断治疗，要从传染源、传染途径和人群易感性三条环节控制传染病的传播和流行。其次，及时向有关防疫部门报告，使防疫部门能随时掌握疫情，采取相应措施。这些措施不仅有利于患者尽早得到诊治并恢复健康，同时也有助于及早控制疾病的传播，防止发生流行。

3. 保持空气洁净　平时注意开窗通风，保持室内空气新鲜和流动。也可以用中药如苍术、艾叶等烟熏剂在室内燃烧以辟秽逐邪。

六、传染病的预防保健措施

（一）麻疹

1. 未病先防　预防麻疹的关键措施在于扶正气和避邪气。

扶正气包括：①根据麻疹流行病学情况对易感者接种麻疹疫苗。如在麻疹流行前1个月进行麻疹减毒活疫苗的应急接种，可减少发病。②易感者若接触传染源后，可采取被动免疫方法，接触麻疹患者2日内，接种麻疹减毒活疫苗后可减轻症状；也可在接触后5日内，注射人血丙种免疫球蛋白，以防止发病。

避邪气包括：①麻疹流行期间，避免去公共场所和流行区域，或出入公共场所时需戴口罩，减少感染机会。②在疾病流行季节，勤开窗通风，保持居室空气流通。③接触公共场所后勤洗手，防止病从口入。④生活有规律，保证充足休息时间。⑤患者衣物应在阳光下曝晒，曾住房间宜通风并用紫外线照射。

2. 既病防变　麻疹辨证首先辨顺逆证。顺证可分成疹前→疹出→疹回三个阶段，病情进展顺利，一般10天左右即可痊愈。若素体虚弱，体虚不能托毒外泄，或因感邪太盛，邪盛化火内陷，或复感外邪（如风寒暑湿），或调护失宜等，均可致麻毒不能外泄，麻毒郁闭，以致出疹不利，透发不畅，甚则麻毒内陷，形成邪毒闭肺、邪毒攻喉、邪陷心肝，或面色青灰、四肢厥冷、脉微欲绝等病症，属于逆证、险证，预后一般较差。因此，麻疹发病后应及时用药，避免贻误病机，造成不良后果。

本病以清凉透疹为基本治疗原则。前驱期辛凉透表为主；出疹期重在清热解毒；恢复期应甘凉养阴，清解余热。治疗中需注意：透疹不可过用辛温，避免温燥伤津；清解勿过寒凉，以免伤阳而透疹无力；养阴忌滋腻留邪。逆证宜中西医结合治疗。

除积极及时治疗外，尚需在护理上对症施护，以防病情传变。具体护理措施如下：①卧室空气流通，温度、湿度适宜。有畏光症状时，避免直接吹风受寒和过强阳光刺激。床铺被褥舒适柔软，环境安静。②保持卧床休息，不要随便外出。③注意补足水分，饮食应清淡，易消化，发热出疹期忌油腻辛辣之品，恢复期宜营养丰富食物。④注意保持眼睛、鼻孔、口腔、皮肤的清洁卫生，每天按时清洗，防止破溃感染，发生并发症。⑤病程中有高热时，及时予退热药处理，防止发生高热惊厥。麻疹肺炎时如咳嗽剧烈，可选用止咳化痰药物。继发细菌感染给予抗生素。

3. 瘥后防复　感染麻疹病毒后多数会获得持久免疫力。麻疹患儿应隔离至出疹后 5 天，有并发症的患儿应隔离至出疹后 10 天。

（二）风痧（风疹）

1. 未病先防　风疹主要通过呼吸道飞沫传播，5 岁以下小儿多见，可在幼托机构发生流行。预防措施包括：①保护孕妇，尤其是妊娠早期（妊娠 3 个月内），应避免接触风疹患者。②接种风疹疫苗，对儿童及婚前女子进行接种，具有预防风疹的效果。对 8 个月以上的婴幼儿可接种麻 - 腮 - 风减毒活疫苗，产生主动免疫，95% 的易感儿可产生抗体，6 ～ 8 周达高峰，有效抗体效价可维持 7 年以上。③风疹流行期间，避免去公共场所和流行区域，或出入公共场所需戴口罩，减少感染机会。在疾病流行季节，勤开窗通风。④勤洗手，防止病从口入。

2. 既病防变　本病多数邪毒外泄，疹点透发之后，随之热退病解。一般很少出现邪陷心肝、内闭外脱等严重变证。本病分为轻症、重症，轻症治以疏风解表透疹，重症治以清气凉营解毒。目前，尚无抗风疹病毒的特效药，发病后应隔离至出疹后 5 日。加强护理，卧床休息，多喝水，进食易消化的食物，必要时采取对症治疗。

3. 瘥后防复　风疹病后可获得持久免疫力。对 8 个月以上的婴幼儿可接种麻 - 腮 - 风减毒活疫苗，6 岁时复种 1 剂。

（三）奶麻（幼儿急疹）

1. 未病先防　幼儿急疹多发生于 2 岁以下的小儿，因此中医学称之为"奶麻"，以持续高热 3 天，后热退疹出为特征。目前尚无预防幼儿急疹的疫苗。在流行期间，勿带婴幼儿去公共场所，避免接触其他患儿。平时做好日常的卫生防护。

2. 既病防变　大多数情况下，幼儿急疹为一种良性、自限性疾病，一般预后良好。婴幼儿患病期间，宜适当休息，避风寒、防感冒；饮食宜清淡，忌油腻，适当多饮水；如持续高热，可物理降温，口服退热药，防止发生高热惊厥。

3. 瘥后防复　病后可获持久免疫。

（四）水痘

1. 未病先防　水痘是感受水痘时邪引起的急性出疹性疾病，临床以发热，皮肤、黏膜分批

NOTE

出现丘疹、疱疹、结痂为特征。具体预防措施包括：①本病流行期间，保持室内空气新鲜及皮肤清洁，勿带易感儿童去公共场所。②接触水痘患儿后，应留检 3 周，并立即给予水痘减毒活疫苗肌内注射。被水痘患儿污染的被服及用具，应进行消毒。③对使用大剂量肾上腺皮质激素、免疫抑制剂患儿及免疫功能受损、恶性肿瘤患儿，在接触水痘患者 72 小时内可肌内注射水痘 – 带状疱疹免疫球蛋白，可起预防作用。

2. 既病防变　水痘的辨证要点在于辨别轻症和重症。轻症以肺卫受邪为主，治以疏风清热解毒，佐以利湿；重症为邪炽气营，治以清热凉营、解毒渗湿。对邪毒闭肺，邪陷心肝之变证，当及时予以开肺化痰、镇痉开窍、清热解毒等法以防病情传变。必要时应采取中西医结合抢救治疗。

对水痘患儿护理的具体措施包括：①应立即隔离，直至全部疱疹结痂。被患儿呼吸道及皮疹分泌物污染的被服及用具，应采用曝晒、煮沸、紫外线照射等消毒措施。②室内空气要流通，注意避风寒，防止复感外邪。③饮食宜清淡易消化，多饮开水，可用萝卜、荸荠、绿豆等煎水代茶。④保持皮肤清洁，勿使搔抓，不宜洗浴，防止皮肤破损，继发感染。如有皮肤抓破，可外涂青黛散或黄芩油膏。⑤正在使用肾上腺皮质激素治疗期间的患儿发生水痘，应立即减量或停用激素。

3. 瘥后防复　水痘病后可获得终身免疫，有时病毒以静止状态存留于神经节，多年后感染复发而出现带状疱疹。

（五）痄腮（流行性腮腺炎）

1. 未病先防　流行性腮腺炎是由感受风温时邪（腮腺炎病毒）所引起的一种急性呼吸道传染病。临床以腮腺肿胀、疼痛为主要特征。本病一年四季均有发生，冬春两季为流行高峰。学龄儿童发病率高，能在儿童群体中流行。本病主要通过直接接触或飞沫传播。预防措施包括：①在疾病流行期间少去公共场所，做好公共区域消毒，居室经常通风。②有接触史及腮部肿痛的可疑患儿，要进行隔离检疫观察 3 周。③流行期间幼儿园及小学要经常检查，预防的重点在于应用腮腺炎疫苗进行主动免疫。

2. 既病防变　本病一般预后良好。少数患儿可因体质虚弱或热毒炽盛，毒邪可窜睾入腹、内陷心肝，出现脑膜脑炎、睾丸炎、卵巢炎、胰腺炎等重症。因此，及时积极治疗至关重要。

痄腮初起温毒在表者，以疏风清热为主；若病情较重，热毒壅盛者，治宜清热解毒为主。腮肿硬结不散，治宜软坚散结、清热化痰。软坚散结只可用宣、通之剂，以去其壅滞，不要过于攻伐，壅滞既去，则风散毒解，自然会达到消肿止痛的目的。对于病情严重出现变证，如邪陷心肝，或毒窜睾腹，则按息风开窍或清肝泻火等法治之。

在积极治疗的同时，护理亦至关重要。具体护理措施包括：①发热期间应注意卧床休息直至热退，并发睾丸炎者适当延长卧床休息时间。②居室空气流通，避免受凉、复感他邪。③饮食以流质、半流质为主，忌肥腻、辛辣、坚硬及酸性的食品。注意口腔卫生，每餐后用生理盐水漱口或清洗口腔。④高热、头痛、嗜睡、呕吐者密切观察病情，应予特别护理，配合抢救措施。睾丸肿大痛甚者，局部可给予冷湿敷，并用纱布做成吊带，将肿胀的阴囊托起。

3. 瘥后防复　痄腮病后可获得持久免疫。

（六）丹痧（猩红热）

1. 未病先防　丹痧是由于感受温热时毒而引起的急性出疹性时行疾病，临床以发热、咽喉肿痛或伴腐烂、全身布发猩红色皮疹、疹退后脱屑脱皮为特征。西医学称之为猩红热。一般由呼吸道飞沫传播，或经皮肤伤口或产道侵入。预防措施包括：①疾病流行期间，对儿童集体场所经常进行消毒。②密切接触的带菌者，隔离观察 7 ～ 12 天，同时用青霉素治疗。③流行期间，禁止小儿去公共场所，接触患者要戴口罩，对患者的污染物、分泌物及时消毒处理。

2. 既病防变　丹痧的治疗以清热解毒、凉血利咽为主。初期邪郁肺卫，治宜辛凉宣透、清热利咽，使痧疫之毒得以外透。中期毒炽气营，治宜清气凉营、泻火解毒；后期痧毒伤阴，或余邪未清，治宜养阴清热、生津增液。病程中如见变证，心悸者佐以清心宁神，抽搐者佐以开窍凉肝。猩红热为链球菌感染所致，需及时治疗，清除感染灶，防止发生风湿热、急性肾小球肾炎。

发病期间患儿家长应注意起居调护，措施如下：①发热期间需卧床休息，热退时也不宜过多活动，以防并发症的发生。②居室安静，空气流通，但要避免直接吹风，注意定时消毒。③饮食宜以清淡易消化流质或半流质为主，注意补给充足的水分；保持大便通畅。④注意皮肤与口腔清洁，用淡盐水含漱，每日 2 ～ 3 次；皮肤保持清洁，可予炉甘石洗剂以减少瘙痒。

3. 瘥后防复　防治猩红热复发，除平时要锻炼身体、增强体质、避免感冒外，一定要做好个人卫生和生活环境卫生。如：居室每天开窗通风，饭前勤洗手、饭后勤漱口，外出佩戴口罩，不要去人流量比较多的公共场所等。

（七）手足口病

1. 未病先防　手足口病是由感受手足口病时邪（肠道柯萨奇病毒 A 组、B 组及新肠道病毒 71 型）引起的急性发疹性传染病，以手掌、足跖、口腔及臀等部位斑丘疹、疱疹，或伴发热为特征。本病一年四季可发病，夏秋季多见。好发于学龄儿童，以 3 岁以下发病率最高。本病传染性强，易暴发流行。主要经呼吸道、消化道和密切接触等途径传播。本病流行期间，勿带孩子去公共场所，发现疑似患者应及时进行隔离。对密切接触者应隔离观察 7 ～ 10 天，可给予板蓝根颗粒冲服。平时注意搞好个人卫生，养成饭前便后洗手的习惯。

2. 既病防变　重症手足口病易发生变证。湿热蒸盛阶段，患儿体弱，邪毒鸱张，邪盛正虚，邪毒极易内陷，易发生变证。若出现壮热、神昏、抽搐者，为邪毒内陷厥阴心肝，治以解毒清热、息风开窍，宜送服安宫牛黄丸或紫雪丹；若见心悸、胸闷、气短者，可参"病毒性心肌炎"节辨治；若见胸闷心悸、咳频气急、口唇发绀、咳吐粉红色泡沫痰者，当泻肺逐水、温阳扶正，可予己椒苈黄丸合参附汤加减。变证须配合西医抢救治疗。

患病期间，应注意卧床休息，房间空气流通，定期开窗透气，保持空气新鲜。给予清淡、富含维生素的流质或软食，温度适宜，多饮温开水。进食前后可用生理盐水或温开水漱口，以减轻食物对口腔的刺激。注意保持皮肤清洁，对皮肤疱疹切勿挠抓，以防溃破感染。对已有破溃感染者，可用金黄散或青黛散麻油调后撒布患处，以收敛燥湿，助其痊愈。密切观察病情变化，及早发现邪毒内陷及邪毒犯心等并发症。

3. 瘥后防复　手足口病时邪（肠道柯萨奇病毒 A 组、B 组及新肠道病毒 71 型）一般分型较多，已感染的患儿只会对特定病邪产生免疫记忆，而对其他分型仍有感染的可能性。因此，小儿平素要增强体质，避免手足口时邪的感染。

传染病在中医学属于温病范围，有着温病的发病特点和传变规律。著名温病学家吴瑭在《温病条辨·解儿难·儿科总论》中云："脏腑薄，藩篱疏，易于传变；肌肤嫩，神气怯，易于感触。"故起病容易、发病急和传变快是小儿传染病病理表现的基本特点。因此，儿童传染病的预防重在未病先防和既病防变两方面，未病先防主要在于养成良好的卫生习惯和谨避时疫毒邪的侵害，既病防变主要体现在积极早期治疗和先安未受邪之地以防止疾病的发展和转变。

第七节 寄生虫病

寄生虫病是因虫所患的各种疾病的总称。中医学称本病为虫证，包括蛔虫病、蛲虫病和绦虫病等病。以腹部胀痛、饮食异常、面色萎黄、形体消瘦为主要临床特征。

儿童寄生虫病是一种发病率较高的常见病、多发病，尤以农村为多见，无明显季节性。蛔虫病和蛲虫病好发于学龄期儿童，而绦虫病多见于 10 岁以上儿童。若治疗及时得当，一般预后良好。

一、生理病理特点

1. 脾常不足，易受虫扰 《儒门事亲·过爱小儿反害小儿说》云："小儿初生之时，肠胃绵脆，易饥易饱。"小儿脏腑娇嫩、肠胃脆薄，脾常不足，运化力弱是小儿消化系统的基本生理特点。加之由于小儿生长发育迅速，营养需求量大，胃肠负担相对较重，或者由于调护不当，致使小儿食积不化，化热生湿，有利于寄生虫之感染及滋生繁衍。或者食积日久，进一步加重小儿的脾胃虚弱，导致气血不足，抵抗力偏差，致肠道寄生虫长久寄生体内而不得排出。因此，脾胃虚弱和湿热环境两者相合，致使小儿易受虫扰。

2. 神识未充，嗜食无度 寄生虫卵多随污染之饮食或手等经口而入。小儿神志发育未臻完善，心脑功能不全，少不更事，智识未开，或卧地玩耍，或喜吮手指，或喜食生冷异物等，小儿调护不当，未养成良好的卫生习惯，皆可致寄生虫卵经口而入，寄生消化道内。

3. 虫伏肠内，耗伤气血，扰动气机 寄生虫居于体内，阻扰脾胃气机，吸食水谷精微，损伤脾胃，耗伤气血，可见面黄少华、消瘦乏力等气血不足之证。或由于小儿饥饱无度、偏食挑食，或者饮食寒热不调，致使腹中虫因食而动，蠕动串扰，扰乱气机，如蛔虫钻入胆道，而形成"蛔厥"证；蛔虫钻入阑尾，而形成"肠痈"；当数量较多时，缠结成团，阻塞肠中，使传化不行，则腑气不通而成"虫瘕"证。

二、病因特点

1. 饮食不洁 饮食不洁是寄生虫病的主要病因，主要通过被污染的手、食物或生水经口进入人体。蛔虫病是误食沾有蛔虫卵的生冷蔬菜、瓜果或其他不洁食物而引起。绦虫是人吃了未煮熟的、含有囊虫的猪肉或牛肉而引起。蛲虫病是通过不洁的手、食物等，直接或间接地经口进入胃肠。

2. 脏腑虚弱，阴阳失调 各种因素导致的脏腑阴阳寒热失调，以及体内湿、热等病理产物的蕴蓄，均可作为虫证发生的重要因素。

中医学认为，寄生虫病是脏腑功能失调，同时感染寄生虫的一种综合反应。

三、历代医家对寄生虫病保健的认识

东汉张仲景在《伤寒论》中有"蛔厥者，乌梅丸主之"的记载，清代柯琴曾将乌梅丸的治蛔作用概括为"蛔得酸则静，得辛则伏，得苦则下"，说明应用药物的性味偏向可预防蛔虫的扰动，安蛔止痛。

隋朝巢元方《诸病源候论》对寄生虫病的病因病机有翔实的记载，为中医寄生虫病研究开了先河，填补了中医寄生虫病防治保健的空白。《诸病源候论·九虫病诸候》云："蛔虫者……或因腑脏虚弱而动，或因食甘肥而动。"又云："食生鱼后，即饮奶酪，亦令生之。"侧面强调了内调脏腑虚实和外忌食生冷甘肥是预防寄生虫的两大重要措施。

四、寄生虫病的预防保健原则

1. 培养良好的卫生习惯　儿童为寄生虫病的易感染人群，需要教会儿童养成良好的卫生习惯，不吃手，勤洗手；寄生虫病多通过食物、水源、蚊虫的传播，需彻底清洗蔬菜，高温蒸煮食物，对水质进行消毒，杀灭蚊虫等中间宿主。因此，养生良好的卫生习惯，对于控制传染源、切断传播途径和保护易感人群以防治寄生虫病具有重要意义。

2. 调理脾胃，扶助正气　《内经》云："正气存内，邪不可干。"隋朝巢元方《诸病源候论·九虫病诸候·九虫候》云："诸虫依肠胃之间，若腑脏气实，则不为害。若虚，则能侵蚀，随其虫之动，而能变成诸患也。"脏腑虚弱、气血不和是虫证发生的重要原因，虫证的发生发展和预后与正气的强弱关系密切。所以后代医家在防治虫证时，既要驱虫杀虫，又要调理脾胃，扶助正气。如疗小儿虫疳之常用方肥儿散即是调理脾胃和杀虫消食并举的经典方药。

五、寄生虫病的预防保健措施

（一）蛔虫病

1. 未病先防　蛔虫病外因责之于饮食不洁，内因责之于脾胃虚弱。

蛔虫病的预防，首要在于儿童平时应养成良好的卫生习惯。如：①勤剪指甲，勤洗手，不吸吮手指，不在地上爬玩，饭前便后洗手。②做好环境卫生，加强粪便管理，采取多种方法消灭粪便中的寄生虫、虫卵，切断传播途径，减少感染的机会，保护水源及食物不受污染。③改变不良饮食习惯，不吃生冷肉类及未洗净的瓜果、蔬菜等。其次在于内调脾胃，平素饮食宜清淡、洁净，少食辛辣、炙煿及肥腻之品，以免助热生湿。必要时可食用使君子仁、南瓜子等日常食用品预防寄生虫病的发生。

2. 既病防变　蛔虫病临床表现有轻有重。轻者可无症状，或仅见脐周时有疼痛；病较重者可引起疳证；严重者或出现并发症，其中以蛔厥证、虫瘕证多见，应积极救治。具体措施有：①服用驱虫药，应注意休息和饮食，并注意服药后是否有反应及排虫情况。②密切观察蛔虫病的并发症，及时采取有效措施。蛔厥证时可口服食醋 60 ~ 100mL，安蛔止痛。③对各种并发症应采取相应的治疗措施，减轻症状，必要时采取外科治疗手段。④对于蛔厥证、虫瘕证，可通过专业人员按摩腹部缓解症状。

3. 瘥后防复　寄生虫病多因饮食、环境污染所致，故容易反复发生。平时应注意个人卫生，教育孩子不乱吃手、不吃不干净的食物，居住环境要保持清洁卫生，食物要彻底煮熟。

NOTE

（二）蛲虫病

1. 未病先防　蛲虫卵可经手至口感染，或相互传染，主要发生在幼儿园等集体机构或家庭中。具体措施有：①注意个人卫生，培养良好的卫生习惯，勤剪指甲，保持双手清洁，纠正手摄取食物、吮手指等不良卫生习惯。②加强卫生宣传，改善环境卫生，切断传播途径。有计划地对集体儿童机构的儿童进行普查。③采用湿法打扫室内卫生，室内环境经常消毒。玩具、衣被、用具应经常清洗、消毒。

2. 既病防变　蛲虫病轻者一般无明显全身症状，仅有肛门及会阴部瘙痒；重者蛲虫较多，可见烦躁、夜惊、磨牙、恶心、食欲不振等症；若蛲虫侵入肛门邻近器官，可引起尿道炎、阴道炎、输卵管炎等。

因此，本病强调预防为主，防治结合，杜绝重复感染，否则药物治疗也难奏效。防护措施有：①患儿床单及内衣应勤洗换，并用开水煮沸消毒，以杀死虫卵。②患儿每天早晨清洗肛门，防止小儿用手搔抓肛门。③治疗期间应配合清洁环境和衣被、食物、玩具的消毒。④必要时采用外治方法，如用百部、苦楝皮、苦参等汤剂灌肠或清洗肛门等方法。蛲虫的成虫寿命仅20～30日，如不重复感染，不需治疗即可自行痊愈。但大部分蛲虫病均须药物治疗，可口服驱虫药，肛门局部应用10%氧化锌软膏或蛲虫软膏。

3. 瘥后防复　防止重复感染，对彻底治疗蛲虫病有十分重要的意义。①家庭或集体儿童机构中的患儿应同时治疗。②勤换衣物及被褥，并用开水浸泡或蒸煮后在阳光下暴晒，避免再次感染。③居住环境应彻底清洁，采用湿擦湿扫，防止虫卵飞扬，清洗并蒸煮玩具、用具等。

（三）绦虫病

1. 未病先防　加强肉类检疫，大力开展健康宣教，不吃生肉或未煮熟的猪、牛肉。改变不良饮食习惯，生、熟食品砧板应分开。

2. 既病防变　绦虫病的治疗在于迅速有效的驱虫，中医治疗在驱虫的同时需注重脾胃的调理。服药前一晚禁食或稍进食，晨起空腹服药，使药物与虫体能更好地接触，服药后加服泻药或多饮水，促进虫体排出。

3. 瘥后防复　做好人粪便管理，不使猪、牛、羊接触人的粪便，切实做到人畜分居，使牲畜免受感染。

中医学认为，寄生虫病的病因关键在于脏腑虚弱和饮食卫生，而小儿基本生理特点是脏腑娇嫩，气血未充。因此，儿童作为寄生虫病的易感群体，预防寄生虫病除平素要注意锻炼身体、增强体质外，最重要的手段在于养成良好的卫生习惯。

第八节　儿童其他常见疾病

一、湿疹

小儿湿疹，中医文献所见"婴儿胎癣""湿疮""奶癣""胎敛疮"均属其范围，急性期以疱疹、糜烂、渗出为主；慢性期以鳞屑、结痂、浸润增厚为主。反复发作，剧烈瘙痒为临床主要特征。

湿疹发病大多在出生后 1 ~ 3 个月，6 个月以后逐渐减轻，大多数患儿 1.5 岁左右时逐渐自愈。一部分病儿延至幼儿或儿童期。病情轻重不一。

（一）生理病理特点

1. 与脾相关　小儿处于生长发育时期，脾胃功能相对不足。若素体禀赋不耐，脾胃失健，或感受外邪通过口鼻、肌肤侵犯人体，或过食生冷及发物，导致脾胃受损，脾失健运，湿热内生，外蕴肌肤而发为湿疮。

2. 与肺相关　肺位在上，为五脏六腑之华盖，外合皮毛；肺又主气，助心行血，通过其宣发功能，将气血津液输布于皮毛，则皮毛润泽，汗孔开合正常，机体不易受外邪侵袭。若肺气亏虚，不能输津于皮毛，津血不布，则皮毛失养，而致皮枯毛憔，卫外力弱，易于外感风湿热邪，客于肌肤，发为湿疮。

3. 与肝相关　小儿阳气偏盛，肝常有余。肝主疏泄藏阴血，若肝失疏泄，气血不调，则痰湿内停，蕴阻肌肤发为湿疮；肝阴不足，肌肤失养，则见皮损干燥、肥厚。

4. 与心相关　心主火，诸痛痒疮，皆属于心。《医宗金鉴·浸淫疮》载："此证初生如疥，瘙痒无时，蔓延不止，抓津黄水，浸淫成片，由心火脾湿受风而成。"《诸病源候论·浸淫疮侯》："浸淫疮是心家有风热，发于肌肤。"

（二）病因特点

1. 外在因素　小儿肌肤疏薄，腠理不密，藩篱至疏，寒暖衣着不能自理，故有六淫易犯的特点。小儿湿疮的发病又与六淫中的湿、热、风邪关系较为密切。

（1）湿邪　湿为阴邪，其性重着、黏滞。小儿肌肤嫩薄，腠理不密，易感湿邪，浸淫肌肤，而发湿疮。湿邪困脾致运化功能减弱，水湿停运，内湿由生，内外湿邪充于肌肤，迁延难愈。

（2）热邪　《小儿卫生总微论方》云："小儿生浸淫疮者，由腑有热，熏发皮肤，复为风湿相持，搏于血气。"《幼幼新书》曰："奶癣脾积热气行。"凡此均与热邪有关。热邪常与火并称，其性燔灼升腾，伤津耗气，生风动血，尤其容易导致疮疡肿毒。火邪上炎，客于肌肤，与血气相搏，外泄于肌肤而生湿疹。

（3）风邪　风邪乘虚侵入人体，郁于皮肤之间，内不得疏通，外不得表解，使营卫不和，气血运行失常，肌肤失于濡养而致病。《诸病源候论·小儿杂病诸候·癣候》云："癣病，由风邪与血气相搏于皮肤之间不散，变生瘾疹……儿饮乳，乳汁渍污儿面，变生此。"风善行而数变，故发病常无定处，游走不定，骤起骤消，瘙痒无度。风邪为百病之长，常合并其他邪气侵袭人体，夹湿热之邪，客于肌肤，引发湿疹；且湿疹日久，血虚风燥，亦使病情迁延难愈。

2. 内在因素　小儿湿疮之内在因素：一可归责于先天禀赋不足，胎热内蕴，抑或胎毒遗留，与外邪胶着而成湿疮；二又责之小儿脾本虚弱，加之后天喂养失宜，脾失健运，湿聚化热，亦可致湿疹犯发。

（1）禀赋不足　小儿湿疮可由先天禀赋不耐，或胎热内侵所致，属于特禀体质，程度轻重不一。《儒门事亲·小儿疮疱丹熛瘾疹旧蔽记》载："儿之在母腹也，胞养十月，蕴蓄浊恶热毒之气，非一日，及岁年而后发……凡胎生血气之属，皆有蕴蓄浊恶热毒之气。"张介宾《类经·疾病类》亦云："夫禀赋为胎元之本，精气之受于父母者是也。"若母亲怀孕时多食辛辣、炙煿、鱼腥海味或情志内伤，肝火内动，致胎火湿热，小儿生后易患湿疮。《外科大成》言："敛疮由母受胎之日，食酸辣海味太过，多生此疮。"

（2）脾常不足　小儿脾常不足，稍有喂养不当，抑或饮食不节，过食辛辣、鱼腥动风之品等，皆可伤及脾胃，脾失健运，水湿内停，停久化热，湿热内蕴，复感风湿热邪，两邪搏结，浸淫肌肤而发。正如《幼幼新书》言："奶癣脾积热气行。"

（三）西医解剖、生理特点

小儿皮肤系统的结构、功能特点与小儿时期易患湿疹密切相关。

1. 解剖特点　小儿皮肤是身体最外层的一个器官，覆盖全身，保护机体免受外界刺激，并参与机体的许多生理功能，对整个身体起着重要作用。小儿皮肤从妊娠初始时形成的原始单层表皮即周皮开始，到 1 岁后才逐渐发育完善，在不同年龄段均有异于成人皮肤的特点，年龄越小差异越大。如儿童皮肤角质层薄，毛细血管网丰富，以及内含水及氯化物较多，因而容易发生变态反应而引起湿疹。或母体雌激素通过胎盘传给胎儿，以致新生儿皮脂增多，易致脂溢性湿疹。此外，小儿皮肤娇嫩，无法耐受机械摩擦如唾液和溢奶等刺激，易引发湿疹。

2. 生理特点

（1）皮肤结构尚未完善　婴幼儿皮肤的真皮层较成人薄，发育也不如成人完善，表现为胶原纤维更细小、更稀疏，细胞密度大，因而皮肤柔软、娇嫩。故婴幼儿皮肤遭受摩擦容易受损，所以接触的衣物要尽量选择柔软细腻的材质以减少摩擦。

（2）皮肤屏障功能不全　婴幼儿皮肤屏障功能较成人弱，皮肤通透性增强，对有害物质和过敏物质反应也更加强烈，易受外在物理因素刺激，如日光、紫外线、外用功效性添加剂等。

（3）皮肤自身的免疫系统尚未完善　皮肤免疫系统未完善，抵抗力较弱，易出现皮肤过敏。应尽量避免婴幼儿接触刺激性过敏原。

（四）湿疹的预防保健原则

1. 固护正气，抵御外邪　小儿机体正气不足，对疾病的抵抗能力较差，加之寒暖不能自调，一旦调护失宜，则易为六淫之邪所侵袭。早在《诸病源候论》中就指出："宜时见风日，若都不见风日，则令肌肤脆软，便易伤损……天和暖无风之时，令母将抱日中嬉戏，数见风日，则血凝气刚，肌肉硬密，堪耐风寒，不致疾病。"

2. 合理喂养　湿疹的发病主要与脾胃相关，小儿脾本不足，一旦后天喂养不当则易损伤脾胃，使湿热内蕴而发湿疹。《素问·脏气法时论》云："五谷为养，五果为助，五畜为益，五菜为充，气味合而服之，以补精益气。"《景岳全书·小儿则》指出："小儿饮食有任意偏好者，无不致病……极宜慎之。"清代费伯雄明确提出了"食养疗法"一词。可见历代医家都非常重视饮食调养对于防治疾病的重要性。因此，在湿疹的防护方面也应注重根据个体情况，合理喂养。

3. 避免外在物理因素刺激　湿疹发病还与接触外在物理刺激因素相关。故应选取柔软衣物，尽量避免日光、寒冷等刺激。

（五）湿疹的预防保健措施

1. 未病先防　小儿体质较弱，脏腑娇嫩，抵御外邪能力弱，且皮肤角质层较薄，对各种刺激因素很敏感。故应注重合理喂养，且尽量避免接触外在物理因素刺激。具体措施包括：①所谓"乳贵有时，食贵有节"，故应避免过量喂食，防止消化不良；此外，《医宗金鉴·外科心法要诀》指出："胎敛疮……乳母俱忌河海鱼腥、鸡、鹅、辛辣、动风、发物，缓缓自收。"②《诸病源候论·养小儿候》强调"小儿始生，肌肤未成，……皆当以故絮着衣，莫用新棉也。"小儿衣着应选柔软而吸水性好、宽松而使四肢活动不受限制的棉质衣物为好，以减少衣物与皮肤之间的摩擦。母乳喂养者，母亲应选用柔软的纱布乳垫，避免潮湿的乳房刺激孩子的脸部，减少引起脸部湿疮隐患。③《证治准绳》言："汤须不冷不热，于无风密室浴之，勿令久。"《医宗金鉴·外科心法要诀》亦云："有误用烫洗，皮肤起粟，瘙痒无度，黄水浸淫，延及全身，即成湿疮。"故给小儿洗浴时应注意水温得当，且不使用强碱性的肥皂，避免刺激皮肤或加重皮肤干燥。④龋齿是诱发小儿湿疹的重要因素之一，故平时应注重口腔清洁。《礼记》早有关于"鸡初鸣，咸盥漱"的口腔卫生习惯记载；《金丹全书》亦言："凡一日饮食之毒，积于齿缝，当于夜间刷洗，则垢污尽去，齿自不坏。"

2. 既病防变 吴鞠通在《温病条辨·解儿难》中指出："邪之来也，势如奔马；其传变也，急如掣电。"故家长一旦发现可疑湿疹，应及时就诊，早诊断早治疗，及时用药，避免贻误病情，造成严重后果。

瘙痒是本病的主要症状之一，患儿往往不能忍受，先抓为快，而搔抓又会使病情加重。故应勤修剪患儿指甲，避免抓伤。可用纱布或袜子套住患儿两手，或轻微拍打患处，以减轻患儿痛苦。

若患儿依从性较高，可在内治法的基础上酌加中医特色外治疗法，如中药水煎外洗、体针（取穴神曲、阴陵泉、血海、大椎等）、耳针（取穴肺、脾、神门、皮损相应区域等）、火针（重点点刺红斑、丘疹、水疱及苔藓样病变区）和艾灸法（主穴多选阿是穴，配穴多取曲池、血海、合谷）。

必要时检测过敏原。明确病因，避免继续接触过敏物质。急性湿疹或慢性湿疹急性发作期间，应暂缓接种疫苗。

3. 瘥后防复 湿疹这一类变态反应性皮肤病的发生，与内外各种因素的综合作用相关，尤其是遗传因素、饮食、环境的影响，故常缠绵难愈，愈后极易复发。

应做好生活、饮食的调摄，脱离过敏因素。疾病痊愈或控制后，也应注重病后调理，以期达到巩固疗效的目的。对于湿疹的善后调理，可适当给予健脾祛湿或养血祛风药物，以巩固疗效，消除余邪，理脾扶正，调节体质，改善机体的超敏状态，以期减少复发。

湿疹是由多种内外因素引起的一种具有明显渗出倾向的炎症性皮肤病，临床以皮损形态多见，对称分布，剧烈瘙痒，有渗出倾向，反复发作为特征。常因禀赋不足，乳食不当，脾胃受损，湿热内生，复受风湿热之邪侵袭，内外邪气相搏，郁于肌肤所致。在预防保健上强调固护正气，抵御外邪，合理喂养，避免外在物理因素刺激。患病后应注意及时辨证施治，防止病情传变及加重。愈后亦要重视生活调护，减少复发概率。

二、过敏性鼻炎

过敏性鼻炎是发生在鼻黏膜的变态反应性疾病，以鼻痒、喷嚏、鼻分泌亢进、鼻黏膜肿胀为特点。过敏性鼻炎常伴有鼻窦的变态反应性炎症。本病可常年发作，也可为季节性发作，近年来发病率逐年增高，且有低龄化倾向。

过敏性鼻炎属中医学"鼻鼽"范畴，又名"鼽嚏""鼽水"。"鼽嚏"在《礼记·月令》中有记载："季秋行夏令，则其国大水，冬藏殃败，民多鼽嚏。"指出了气候反常是本病的病因之一。此后历代医家对本病的认识不断发展。如《素问玄机原病式·六气为病》曰："鼽者，鼻出清涕也。"指出了"鼽"字的含义。《杂病源流犀烛·鼻病源流》载："又有鼻鼽者，鼻流清涕不止，

NOTE

由肺经受寒而成也。"指出了本病的病因。《秘传证治要诀及类方》载："鼻塞流涕不止，有冷热不同，清涕者，脑冷肺寒所致，宜细辛、乌附、干姜之属。"丰富了本病的辨证论治。

（一）生理病理特点

鼻为肺之窍，是呼吸之气出入的通道，与肺直接相连。鼻为呼吸道之最上端，通过肺系（喉、气管等）与肺相连，具有主通气和主嗅觉的功能。鼻的通气和嗅觉功能都必须依赖肺气的宣发运动。肺气宣畅，则鼻窍通利，呼吸顺畅，嗅觉灵敏；肺失宣发，则鼻塞不通，呼吸不利，嗅觉亦差。《灵枢·五阅五使》说："鼻者，肺之官也。"《灵枢·脉度》："肺气通于鼻，肺和则鼻能知臭香矣。"

（二）病因特点

1. 外感因素　外因多为感受风邪、寒邪或接触异气，肺气不能宣降而致。

（1）风邪　鼻居高位，位于头部，为阳中之阳，属上焦。风为阳邪，系百病之长，善行而数变，易袭阳位。《素问·太阴阳明论》曰："伤于风者，上先受之。"风邪从口鼻而入，侵犯鼻窍，致络脉不通，气血痹络，鼻窍失于通畅，发为鼻鼽。

（2）寒邪　寒为阴邪，易伤阳气。小儿稚阳未充，外寒侵袭肌表，易使经络阻滞，卫阳被遏，肺气不能宣降，清阳之气不能上达清窍，发为鼻鼽，可见鼻塞、流涕等症。

（3）异气　异气指污浊的气体，如汽车废气、工业废气、各种有毒的化学气体，以及花粉、粉尘等，均可由口鼻而入，侵犯鼻窍，发为鼻鼽。

2. 内在因素　内因多为脏腑亏损，正气不足，卫表不固。发病与肺、脾、肾三脏密切相关，多为本虚标实之证。

（1）肺气虚寒　小儿肺脏娇嫩，易受外邪，肺主宣发，外合皮毛，肺气虚弱，卫表不固，风寒乘虚而入，邪气停聚鼻窍，鼻窍不利而为鼻鼽。

（2）脾气虚弱　脾胃为气血生化之源，小儿"脾常虚"，脾气虚弱，化生不足，鼻窍失养，抗邪无力，外邪侵犯鼻窍，发为鼻鼽。

（3）肾阳不足　肺司呼吸，为气之主；肾主纳气，为气之根。小儿"肾常虚"，肾阳不足，温煦失职，鼻窍失于温养，外邪易侵犯鼻窍，发为鼻鼽。亦可由于肾阳不足，寒水上泛鼻窍，发为本病。

（4）肺经蕴热　肺经素有郁热，或感受风热，肺失肃降，邪热上犯鼻窍，发为鼻鼽。

（三）西医解剖特点、生理功能

1. 解剖特点

（1）外鼻　外鼻由皮肤、骨和软骨构成。外观呈三棱锥体状，前棱上部为鼻根，向下依次为正中部鼻梁及鼻尖，左右两棱为鼻背。三棱锥体的底部为鼻底，由鼻中隔软骨的前下缘及鼻翼软骨内侧脚构成鼻小柱，由鼻底向前延续形成左、右前鼻孔。鼻翼向外下与面颊交界处有一条浅沟，即鼻唇沟。

（2）鼻腔　儿童鼻腔相对较小，鼻道狭窄。鼻腔左右各一，其冠状切面呈三角形，矢状切面上内侧壁及外侧壁均呈四边形。一般所指鼻腔系指固有鼻腔，后者经鼻内孔（鼻翼内侧弧形的隆起）与鼻前庭交通。鼻前庭前界为鼻前孔，后界为鼻内孔。该处有皮肤覆盖，其特征是皮肤长有鼻毛，并富含皮脂腺和汗腺，故易发生疖肿。由于皮肤与软骨紧密连接，一旦发生疖肿，疼痛明显。婴幼儿的鼻黏膜柔嫩并富含血管，感染时黏膜肿胀，易造成堵塞，导致呼吸困难或张口呼吸。

（3）鼻窦　鼻窦左右成对，共4对，分别是上颌窦、筛窦、额窦和蝶窦。与鼻腔的发育不同，鼻窦主要在出生后发育。新生儿上颌窦和筛窦极小，2岁以后迅速增大，至12岁充分发育。额窦2～3岁开始出现，12～13岁时发育。蝶窦3岁时才与鼻腔相通，6岁时很快增大。依照窦口引流的位置和方向及各个鼻窦的位置，将鼻窦分为前、后两组。前组鼻窦包括上颌窦、前组筛窦和额窦，窦口引流均位于中鼻道；后组鼻窦包括后组筛窦和蝶窦，前者窦口引流至上鼻道，后者窦口开口于上鼻道后上方的蝶筛隐窝。由于鼻窦黏膜与鼻腔黏膜相连续，鼻窦口相对大，故急性鼻炎常累及鼻窦，易发生鼻窦炎。

2. 生理功能

（1）呼吸功能　经鼻呼吸时，鼻腔对吸入的空气有加温、加湿和清洁的作用。无论外界空气的温度、湿度如何，经鼻吸入的空气在通过鼻腔的瞬间，温度可提高到接近体温，湿度则提高到75%以上，鼻腔特殊的结构为实现空气的加温、加湿提供了条件。鼻毛对空气中较粗大的粉尘颗粒有过滤作用；鼻黏膜分泌的黏液能黏附吸入鼻内的粉尘，并借黏膜上纤毛的运动，排出鼻腔外；鼻的反射（如打喷嚏）亦有助于清除随空气进入鼻腔的有害物质。因此，经鼻呼吸有利于保护下呼吸道。

（2）嗅觉功能　空气中的含气味微粒接触鼻腔的嗅区黏膜后，溶解于嗅腺分泌液，或借化学作用刺激嗅细胞产生神经冲动，经嗅神经、嗅球至嗅觉中枢，产生嗅觉。

（3）共鸣功能　鼻腔、鼻窦的特殊结构，对于从喉腔发出的声音可产生共鸣效应，使声音变得柔润和悦耳。鼻塞时则可出现特殊的闭塞性鼻音。

（四）过敏性鼻炎的预防保健原则

结合小儿"鼻为肺之窍""肺脏娇嫩"的生理特点，"正气不足，卫表不固"及"外感风、寒、异气之邪"的病因特点，过敏性鼻炎应遵循"扶固正气，外避邪气"的预防保健原则，采取相应的保健措施。

（五）过敏性鼻炎的预防保健措施

1. 未病先防　过敏性鼻炎具有阵发性和反复发作的特点。发作时以鼻痒、打喷嚏、流清涕为主要症状，常伴有鼻塞，部分患儿伴有嗅觉减退、眼痒、咽痒、哮喘等症状。检查可见鼻黏膜肿胀，颜色淡白或苍白，部分患儿亦可充血色红，鼻腔有较多清水样分泌物。本病多由肺、脾、肾三脏虚损，正气不足，腠理疏松，卫表不固，使机体对外界环境的适应性降低所致。

预防过敏性鼻炎，当"扶固正气，外避邪气"。具体措施包括：①养成良好的起居习惯，锻炼身体，增强体质，以提高机体对环境变化的适应能力。②注意饮食有节，避免过食生冷寒凉及高蛋白食物。③保持环境清洁，避免或减少粉尘、花粉、羽毛、兽毛、蚕丝等刺激。

2. 既病防变　本病应注意辨证论治。肺气虚寒者，治以温肺益气、祛风散寒；脾气虚弱者，治以健脾益气、升阳通窍；肾阳不足者，治以温补肾阳、固肾纳气；肺经温热者，治以清宣肺气、通利鼻窍。除内服药物治疗外，可配合外治疗法、针灸疗法和按摩疗法。

（1）外治法　①滴鼻法：可选用芳香通窍的中药滴鼻剂滴鼻。②嗅法：可用白芷、川芎、细辛、辛夷共研细末，置瓶内，时时嗅之。③吹鼻法：可用碧云散吹鼻，亦可用皂角研极细末吹鼻。

（2）针灸疗法　①体针：选迎香、印堂、风池、风府、合谷等为主穴，以上星、足三里、

NOTE

禾髎、肺俞、脾俞、肾俞、三阴交等为配穴。每次主穴、配穴各选 1～2 穴，用补法，留针 20 分钟。②灸法：选足三里、命门、百会、气海、三阴交、涌泉、神阙、上星等穴，悬灸或隔姜灸，每次 2～3 穴，每穴 20 分钟。③耳穴贴压：选神门、内分泌、内鼻、肺、脾、肾等穴，以王不留行籽贴压以上穴位，两耳交替。④穴位注射：可选迎香、合谷、风池等穴，药物可选当归注射液、丹参注射液，或维生素 B_1 等，每次 1 穴（双侧），每穴 0.5～1mL。⑤穴位敷贴：可用斑蝥打粉，取少许撒于胶布，敷贴于内关或印堂穴，12～24 小时后取下（亦可视皮肤反应程度而定）。若有水疱可待其自然吸收，或用注射器抽吸。

（3）按摩疗法　通过按摩以疏通经络，使气血流通，驱邪外出，宣通鼻窍。方法：患者先自行将双手大鱼际摩擦至发热，再贴于鼻梁两侧，自鼻根至迎香穴往返摩擦，至局部有热感为度；或以两手食指或中指于鼻梁两边按摩 20～30 次，令表里俱热，早晚各 1 次；再由攒竹向太阳穴推按至热，每日 2～3 次；患儿亦可用手掌心按摩面部及颈后、枕部皮肤，每次 10～15 分钟；或可于每晚睡觉前，自行按摩足底涌泉穴至发热，并辅以按摩两侧足三里、三阴交等。

3. 瘥后防复　过敏性鼻炎经积极防治，可控制症状，但容易反复发作。部分患儿可并发鼻息肉、哮喘等疾病。症状控制后应注意避开已知或可疑过敏原；锻炼身体，增强体质，减少感冒的发生。

过敏性鼻炎是儿科的常见病、多发病。正气不足，卫表不固是其发病的主要内因；外因多责之于感受风、寒、异气之邪。在预防保健上，强调扶固正气，外避邪气。在具体措施上，强调养成良好的起居习惯，锻炼身体，增强体质，以提高机体对环境变化的适应能力；注意饮食有节，避免过食生冷寒凉及高蛋白食物；保持环境清洁，避免或减少粉尘、花粉、羽毛、兽毛、蚕丝等之刺激。病愈后应注意避开已知或可疑过敏原，尽量减少再次发作的频率。

三、肥胖

肥胖是长期能量摄入超过消耗，导致体内过多能量以脂肪的形式贮存，使增加的脂肪组织达到损害人体健康的程度。肥胖正成为一个日趋严重的、全球性的、危害健康并呈一定流行趋势的公共卫生问题。

历代医籍对肥胖病的论述非常多。对本病的最早记载见于《内经》，《素问·异法方宜论》曰："其民华食而脂肥。"《素问·通评虚实论》曰："肥贵人则高粱之疾也。"《素问·奇病论》曰："此人必数食甘美而多肥也。"说明肥胖的发生与过食肥甘、先天禀赋等多种因素有关，同时指出养生必须注意形体的肥瘦。《素问·八正神明论》曰："故养神者，必知形之肥瘦。"后世医家在此基础上，认识到肥胖的病机还与气虚、痰湿、七情及地理环境等因素有关。如《景岳全书·杂症谟·非风》认为肥人多虚；《丹溪心法》《医门法律》认为肥人多痰湿。肥胖病变日久，常变生他病。《内经》中已经认识到肥胖与消瘅等病证有关，极度肥胖者，常易合并消渴、头痛、眩晕、胸痹、中风、胆胀、痹证等。在治疗方面，《丹溪心法·中湿》认为肥胖应从湿热及气虚两方面论治。《石室秘录·肥治法》认为治痰须补气兼消痰，并补命火，使气足而痰消。

（一）生理病理特点

小儿处于生长发育时期，脏器成而未全，全而未壮，脾常不足。胃主受纳，脾主运化，主司一身之肌肉四肢，并为胃行其津液。小儿脾常不足表现为运化乏力，每因饮食变更引起运化功能异常而发生疾病。若禀赋不耐或饮食失节，脾胃失健，或缺乏运动，阳气化生不足，导致痰湿之邪内生，灌于四肢肌肉，发为肥胖。

胃为阳明燥土之腑，胃强者易于化热，胃热消灼，使水谷腐熟过旺。脾为太阴湿土之脏，易伤阳气，加之小儿脾常不足的生理特性，易受湿困，乃生痰之源。胃纳太过，壅滞脾土，一则酿生湿热，进而化生痰湿；二则损伤脾阳，脾失运化而生痰湿。痰湿阻碍气机则致气郁。无论痰湿还是气郁，均可郁久生热。痰瘀互生，气郁血瘀，热伤血络。因此，在痰阻、气郁、内热的基础上，也可形成瘀血。《素问·奇病论》云："肥者令人内热，甘者令人中满。""中满"即痰湿、气郁。《灵枢·逆顺肥瘦》曰："广肩，腋项肉薄，厚皮而黑色，唇临临然，其血黑以浊，其气涩以迟。"即指在肥胖痰湿的基础上，发生血瘀和气滞。

由此可见，肥胖的发生与脾胃关系密切，与肾气虚衰的关系也较为密切。

（二）病因特点

1. 饮食不节　暴饮暴食，食量过大，或过食肥甘，长期饮食不节，一方面可致水谷精微在人体内堆积成为膏脂，形成肥胖；另一方面也可损伤脾胃，不能布散水谷精微及运化水湿，致使湿浊内生，蕴酿成痰，痰湿聚集体内，使人体臃肿肥胖。

2. 缺乏运动　长期喜卧好坐，缺乏运动，则气血运行不畅，脾胃呆滞，运化失司，水谷精微失于输布，化为膏脂痰浊，聚于肌肤、脏腑、经络而致肥胖。

3. 先天禀赋　《内经》即认识到肥胖与人的体质有关。现代已明确认识到，肥胖的发生具有家族性。阳热体质，胃热偏盛者，食欲亢进，食量过大，脾运不及，可致膏脂痰湿堆积，而成肥胖。

此外，肥胖的发生还与性别、地理环境等因素有关。由于女性活动量较男性少，故女性肥胖者较男性为多。

（三）西医解剖生理特点

1. 脂肪细胞和脂肪组织　脂肪细胞是一种高度分化的细胞，可以贮存和释放能量，而且是一个内分泌器官，能分泌数十种脂肪细胞因子、激素或其他调节物，影响局部或远处组织器官，在机体代谢及内环境稳定中发挥重要作用。肥胖患者脂肪组织的增大可由于脂肪细胞数量增多（增生型）、体积增大（肥大型）或同时数量增多、体积增大（增生肥大型），伴随炎症反应如吞噬细胞和其他免疫细胞浸润，脂肪因子分泌增多，出现胰岛素抵抗和低度的系统炎症。

人体脂肪细胞数量的增多主要在出生前3个月、生后第1年和11～13岁三个阶段，若肥胖发生在这三个时期，即可引起脂肪细胞数目增多性肥胖，治疗困难较易复发；而不在此脂肪细胞增殖期发生的肥胖，脂肪细胞体积增大而数目正常，治疗较易奏效。

2. 脂肪的分布　脂肪分布有性别差异。男性型脂肪主要分布在内脏和上腹部皮下，称为"腹型"或"中心性"肥胖。女性型脂肪主要分布于下腹部、臀部和股部皮下，称为"外周性"肥胖。中心性肥胖者发生代谢综合征的危险性较大，而外周性肥胖者减肥更为困难。

3. "调定点"上调　长期高热量高脂肪饮食，体重增加后，即使恢复正常饮食，也不能恢复到原先体重。持续维持高体重可引起适应，体重调定点不可逆升高，即调定点上调。可逆性（轻度和短期）体重增加是现有细胞大小增加的结果，当引起脂肪增加的情况去除后，脂肪细胞减少其平均大小而体重恢复原有水平。不可逆性（重度和持续）体重增加可能伴有脂肪细胞数目增加，因而变化将是恒定的。

NOTE

（四）肥胖的预防保健原则

1. 维持正常生长发育　保证儿童体格生长正常发展水平。维持正常体重增长速率，尤其是脂肪组织，与身体其他组织的增长比例适宜。

2. 促进有氧代谢能力　加强运动和体质健康。

3. 控制体重　建立良好的生活行为习惯，树立正确的健康观念，使肥胖不出现反弹。

4. 临床处理　一般不主张肥胖儿童采用节食的饥饿疗法，也不主张用药治疗。因肥胖致器官损害的儿童可用药物或手术治疗，但必须在专业医生指导下进行。

（五）肥胖的预防保健措施

1. 未病先防　预防肥胖的基本原则是控制体重，且贯穿在发育的不同阶段，具体措施包括：①妊娠后期孕母减少脂类食物的摄入，防止胎儿超重。②出生后科学喂养，合理膳食。③生活规律，加强锻炼。④定期体检，监测小儿体重等。

2. 既病防变　既病防变的基本目标是改变生活方式，包括健康饮食（食物指导），增加每日运动量，减少产热性能性食物的摄入和增加机体对热能的消耗。

（1）控制饮食　膳食评价的结果可有效帮助儿童恢复膳食平衡，控制儿童体重的增加。7岁以上儿童超重且有高脂血症或高血压者，应降低体重，或维持体重不增，按平均体重/身高计算能量摄入，采用低热量、低脂肪、低糖、高蛋白的饮食，提供适量的维生素和微量元素，保证儿童生长发育所需营养。

（2）运动疗法　增加能量消耗，使脂肪细胞释放游离脂肪酸，脂肪细胞体积变小；增强肌肉，使身体强壮。运动疗法主要包括综合有氧运动、力量训练、日常活动的增加。综合有氧运动（3次/周，50分钟/次）作为传统的运动疗法，能较好地控制运动强度和运动时间。增加日常活动，如长期低强度体力活动（散步、做家务、上学步行等），或中等强度的体育活动（爬楼梯、游泳、玩球类等），养成经常运动的习惯，以维持控制体重的治疗效果。

（3）行为矫治　需让儿童与家庭认识到肥胖影响健康，配合治疗是儿童肥胖保健成功的关键，包括饮食行为和生活行为调整。帮助儿童建立减肥日记，可逐步让儿童认识自己行为的问题，如记录所有食物的摄入时间、种类、数量，以及每天的活动时间、活动类型，定期测量体重，学习计算 BMI，进行自我监督。

3. 瘥后防复　肥胖患儿经积极防治，体重可恢复正常，但容易复发。体重恢复正常后应长期坚持健康的生活方式，尽可能使体重维持在正常范围内。

四、性早熟

性早熟指女孩 8 岁以前、男孩 9 岁以前出现第二性征发育的内分泌疾病。一般女孩先有乳房增大，阴唇发育，色素沉着，接着阴道分泌物增多，出现阴毛、腋毛，最后月经来潮。男孩先睾丸增大，继之阴茎增粗，可有阴茎勃起，阴囊皮肤皱褶增加、着色，出现阴毛、腋毛、痤疮及胡须、喉结，变声，甚至有夜间遗精。患儿同时伴有身高增长加速。

临床上性早熟分为真性、假性及不完全性三种类型，以真性性早熟最常见。随着经济的进步和环境的改变，本病发病率有逐步提高的趋势，目前已经成为儿科临床常见的内分泌疾病之一。性早熟多发于女性，女孩发病率为男孩的 4～5 倍，经济发达地区的发病率较高。

（一）生理病理特点

古代医学文献中虽无明确的性早熟的记载，但对性发育过程却有深刻的认识。早在《素问·上古天真论》中就明确指出："女子七岁，肾气盛，齿更发长；二七而天癸至，任脉通，太冲脉盛，月事以时下，故有子……丈夫八岁，肾气实，发长齿更；二八，肾气盛，天癸至，精气溢泻，阴阳和，故能有子。"肾为先天之本，与生长发育生殖密切相关。人出生后随着肾气的不断充盈，产生天癸。天癸是肾气充盈到一定程度而产生的，具有促进人体生殖器官发育成熟并能维持人体生殖功能的物质。天癸来至，女子月经来潮，男子开始排精，生殖功能发育成熟。结合小儿的生理特点为肾常虚，又小儿"阳常有余，阴常不足"，故在各种致病因素的作用下，易出现肾阴不足，失于滋养，虚热内扰，引动天癸早至，故第二性征发育。

肝为刚脏，主疏泄，肝之疏泄功能正常，则可舒通一身气机，促进男女生殖。经络学说认为足厥阴肝经循股阴，入毛中，环阴器，上贯膈，布胸胁，绕乳头而行，乳房、阴部皆为足厥阴肝经所络；故女子乳房的发育、月经的排泄、男子精液的贮藏与施泄与肝的疏泄功能密切相关。万全在《育婴秘诀》中提出"五脏之中肝有余"，小儿情志过极，郁而化火，易致肝火上炎，可致天癸早至，女孩出现月经早潮、乳房早发育，男孩开始排精等第二性征的发育。

小儿自出生到成人，始终处于不断生长发育的过程中，因而对营养物质的需求相对于成人较多，故脾胃功能相对不足。小儿脾常不足表现为运化力弱，多因饮食不当引起运化功能异常而发生疾病。小儿饮食不知节制，饮食量或质的过度，均可损伤脾胃。脾为后天之本、气血生化之源，过食肥甘厚腻之物，导致脾胃受损，水湿不运，痰湿内生，壅滞气机，气滞血瘀，冲任失调，引动天癸早至，第二性征提前出现；痰湿之邪充斥形体，泛溢肌肤，可见形体肥胖。

由此可见，性早熟的发生与肾、肝、脾三脏功能及天癸的早至有关。

（二）病因特点

性早熟病因与先天禀赋及后天调养有关，多因疾病、营养过剩、过食某些滋补品、含生长激素合成饲料喂养的禽畜类食物，或误服某些药物，或过早接触"儿童不宜"的影视作品，使体内脏腑阴阳平衡失调，阴虚火旺，相火妄动，或肝气郁结，郁而化火，或痰湿壅滞，冲任失调，导致天癸早至。其病位主要在肾、肝、脾三脏。

1.阴虚火旺　肾藏精，主生长发育与生殖，具有促进机体生长发育和生殖的生理功能。小儿肾常虚，在致病因素作用下，易出现肾之阴阳失衡，常为肾阴不足，不能制阳，相火偏亢则天癸早至，第二性征提前出现。火性炎上，故同时表现出烦躁易怒、面红潮热、多汗等症。

2.肝郁化火　肝藏血，主疏泄，为调节气机之主司。小儿肝常有余，虽然七情为病，小儿少于成人，但随着小儿神志发育逐渐完善，五志已全，七情皆有，亦可过极而致病。家长对孩子的过于溺爱，以及教育不得法，责打凌辱，或环境改变，均可引起情志抑郁成疾。若因疾病或精神因素导致肝气郁结，郁而化火，肝火上炎，可至天癸早至。除第二性征提前出现外，因气机升降失司，阻遏于胸，不通则痛，出现乳房胀痛，胸闷不适；肝经湿热熏蒸于上，则脸部出现痤疮；湿热下注，则带下增多、色黄。

3.痰湿壅滞　脾主运化水及水谷精微。小儿脾常不足，若长期偏好膏粱厚味，损伤脾胃，可致脾失健运，水液壅滞，日久成痰，痰湿阻络，气血运行不畅，冲任失调，引动天癸早至，第二性征提前出现。营养过剩，膏脂壅积，则形体肥胖；痰湿壅滞，气机不畅，则胸闷喜叹息；痰湿流注下焦，伤及任、带，则带下增多。若痰湿郁久化热，还可见口苦黏腻，大便秘结。

NOTE

（三）西医解剖生理特点

小儿下丘脑－垂体－性腺轴功能启动的迟早与小儿性早熟的发病与否密切相关。

1. 解剖特点   下丘脑位于第三脑室的周围和底部，有许多神经核含有不同的神经内分泌细胞分泌激素，已知的下丘脑激素有生长激素释放激素（GHRH）、促甲状腺激素释放激素（TRH）、促肾上腺激素释放激素（CRH）、促性腺激素释放激素（GnRH）等。与小儿性早熟发病密切相关的是 GnRH。GnRH 合成后主要集中于正中隆起，进入门脉至垂体前叶促性腺细胞，促进垂体合成和分泌促黄体生成素（LH）、卵泡刺激素（FSH），尤其是 LH 的分泌。

2. 生理特点   青春期前，由于中枢神经系统的抑制因素占优势，以及下丘脑对性激素的负反馈抑制作用高度敏感，下丘脑－垂体－性腺轴功能处于抑制状态，体内的促性腺激素、性激素均处于较低水平。接近青春期时，中枢神经系统的抑制性影响因素逐渐解除，兴奋性影响因素日益增强，且随着下丘脑的发育成熟，其对性激素负反馈抑制的敏感性显著下降，使该轴功能被激活，引起促性腺激素的脉冲分泌，导致青春期启动。小儿的性腺轴调节机制未成熟，容易受性激素的刺激而发生第二性征的发育，故应避免接触含雌激素的药物、食物、化妆品等。

（四）性早熟的预防保健原则

结合小儿"阳常有余""阴常不足"的生理特点，以及"阴虚火旺""肝郁化火""痰湿壅滞"的病理机制，性早熟应坚持"调和阴阳、泻实补虚"的预防保健原则，采取相应的保健措施，从而减慢性发育，抑制骨骼成熟，改善成人期最终身高；预防与性发育有关的精神社会问题。

（五）性早熟的预防保健措施

1. 未病先防   预防性早熟，当调和阴阳，泻实补虚。具体措施包括：①幼儿及孕妇禁止服用含有性激素类的滋补品，如人参蜂王浆、鹿茸、新鲜胎盘、花粉等，以预防假性性早熟的发生。②儿童不使用含激素的护肤品，不看"儿童不宜"的影视作品。③不食用含生长激素合成饲料喂养的禽畜类食物。④哺乳期妇女不服避孕药。⑤锻炼身体，增强体质，控制体重，避免肥胖。

2. 既病防变   性早熟经积极防治，可控制性发育，延迟骨骼成熟，但疗程长，需要坚持，特别是特发性真性性早熟，一般需要维持到正常青春期开始的年龄才能停药。不完全性性早熟是一良性过程，但也可能是真性或假性性早熟的早期征象，因此需要对患儿家属详细解释该病的发病原因和及时治疗对患儿预后的重要性，对患儿需做好心理安慰，解除心理压力，并告知定期复查的重要性。

3. 瘥后防复   性早熟的发生与机体内外各种因素的综合作用有关，尤其是遗传因素、饮食、环境等的影响。因此应注意保持良好的生活和饮食习惯，同时定期监测和复查。

附录

附录一 0 ～ 18 岁儿童青少年生长标准

附表 1–1 0 ～ 18 岁儿童少年身高、体重百分位数值表（男）

年龄	3rd 身高（cm）	3rd 体重（kg）	10th 身高（cm）	10th 体重（kg）	25th 身高（cm）	25th 体重（kg）	50th 身高（cm）	50th 体重（kg）	75th 身高（cm）	75th 体重（kg）	90th 身高（cm）	90th 体重（kg）	97th 身高（cm）	97th 体重（kg）
出生	47.1	2.62	48.1	2.83	49.2	3.06	50.4	3.32	51.6	3.59	52.7	3.85	53.8	4.12
2 月	54.6	4.53	55.9	4.88	57.2	5.25	58.7	5.68	60.3	6.15	61.7	6.59	63.0	7.05
4 月	60.3	5.99	61.7	6.43	63.0	6.90	64.6	7.45	66.2	8.61	67.6	8.61	69.0	9.20
6 月	64.0	6.80	65.4	7.28	66.8	7.80	68.4	8.41	70.0	9.07	71.5	9.70	73.3	10.37
9 月	67.9	7.56	69.4	8.09	70.9	8.66	72.6	9.33	74.4	10.06	75.9	10.75	77.5	11.49
12 月	71.5	8.16	73.1	8.72	74.7	9.33	76.5	10.05	78.4	10.83	80.1	11.58	81.8	12.37
15 月	74.4	8.68	76.1	9.27	77.8	9.91	79.8	10.68	81.8	11.51	83.6	12.3	85.4	13.15
18 月	76.9	9.19	78.7	9.81	80.6	10.48	82.7	11.29	84.8	12.16	86.7	13.01	88.7	13.90
21 月	79.5	9.71	81.4	10.37	83.4	11.08	85.6	11.93	87.9	12.86	90.0	13.75	92.0	14.70
2 岁	82.1	10.22	84.1	10.90	86.2	11.65	88.54	12.5	90.9	13.51	93.1	14.46	95.3	15.46
2.5 岁	86.4	11.11	88.6	11.85	90.8	12.66	93.3	13.64	95.59	14.70	98.2	15.73	100.53	16.8
3 岁	89.7	11.94	91.9	12.74	94.2	13.61	96.8	14.65	99.4	15.80	101.8	16.92	104.1	18.12
3.5 岁	93.4	17.73	95.7	13.58	98.0	14.51	100.6	15.63	103.2	16.86	105.7	18.08	108.1	19.38
4 岁	96.7	13.52	99.1	14.43	101.4	16.6	104.1	16.64	106.9	17.98	109.3	19.29	111.8	20.71
4.5 岁	100.0	14.37	102.4	15.35	104.9	16.43	107.7	17.75	110.5	19.22	113.1	20.67	115.7	22.24
5 岁	103.3	15.26	105.8	16.33	108.4	17.52	111.3	18.98	114.2	20.61	116.9	22.23	119.6	24.00
5.5 岁	106.4	16.09	109.0	17.26	111.7	18.56	114.7	20.18	117.7	21.98	120.5	23.81	123.3	25.81
6 岁	109.1	16.80	111.8	18.06	114.6	19.49	117.7	21.26	120.9	23.26	123.7	25.29	126.6	27.55
6.5 岁	111.7	17.53	114.5	18.92	117.4	20.49	120.7	22.45	123.9	24.70	126.9	27.00	129.9	29.57
7 岁	114.6	18.48	117.6	20.04	120.6	21.81	124.0	24.06	127.4	26.66	130.5	29.35	133.7	32.41
7.5 岁	117.4	19.43	120.5	21.17	123.6	23.16	127.1	25.72	130.7	28.70	133.9	31.84	137.2	35.45

续表

年龄	3rd 身高（cm）	3rd 体重（kg）	10th 身高（cm）	10th 体重（kg）	25th 身高（cm）	25th 体重（kg）	50th 身高（cm）	50th 体重（kg）	75th 身高（cm）	75th 体重（kg）	90th 身高（cm）	90th 体重（kg）	97th 身高（cm）	97th 体重（kg）
8 岁	119.9	20.32	123.1	22.24	126.3	24.46	130.0	27.33	133.7	30.71	137.1	34.31	140.4	38.49
8.5 岁	122.3	21.18	125.6	23.28	129.0	25.73	132.7	28.9	136.6	32.69	140.1	36.74	143.6	41.49
9 岁	124.6	22.04	128.0	24.31	131.4	26.98	135.4	30.46	139.3	34.61	142.9	39.08	146.5	44.35
9.5 岁	126.7	22.95	130.3	25.42	133.9	28.31	137.9	32.09	142.0	36.61	145.7	41.49	149.4	47.24
10 岁	128.7	23.89	132.3	26.55	136.0	29.66	140.2	33.74	144.4	38.61	148.2	43.85	152.0	50.01
10.5 岁	130.7	24.96	134.5	27.83	138.3	31.20	142.6	35.58	147.0	40.81	150.9	46.40	154.9	52.93
11 岁	132.9	26.21	136.8	29.33	140.8	32.97	145.3	37.69	149.9	43.27	154.0	49.20	158.1	56.07
11.5 岁	135.3	27.59	139.5	30.97	143.7	34.91	148.4	39.98	153.1	45.94	157.4	52.21	161.7	59.40
12 岁	138.1	29.09	142.5	32.77	147.0	37.03	151.9	42.49	157.0	48.86	161.5	55.50	166.0	63.04
12.5 岁	141.1	30.74	145.7	34.71	150.4	39.29	155.6	45.13	160.8	51.89	165.5	58.90	170.2	66.81
13 岁	145.0	32.82	149.6	37.04	154.3	41.90	159.5	48.08	164.8	55.21	169.5	62.57	174.2	70.83
13.5 岁	148.8	35.03	153.3	39.42	157.9	44.45	163.0	50.85	168.1	58.21	172.7	65.80	177.2	74.33
14 岁	152.3	37.36	156.7	41.80	161.0	46.90	165.9	53.37	170.7	60.83	175.1	68.53	179.4	77.20
14.5 岁	155.3	39.53	159.4	43.94	163.6	49.00	168.2	55.43	172.8	62.86	176.9	70.55	181.0	79.24
15 岁	157.5	41.43	161.4	45.77	165.4	50.75	169.8	57.08	174.2	64.40	178.2	72.00	182.0	80.60
15.5 岁	159.1	43.05	162.9	47.31	166.7	52.19	171.0	58.39	175.2	65.57	179.1	73.03	182.8	81.49
16 岁	159.9	44.28	163.6	48.47	167.4	53.26	171.6	59.35	175.8	66.40	179.5	73.73	183.2	82.05
16.5 岁	160.5	45.30	164.2	49.42	167.9	54.13	172.1	60.12	176.2	67.05	179.9	74.25	183.5	82.44
17 岁	160.9	46.04	164.5	50.11	168.2	54.22	172.3	60.68	176.4	67.51	180.1	74.62	183.7	82.70
18 岁	161.3	47.01	164.9	51.02	168.6	55.60	172.7	61.40	176.7	68.11	180.4	75.08	183.9	83.00

附表 1-2　0 ~ 18 岁儿童少年身高、体重百分位数值表（女）

年龄	3rd 身高（cm）	3rd 体重（kg）	10th 身高（cm）	10th 体重（kg）	25th 身高（cm）	25th 体重（kg）	50th 身高（cm）	50th 体重（kg）	75th 身高（cm）	75th 体重（kg）	90th 身高（cm）	90th 体重（kg）	97th 身高（cm）	97th 体重（kg）
出生	46.6	2.57	47.5	2.76	48.6	2.96	49.7	3.21	50.9	3.49	51.9	3.75	53.0	4.04
2 月	53.4	4.21	54.7	4.50	56.0	4.82	57.4	5.21	58.9	5.64	60.2	6.06	61.6	6.51
4 月	59.1	5.55	60.3	5.93	61.7	6.34	63.1	6.83	64.6	7.37	66.0	7.90	67.4	8.47
6 月	62.5	6.34	63.9	6.76	65.2	7.21	66.8	7.77	68.4	8.37	69.8	8.96	71.2	9.59
9 月	66.4	7.11	67.8	7.58	69.3	8.08	71.0	8.69	72.8	9.36	74.3	10.01	75.9	10.71
12 月	70.0	7.70	71.6	8.20	73.2	8.74	75.0	9.40	76.8	10.12	78.5	10.82	80.2	11.57
15 月	73.2	8.22	74.9	8.75	76.6	9.33	78.5	10.02	80.4	10.79	82.2	11.53	84.0	12.33

续表

年龄	3rd		10 th		25th		50th		75th		90th		97 th	
	身高（cm）	体重（kg）	身高（cm）	体重（kg）	身高（cm）	体重（kg）	身高（cm）	体重（kg）	身高（cm）	体重（kg）	身高（cm）	体重（kg）	身高（cm）	体重（kg）
18月	76.0	8.73	77.7	9.29	79.5	9.91	81.5	10.65	83.6	11.46	85.5	12.55	87.4	13.11
21月	78.5	9.26	80.4	9.86	82.3	10.51	84.4	11.30	86.6	12.17	88.6	13.01	90.7	13.93
2岁	80.9	9.76	82.9	10.39	84.9	11.08	87.2	11.92	89.6	12.84	91.7	13.74	93.9	14.71
2.5岁	85.2	10.65	87.4	11.35	89.6	12.12	92.1	13.05	94.6	14.07	97.0	15.08	99.3	16.16
3岁	88.6	11.50	90.8	12.27	93.1	13.11	95.6	14.13	98.2	15.25	100.5	16.36	102.9	17.55
3.5岁	92.4	12.32	94.6	13.14	96.8	14.05	99.4	15.16	102.0	16.38	104.4	17.59	106.8	18.89
4岁	95.8	13.10	98.1	13.99	10G.4	14.97	103.1	16.17	105.7	17.50	108.2	18.81	110.6	20.24
4.5岁	99.2	13.89	101.5	14.85	104.0	15.92	106.7	17.22	109.5	18.66	112.1	20.10	114.7	21.67
5岁	102.3	14.64	104.8	15.68	107.3	16.84	110.2	18.26	113.1	19.83	115.7	21.41	118.4	23.14
5.5岁	105.4	15.39	108.0	16.52	110.6	17.78	116.5	21.06	116.5	21.06	119.3	22.81	122.0	24.72
6岁	108.1	16.10	110.8	17.32	113.5	18.68	116.6	20.37	119.7	22.27	122.5	24.19	125.4	26.30
6.5岁	110.6	16.80	113.4	18.12	116.2	19.60	119.4	21.44	122.7	23.51	125.6	25.62	128.6	27.96
7岁	113.3	17.58	116.2	19.01	119.2	20.62	122.5	22.64	125.9	24.94	129.0	27.28	132.1	29.89
7.5岁	116.0	18.39	119.0	19.95	122.1	21.71	125.6	23.93	129.1	26.48	132.3	29.08	135.5	32.01
8岁	118.5	19.20	121.6	20.89	124.9	22.81	128.5	25.25	132.1	28.05	135.4	30.95	138.7	34.23
8.5岁	121.0	20.25	124.2	21.88	127.6	23.99	131.3	26.67	135.1	29.77	138.5	33.00	141.9	36.69
9岁	123.3	20.93	126.7	22.93	130.2	25.23	134.1	28.19	138.0	31.63	141.6	35.26	145.1	39.41
9.5岁	125.7	21.89	129.3	24.08	132.9	26.61	137.0	29.87	141.1	33.72	144.8	37.79	148.5	42.51
10岁	128.3	22.98	132.1	25.36	135.9	28.15	140.1	31.76	144.4	36.05	148.2	40.63	152.0	45.97
10.5岁	131.1	24.22	135.0	26.80	138.9	29.84	143.3	33.80	147.7	38.53	151.6	43.61	155.6	49.59
11岁	134.2	25.74	138.2	28.53	142.2	31.81	146.6	36.10	151.1	41.24	155.2	46.78	159.2	53.33
11.5岁	137.2	27.43	141.2	30.29	145.2	33.86	149.7	38.40	154.1	43.85	158.2	49.73	162.1	56.67
12岁	140.2	29 33	144.1	32.42	148.0	36.04	152.4	40.77	156.7	46.42	160.7	52.49	164.5	59.64
12.5岁	142.9	31.22	146.6	34.39	150.4	38.09	154.6	42.89	158.8	48.60	162.6	54.71	166.3	61.86
13岁	145.0	33.09	148.6	36.29	152.2	40.00	156.3	44.79	160.3	50.45	164.0	56.46	167.6	63.45
13.5岁	146.7	34.82	150.2	38.01	153.7	41.69	157.6	46.42	161.6	51.97	165.1	57.81	168.6	64.55
14岁	147.9	36.38	151.3	39.55	154.8	43.19	158.6	47.83	162.4	53.23	165.9	58.88	169.3	65.36
14.5岁	148.9	37.71	152.2	40.84	155.6	44.43	159.4	48.97	163.1	54 23	166.5	59.70	169.8	65.93
15岁	149.5	38.73	152.8	41.83	156.1	45.36	159.8	49.82	163.5	54.96	166.8	60.28	170.1	66.30
15.5岁	149.9	39.51	153.1	42.58	156.5	46.06	160.1	50.45	163.8	55.49	167.1	60.69	170.3	66.55
16岁	149.8	39.96	153.1	43.01	156.4	46.47	160.1	50.81	163.8	55.79	167.1	60.91	170.3	66.69

NOTE

续表

年龄	3rd		10 th		25th		50th		75th		90th		97 th	
	身高（cm）	体重（kg）	身高（cm）	体重（kg）	身高（cm）	体重（kg）	身高（cm）	体重（kg）	身高（cm）	体重（kg）	身高（cm）	体重（kg）	身高（cm）	体重（kg）
16.5 岁	149.9	40.29	153.2	43.32	156.5	46.76	160.2	51.07	163.8	56.01	167.1	61.07	170.4	66.78
17 岁	150.1	40.44	153.4	43.47	156.7	46.90	160.3	51.20	164.0	56.11	167.3	61.15	170.5	66.82
18 岁	150.4	40.71	153.7	43.73	157.0	47.14	160.6	51.41	164.2	56.28	167.5	61.28	170.7	66.89

注：①根据 2005 年九省 / 市儿童体格发育调查数据研究制定；②3 岁以前为身长。参考文献：中华儿科杂志，2009 年 7 期。首都儿科研究所生长发育研究室制作。

附录二　0～6 岁儿童发育行为评估量表（儿心量表-Ⅱ）

A：0～6 岁儿童发育行为评估量表　见附表 2-1、附图 2-1、附图 2-2 和附表 2-2。

附表 2-1　0～6 岁儿童发育行为评估量表（儿心量表-Ⅱ）

项目	1 月龄	2 月龄	3 月龄
大运动	□ 1 抬肩坐起头竖直片刻	□ 11 拉腕坐起头竖直短时	□ 21 抱直头稳
	□ 2 俯卧头部翘动	□ 12 俯卧头抬离床面	□ 22 俯卧抬头 45°
精细动作	□ 3 触碰手掌紧握拳	□ 13 花铃棒留握片刻	□ 23 花铃棒留握 30s
	□ 4 手的自然状态	□ 14 拇指轻叩可分开 *	□ 24 两手搭在一起
适应能力	□ 5 看黑白靶 *	□ 15 即刻注意大玩具	□ 25 即刻注意胸前玩具
	□ 6 眼跟红球过中线	□ 16 眼跟红球上下移动 *	□ 26 眼跟红球 180°
语言	□ 7 自发细小喉音 R	□ 17 发 a、o、e 等母音 R	□ 27 笑出声 R
	□ 8 听声音有反应 *	□ 18 听声音有复杂反应	
社会行为	□ 9 对发声的人有注视	□ 19 自发微笑 R	□ 28 见人会笑
	□ 10 眼跟踪走动的人	□ 20 逗引时有反应	□ 29 灵敏模样

项目	4 月龄	5 月龄	6 月龄
大运动	□ 30 扶腋可站片刻	□ 40 轻拉腕部即坐起	□ 49 仰卧翻身 R
	□ 31 俯卧抬头 90°	□ 41 独坐头身前倾	□ 50 会拍桌子
精细动作	□ 32 摇动并注视花铃棒	□ 42 抓住近处玩具	□ 51 会撕揉纸张
	□ 33 试图抓物	□ 43 玩手	□ 52 把弄到桌上一积木
适应能力	□ 34 目光对视 *	□ 44 注意小丸	□ 53 两手拿住积木
	□ 35 高声叫 R	□ 45 拿住一积木注视另一积木	□ 54 寻找失落的玩具

续表

项目	4 月龄	5 月龄	6 月龄
语言	☐ 36 咿语作声 R	☐ 46 对人及物发声 R	☐ 55 叫名字转头
	☐ 37 找到声源		☐ 56 理解手势
社会行为	☐ 38 注视镜中人像	☐ 47 对镜有游戏反应	☐ 57 自喂食物 R
	☐ 39 认亲人 R	☐ 48 见食物兴奋 R	☐ 58 会躲猫猫

项目	7 月龄	8 月龄	9 月龄
大运动	☐ 59 悬垂落地姿势 *	☐ 68 双手扶物可站立	☐ 77 拉双手会走
	☐ 60 独坐直	☐ 69 独坐自如	☐ 78 会爬
精细动作	☐ 61 耙弄到小丸	☐ 70 拇他指捏小丸	☐ 79 拇食指捏小丸
	☐ 62 自取一积木，再取另一块	☐ 71 试图取第三块积木	☐ 80 从杯中取出积木
适应能力	☐ 63 积木换手	☐ 72 有意识地摇铃	☐ 81 积木对敲
	☐ 64 伸手够远处玩具	☐ 73 持续用手追逐玩具	☐ 82 拨弄铃舌
语言	☐ 65 发 da-da、ma-ma 等无所指 R	☐ 74 模仿声音 R	☐ 83 会欢迎 R
		☐ 75 可用动作手势表达（2/3）R	☐ 84 会再见 R
社会行为	☐ 66 抱脚玩	☐ 76 懂得成人面部表情	☐ 85 表示不要 R
	☐ 67 能认生人 R		

项目	10 月龄	11 月龄	12 月龄
大运动	☐ 86 保护性支撑 *	☐ 94 独站片刻	☐ 103 独站稳
	☐ 87 自己坐起	☐ 95 扶物下蹲取物	☐ 104 牵一手可走
精细动作	☐ 88 拇食指动作熟练	☐ 96 积木放入杯中	☐ 105 全掌握笔留笔道
			☐ 106 试把小丸投小瓶
适应能力	☐ 89 拿掉扣积木杯玩积木	☐ 97 打开包积木的方巾	☐ 107 盖瓶盖
		☐ 98 模仿拍娃娃	
语言	☐ 90 寻找盒内东西	☐ 99 有意识地发一个字音 R	☐ 108 叫爸爸妈妈有所指 R
	☐ 91 模仿发语声 R	☐ 100 懂得 "不" R	☐ 109 向他 / 她要东西知道给
社会行为	☐ 92 懂得常见物及人名称	☐ 101 会从杯中喝水 R	☐ 110 穿衣知配合 R
	☐ 93 按指令取东西	☐ 102 会摘帽子	☐ 111 共同注意 R

项目	15 月龄	18 月龄	21 月龄
大运动	☐ 112 独走自如	☐ 120 扔球无方向	☐ 128 脚尖走 R
			☐ 129 扶楼梯上楼

NOTE

续表

项目	15 月龄	18 月龄	21 月龄
精细动作	☐ 113 自发乱画	☐ 121 模仿画道道	☐ 130 水晶线穿扣眼
	☐ 114 从瓶中拿到小丸		☐ 131 模仿拉拉锁
适应能力	☐ 115 翻书两次	☐ 122 积木搭高四块	☐ 132 积木搭高 7~8 块
	☐ 116 盖上圆盒	☐ 123 正放圆积木入型板	☐ 133 知道红色
语言	☐ 117 会指眼耳鼻口手	☐ 124 懂得三个投向	☐ 134 回答简单问题
	☐ 118 说 3～5 个字 R	☐ 125 说十个字词 R	☐ 135 说 3～5 个字的句子 R
社会行为	☐ 119 会脱袜子 R	☐ 126 白天能控制大小便 R	☐ 136 能表示个人需要 R
		☐ 127 会用匙 R	☐ 137 想象性游戏 R

项目	24 月龄	27 月龄	30 月龄
大运动	☐ 138 双足跳离地面	☐ 146 独自上楼	☐ 156 独脚站 2s
		☐ 147 独自下楼	
精细动作	☐ 139 穿过扣眼后拉线	☐ 148 模仿画竖道	☐ 157 穿扣子 3～5 个
		☐ 149 对拉锁	☐ 158 模仿搭桥
适应能力	☐ 140 一页页翻书	☐ 150 认识大小	☐ 159 知道 1 与许多
	☐ 141 倒放圆积木入型板	☐ 151 正放型板	☐ 160 倒放型板
语言	☐ 142 说两句以上诗或儿歌	☐ 152 说 7～10 个字的句子	☐ 161 说出图片 10 样
	☐ 143 说常见物用途（碗笔凳球）	☐ 153 理解指令	☐ 162 说自己名字
社会行为	☐ 144 会打招呼	☐ 154 脱单衣或裤 R	☐ 163 来回倒水不洒
	☐ 145 问"这是什么？" R	☐ 155 开始有是非观念	☐ 164 女孩扔果皮

项目	33 月龄	36 月龄	42 月龄
大运动	☐ 165 立定跳远	☐ 174 双脚交替跳	☐ 183 交替上楼
			☐ 184 并足从楼梯末级跳下
精细动作	☐ 166 模仿画圆	☐ 175 模仿画交叉线	☐ 185 拼圆形、正方形
	☐ 167 拉拉锁	☐ 176 会拧螺丝	☐ 186 会用剪刀
适应能力	☐ 168 积木搭高 10 块	☐ 177 懂得"3"	☐ 187 懂得"5"
	☐ 169 连续执行三个命令	☐ 178 认识两种颜色	☐ 188 认识四种颜色
语言	☐ 170 说出性别	☐ 179 说出图片 14 样	☐ 189 会说反义词
	☐ 171 分清"里""外"	☐ 180 发音基本清楚	☐ 190 说出图形（△○□）
社会行为	☐ 172 会穿鞋	☐ 181 懂得"饿了、冷了、累了"	☐ 191 会穿上衣 R
	☐ 173 解扣子	☐ 182 扣扣子	☐ 192 吃饭之前为什么要洗手？

续表

项目	48 月龄	54 月龄	60 月龄
大运动	□ 193 独脚站 5s	□ 203 独脚站 10s	□ 213 单脚跳
	□ 194 并足从楼梯末级跳下稳	□ 204 足尖对足跟向前走 2m	□ 214 踩踏板
精细动作	□ 195 模仿画方形	□ 205 折纸边角整齐	□ 215 照图拼椭圆形
	□ 196 照图组装螺丝	□ 206 筷子夹花生米	□ 216 试剪圆形
适应能力	□ 197 找不同（3 个）	□ 207 类同	□ 217 找不同（5 个）
	□ 198 图画补缺（3/6）	□ 208 图画补缺（4/6）	□ 218 图画补缺（5/6）
语言	□ 199 模仿说复合句	□ 209 会漱口	□ 219 你姓什么？
	□ 200 锅、手机、眼睛的用途	□ 210 会认识数字	□ 220 说出两种圆形的东西
社会行为	□ 201 会做集体游戏 R	□ 211 懂得上午、下午	□ 221 你家住哪里？
	□ 202 分辨男女厕所	□ 212 数手指	

项目	66 月龄	72 月龄	78 月龄	84 月龄
大运动	□ 222 接球	□ 232 抱肘连续跳	□ 242 踢带绳的球	□ 252 连续踢带绳的球
	□ 223 足尖对足跟向后走 2m	□ 233 拍球（2 个）	□ 243 拍球（5 个）	□ 253 交替踩踏板
精细动作	□ 224 会写自己的名字	□ 234 拼长方形	□ 244 临摹六边形	□ 254 学翻绳
	□ 225 剪平滑圆形	□ 235 临摹组合图形	□ 245 试打活结	□ 255 打活结
适应能力	□ 226 树间站人	□ 236 找不同（7 个）	□ 246 图形类比	□ 256 数字类比
	□ 227 十字切苹果	□ 237 知道左右	□ 247 面粉的用途	□ 257 什么动物没有脚？
语言	□ 228 知道自己属相	□ 238 描述图画内容	□ 248 归纳图画主题	□ 258 为什么要进行预防接种？
	□ 229 倒数数字	□ 239 上班、窗、苹果、香蕉（2/3）	□ 249 认识钟表	□ 259 毛衣、裤、鞋共同点
社会行为	□ 230 为什么要走人行横道？	□ 240 一年有哪四个季节？	□ 250 懂得星期几	□ 260 紧急电话
	□ 231 鸡在水中游	□ 241 认识标识	□ 251 雨中看书	□ 261 猫头鹰抓老鼠

注 1：标注 R 的测查项目表示该项目的表现可以通过询问家长获得。

注 2：标注 * 的测查项目表示该项目如果未通过需要引起注意。

注 3：测查床规格：长 140cm，宽 77cm，高 143cm，栏高 63cm。

注 4：测查用桌子规格：长 120cm，宽 60cm，高 75cm，桌面颜色深绿。

注 5：测查用楼梯规格：上平台：由两梯相对合成的平台，长 50cm×宽 60cm×高 50cm（距地面高度）。底座全梯：长 150cm（单梯底座长 75cm）。每一个阶梯面：长 60cm×宽 25cm×高 7cm，共 3 个阶梯。单侧扶栏：长 90cm，直径 2.5cm，从梯面计算扶栏高 40cm，直径 2.5cm。

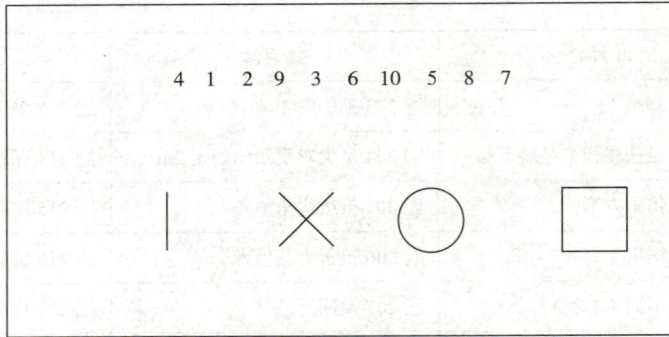

附图 2-1　0～6岁儿童发育行为评估量表（儿心量表－Ⅱ）：数字识别和模仿画图测查图

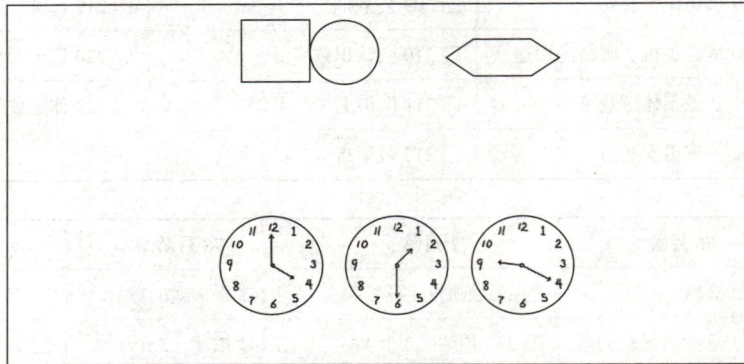

附图 2-2　0～6岁儿童发育行为评估量表（儿心量表－Ⅱ）：临摹图形和认识钟表测查图

附表 2-2　0～6岁儿童发育行为评估量表（儿心量表－Ⅱ）基本信息和结果记录

姓名		性别		民族	
测验日期			年　　　月　　　日		
出生日期			年　　　月　　　日		
实足年龄					
项目	智龄（月）			发育商（DQ）	
大运动					
精细动作					
适应能力					
语言					
社会行为					
全量表					

主试者：

B：发育行为评估量表操作方法和测查通过要求　见附表 2-3。

附表 2-3　0～6 岁儿童发育行为评估量表（儿心量表 - Ⅱ）：操作方法和测查通过要求

测查项目	操作方法	测查通过要求
1. 抬肩坐起头竖直片刻	婴儿仰卧，主试者面向婴儿站立，对婴儿微笑、说话，直到婴儿注视到主试者的脸。这时主试者轻轻握住婴儿双肩（四指并拢置于肩胛骨外侧，食指不能触碰颈部），将婴儿拉坐起来，观察婴儿控制头的能力	婴儿头可竖直保持 2s 或以上
2. 俯卧头部翘动	婴儿俯卧，前臂屈曲支撑，用玩具逗引婴儿抬头，观察其反应	婴儿有头部翘动即可通过
3. 触碰手掌紧握拳	婴儿仰卧，主试者将食指从尺侧放入婴儿手掌中	婴儿能将拳头握紧
4. 手的自然状态	主试者观察婴儿清醒时手的自然状态	双手拇指内收不达掌心，无发紧即通过
5. 看黑白靶 *	婴儿仰卧，主试者将黑白靶拿在距婴儿脸部上方 20cm 处移动，吸引婴儿注意	婴儿眼睛可明确注视黑白靶
6. 眼跟红球过中线	婴儿仰卧，主试者手提红球，在婴儿脸部上方 20cm 处轻轻晃动以引起婴儿注意，然后把红球慢慢移动，从头的一侧沿着弧形，移向中央，再移向头的另一侧，观察婴儿头部和眼睛的活动	当主试者把红球移向中央时，婴儿用眼睛跟踪看着红球转过中线，三试一成
7. 自发细小喉音 R	婴儿仰卧、清醒。注意其发音	观察或询问，小儿能发出任何一种细小柔和的喉音
8. 听声音有反应 *	婴儿仰卧，在其一侧耳上方 10～15cm 处轻摇铜铃，观察婴儿的反应（双侧均做，一侧通过即可）	婴儿听到铃声有一种或多种反应
9. 对发声的人有注视	主试者面对婴儿的脸微笑并对其说话。但不能触碰婴儿的面孔或身体	婴儿能注视主试者的脸
10. 眼跟踪走动的人	婴儿横放在床上或斜躺在家长臂弯里，主试者站立（直立位，勿弯腰）逗引婴儿引起其注意后左右走动，观察婴儿眼睛是否追随主试者	眼睛随走动的人转动
11. 拉腕坐起头竖直短时	婴儿仰卧，主试者将拇指置于婴儿掌心，余四指握住腕部轻拉婴儿坐起，观察婴儿控制头部的能力	当把婴儿拉起成坐位时婴儿头可自行竖直，保持 5s 或以上
12. 俯卧头抬离床面	婴儿俯卧，前臂屈曲支撑，用玩具逗引婴儿抬头，观察其反应	婴儿可自行将头抬离床面达 2s 或以上
13. 花铃棒留握片刻	婴儿仰卧，将花铃棒放在婴儿手中	握住花铃棒不松手达 2s 或以上
14. 拇指轻叩可分开 *	主试者分别轻叩婴儿双手手背，观察拇指自然放松的状态	婴儿双手握拳稍紧，拇指稍内收，但经轻叩即可打开
15. 即刻注意大玩具	婴儿仰卧，用娃娃在婴儿脸部上方 20cm 处晃动，观察其反应	可立刻注意到娃娃，三试一成
16. 眼跟红球上下移动 *	婴儿仰卧，主试者提起红球，在婴儿脸部上方 20cm 处轻轻晃动以引起婴儿注意，先慢慢向上移动，然后再从头顶向下颏处移动	婴儿眼睛能上或下跟随红球
17. 发 a、o、e 等母音 R	询问或逗引婴儿发音	能从喉部发出 a、o、e 等元音来
18. 听声音有复杂反应	婴儿仰卧，在其一侧耳上方 10cm～15cm 处轻摇铜铃，观察婴儿的反应。（双侧均做，一侧通过即可）	婴儿听到声音有表情和肢体动作的变化

NOTE

测查项目	操作方法	测查通过要求
19. 自发微笑 R	观察或询问婴儿在无外界逗引时是否有自发微笑的情况	婴儿能自发出现微笑，但不一定出声。睡眠时微笑不通过
20. 逗引时有反应	婴儿仰卧，主试者弯腰，对婴儿点头微笑或说话进行逗引，观察其反应。但不能触碰婴儿的面孔或身体	经逗引，婴儿会出现微笑、发声、手脚乱动等一种或多种表现
21. 抱直头稳	竖抱婴儿，观察婴儿控制头部的能力	能将头举正并稳定 10s 或以上
22. 俯卧抬头 45°	婴儿俯卧，前臂屈曲支撑，头正中位，用玩具逗引婴儿抬头，观察其反应	头可自行抬离床面，面部与床面成 45°，持续 5s 或以上
23. 花铃棒留握 30s	婴儿仰卧或侧卧，将花铃棒放入婴儿手中	婴儿能握住花铃棒 30s，不借助床面的支持
24. 两手搭在一起	婴儿仰卧，主试者观察婴儿双手是否能够自发搭在一起，或主试者将其两手搭在一起，随即松手，观察婴儿双手状态	婴儿能将双手搭在一起，保持 3s～4s
25. 即刻注意胸前玩具	婴儿仰卧，主试者将娃娃在婴儿身体上方 20cm 处沿中线自下向上移动。当玩具到婴儿乳头连线至下颌之间时，观察婴儿反应	当娃娃移动至婴儿乳头连线至下颌之间时，立即注意即可通过
26. 眼跟红球 180°	婴儿仰卧，主试者手提红球，在婴儿脸部上方 20cm 处轻轻晃动以引起婴儿注意，然后把红球慢慢移动，从头的一侧沿着弧形，移向中央，再移向头的另一侧，观察婴儿头部和眼睛的活动	婴儿用眼及头跟随红球转动 180°，三试一成
27. 笑出声 R	逗引婴儿笑，但不得接触身体	观察或询问，婴儿能发出"咯咯"笑声
28. 见人会笑	主试者面对婴儿，不做出接近性的社交行为或动作，观察婴儿在无人逗引时的表情	婴儿见到人自行笑起来
29. 灵敏模样	主试者观察婴儿在不经逗引的情况下，对周围人和环境的反应	婴儿不经逗引可观察周围环境，眼会东张西望
30. 扶腋可站片刻	主试者扶婴儿腋下，置于立位后放松手的支持，观察其反应	婴儿可用自己双腿支持大部分体重达 2s 或以上
31. 俯卧抬头 90°	婴儿俯卧，前臂屈曲支撑，头正中位，用玩具逗引婴儿抬头，观察其反应	头可自行抬离床面，面部与床面呈 90°，持续 5s 或以上
32. 摇动并注视花铃棒	抱坐，将花铃棒放入婴儿手中，鼓励婴儿摇动	婴儿能注视花铃棒，并摇动数下
33. 试图抓物	婴儿仰卧，将花铃棒拿到婴儿可及的范围内，观察婴儿反应，但不能触碰婴儿	婴儿手臂试图抬起或有手抓动作即可通过
34. 目光对视 *	主试者或母亲对婴儿说话，观察婴儿是否与人对视	婴儿能与成人对视，并保持 5s 或以上
35. 高声叫 R	观察或询问婴儿在高兴或不满时的发音	会高声叫（非高调尖叫）
36. 咿语作声 R	观察婴儿安静时的发音	观察或询问，婴儿会类似自言自语，无音节、无意义
37. 找到声源	抱坐，主试者在婴儿耳后上方 15cm 处轻摇铜铃，观察其反应	可回头找到声源，一侧耳通过即可

测查项目	操作方法	测查通过要求
38. 注视镜中人像	将无边镜子横放在婴儿面前约 20cm 处,主试者或母亲可在镜中逗引婴儿,观察婴儿反应	婴儿可经逗引或自发注视镜中人像
39. 认亲人 R	观察婴儿在看到母亲或其他亲人或听到亲人声音后的表情变化	观察或询问,在见到母亲或其他亲人时,婴儿会变得高兴起来
40. 轻拉腕部即坐起	婴儿仰卧,主试者握住腕部,轻拉到坐的位置	婴儿自己能主动用力坐起,拉坐过程中无头部后滞现象
41. 独坐头身前倾	将婴儿以坐姿置于床上	独坐保持 5s 或以上,头身向前倾
42. 抓住近处玩具	抱坐,婴儿手置于桌上。玩具(如花铃棒)放在距离婴儿手掌一侧 2.5cm 处,鼓励婴儿取玩具	婴儿可用一手或双手抓住玩具
43. 玩手	观察婴儿能否把双手放在一起互相玩弄	婴儿会自发将双手抱到一起玩
44. 注意小丸	桌面上放一小丸,主试者指点小丸或把小丸动来动去,以引起婴儿注意	婴儿明确地注意到小丸
45. 拿住一积木注视另一积木	抱坐,婴儿手置于桌上,主试者先放一块积木在婴儿手中,再放另一块积木于桌上婴儿可及范围内,适当逗引,观察婴儿对第二块积木的反应	婴儿拿着放在手中的第一块积木,当第二块积木靠近时,目光明确地注视第二块积木
46. 对人及物发声 R	观察或询问婴儿看到熟悉的人或玩具时的发音	观察或询问,婴儿会发出像说话般的声音,如咿咿呀呀、ma、pa、ba 等辅元结合音
47. 对镜有游戏反应	将无边镜子竖放在婴儿面前约 20cm 处,主试者及家长影像不能在镜内出现,观察婴儿反应	对镜中自己的影像有面部表情变化或伴有肢体动作。
48. 见食物兴奋 R	观察婴儿看到奶瓶、饼干、水等食物时的反应	观察或询问,当婴儿看到奶瓶或母亲乳房时,表现出高兴要吃的样子
49. 仰卧翻身 R	婴儿仰卧,用玩具逗引其翻身	观察或询问,婴儿可从仰卧自行翻到俯卧位
50. 会拍桌子	抱坐,主试者示范拍打桌面,鼓励婴儿照样做	婴儿经示范后或自发拍打桌面,并拍响
51. 会撕揉纸张	将一张 28g 粉色打字纸放入婴儿手中,使婴儿能抓住纸,观察婴儿反应	能用双手反复揉搓纸张两次或以上,或将纸撕破
52. 把弄到桌上一积木	抱坐,放一积木在婴儿容易够到的桌面上,观察婴儿反应	婴儿伸出手触碰到积木并抓握到
53. 两手拿住积木	抱坐,先后递给婴儿两块积木,婴儿自己拿或被动放在手中均可	婴儿一手拿一块积木,保持在手里 10s 或以上
54. 寻找失落的玩具	以红球逗引婴儿注意,红球位置应与婴儿双眼在同一水平线上。主试者手提红球,当婴儿注意到红球后,立即松手使红球落地,此时主试者的手保持原姿势,观察婴儿反应	红球落地后,婴儿立即低下头寻找红球
55. 叫名字转头	主试者或家长在婴儿背后呼唤其名字,观察其反应	婴儿会转头寻找呼唤的人
56. 理解手势	主试者或妈妈(带养人)伸手表示要抱,不得出声提示,观察婴儿反应	婴儿理解并将手伸向主试者或妈妈(带养人),二试一成

NOTE

续表

测查项目	操作方法	测查通过要求
57. 自喂食物 R	观察或询问婴儿拿到一块饼干或其他能拿住的食物时，能否送至口中并咀嚼	能将饼干送入口中并咀嚼，有张嘴咬的动作而不是吸吮
58. 会躲猫猫	主试者把自己的脸藏在一张中心有孔的 A4 纸后面（孔直径 0.5cm），呼唤婴儿名字，婴儿听到声音，观望时，主试者沿纸边在纸的同一侧反复出现两次并逗引说"喵、喵"，第三次呼唤婴儿名字后从纸孔观察婴儿表情	第三次呼唤婴儿时，婴儿视线再次转向主试者刚才露脸的方向
59. 悬垂落地姿势 *	扶腋下使婴儿呈悬空位，足离床面 20～30cm，立位瞬时落下，观察脚落地瞬时的姿势	婴儿能全脚掌着地
60. 独坐直	将婴儿以坐姿置于床上	独坐时背直，不需手支撑床面，保持 1min 或以上
61. 把弄到小丸	抱坐，将一小丸放在桌上，鼓励婴儿取	婴儿用所有手指弯曲做耙弄、搔抓动作，最后成功地用全掌抓到小丸
62. 自取一积木，再取另一块	抱坐，出示一积木给婴儿，抓住后，再出示另一块，观察其反应	婴儿主动伸手去抓桌上的积木，第一块积木握住并保留在手中后，又成功地用另一只手抓住第二块积木
63. 积木换手	抱坐，出示一积木给婴儿，婴儿拿住后，再向拿积木的手前出示另一块积木，观察其反应	婴儿将第一块积木传到另一只手后，再去拿第二块积木
64. 伸手够远处玩具	抱坐，将一玩具放于婴儿手恰好够不到的桌面上，观察其反应	欠身取，并能拿到玩具
65. 发 da-da、ma-ma 无所指 R	观察婴儿在清醒状态时的发声情况	观察或询问，婴儿会发 da-da、ma-ma 的双唇音，但无所指
66. 抱脚玩	婴儿仰卧，观察其是否会自发或在主试者协助下将脚放入手中后玩脚	婴儿能抱住脚玩或吸吮
67. 能认生人 R	观察或询问婴儿对陌生人的反应	婴儿有拒抱、哭、不高兴或惊奇等表现
68. 双手扶物可站立	将婴儿置于床上，协助婴儿双手抓握栏杆，胸部不靠栏杆，呈站立姿势观察	双手扶栏杆支撑全身重量，保持站立位 5s 或以上
69. 独坐自如	婴儿坐位，用玩具逗引，婴儿上身可自由转动取物，或轻轻将婴儿肩头向对侧推，观察其侧平衡	独坐时无须手支撑，上身可自由转动取物或侧推后回正保持平衡不倒
70. 拇他指捏小丸	抱坐，将一小丸放在桌上，鼓励婴儿取	婴儿会用拇他指捏起小丸
71. 试图取第三块积木	连续出示两块积木后婴儿均能拿到，再出示第三块积木鼓励婴儿取	有要取第三块积木的表现，不一定能取到，前两块仍保留在手中
72. 有意识地摇铃	主试者示范摇铃，鼓励婴儿照样做	婴儿能够有意识地摇铃
73. 持续用手追逐玩具	以玩具逗引婴儿来取，将要取到时，主试者将玩具移动到稍远的地方，观察其反应	婴儿持续追逐玩具，力图拿到，但不一定取到
74. 模仿声音 R	观察或询问婴儿是否会模仿咳嗽、弄舌的声音	观察或询问，婴儿能模仿发出类似声音

续表

测查项目	操作方法	测查通过要求
75. 可用动作手势表达（2/3）R	主试者询问家长，婴儿是否常有主动伸手表示要抱；摊开手表示没有；咂咂嘴表示好吃等动作手势	三问中，有两项表现即可通过
76. 懂得成人面部表情	主试者或家长对婴儿训斥或赞许，观察其反应	婴儿表现出委屈或兴奋等反应
77. 拉双手会走	站立位，主试者牵婴儿双手，牵手时不过多给力，鼓励婴儿向前行走	婴儿可自己用力，较协调地移动双腿，向前行走三步或以上
78. 会爬	婴儿俯卧，用玩具逗引婴儿爬	婴儿能将腹部抬离床面，四点支撑向前爬行（膝手爬）
79. 拇食指捏小丸	抱坐，将一小丸放在桌上，鼓励婴儿取	婴儿会用拇食指捏起小丸
80. 从杯中取出积木	主试者在婴儿注视下将积木放入杯中，鼓励婴儿取出	婴儿能自行将积木取出，不能倒出
81. 积木对敲	主试者出示两块积木，示范积木对敲后，让婴儿一手拿一块，鼓励其照样做	婴儿能把双手合到中线，互敲积木，对击可不十分准确
82. 拨弄铃舌	主试者轻摇铜铃以引起婴儿注意，然后将铜铃递给婴儿，观察其对铜铃的反应	婴儿有意识寻找并拨弄或拿捏铃舌
83. 会欢迎 R	主试者只说欢迎，不做手势示范，鼓励婴儿以手势表示	观察或询问，婴儿能够做出欢迎的手势
84. 会再见 R	主试者只说再见，不做手势示范，鼓励婴儿以手势表示	观察或询问，婴儿能够做出再见的手势
85. 表示不要 R	观察或询问婴儿对不感兴趣的物品的反应	观察或询问，婴儿对不要之物有摇头或推开的动作
86. 保护性支撑 *	主试者站立在床或桌边，由婴儿背后扶持其腋下抱起，然后快速做俯冲动作，观察婴儿反应	婴儿出现双手张开，向前伸臂，类似保护自己的动作
87. 自己坐起	将婴儿置于俯卧位，用玩具逗引，观察婴儿能否坐起	不需协助，婴儿能较协调地从俯卧位坐起，并坐稳
88. 拇食指动作熟练	抱坐，将一小丸放在桌上，鼓励婴儿取	婴儿会用拇食指的指端协调、熟练且迅速地捏起小丸
89. 拿掉扣积木杯玩积木	积木放在桌上，在婴儿注视下用杯子盖住积木，杯子的把手对着婴儿，鼓励婴儿取积木	婴儿能主动拿掉杯子，取出藏在杯子里面的积木
90. 寻找盒内东西	在婴儿面前摇响装有硬币的盒，然后避开婴儿将硬币取出，给婴儿空盒，观察其反应	婴儿能明确地寻找盒内的硬币
91. 模仿发语声 R	观察或询问婴儿是否会模仿"妈妈""爸爸""拿""走"等语音	观察或询问，婴儿能模仿发语声
92. 懂得常见物及人名称	主试者问婴儿"妈妈在哪里？""灯在哪里？""阿姨在哪里？"等人或物的名称，观察其反应	婴儿会用眼睛注视或指出 2 种或以上的人或物
93. 按指令取东西	将娃娃、球和杯子并排放在婴儿双手可及的桌面上，鼓励婴儿按指令取其中的一件（每样东西交替问两次，不能连续问）	婴儿能理解指令并成功拿对其中一种或一种以上物品
94. 独站片刻	将婴儿置于立位，待婴儿站稳后松开双手，观察其站立情况	婴儿能独自站立 2s 或以上
95. 扶物下蹲取物	婴儿手扶围栏站立，不得倚靠。将玩具放在其脚边，鼓励婴儿下蹲取物	一手扶栏杆蹲下，用另一只手捡玩具，并能再站起来

NOTE

续表

测查项目	操作方法	测查通过要求
96. 积木放入杯中	主试者示范将积木放入杯中，鼓励婴儿照样做	婴儿能有意识地将积木放入杯中并撒开手
97. 打开包积木的方巾	在婴儿注视下用方巾包起一积木，然后打开，再包上，鼓励婴儿找	婴儿有意识地打开包积木的方巾，寻找积木，成功将积木拿到手
98. 模仿拍娃娃	主试者示范拍娃娃，鼓励婴儿照样做	婴儿学大人样子轻拍娃娃
99. 有意识地发一个字音 R	观察或询问婴儿有意识的发音情况	观察或询问，有意识并正确地发出相应的字音，如爸、妈、拿、走、姨、奶、汪汪等
100. 懂得"不" R	婴儿取一玩具玩时，主试者说"不动""不拿"，不要做手势，观察或询问其反应	观察或询问，婴儿会停止拿取玩具的动作
101. 会从杯中喝水 R	观察或询问婴儿能否从成人拿的杯子里喝到水	观察或询问，婴儿能从杯中喝到水
102. 会摘帽子	主试者将帽子戴在婴儿头上，观察其能否摘下帽子	婴儿能用单手或双手摘下帽子
103. 独站稳	将小儿置于立位，待小儿站稳后松开双手，观察其站立情况	独自站立 10s 或以上，允许身体轻微晃动
104. 牵一手可走	主试者牵小儿一只手行走，不要用力，观察其行走情况	小儿自己迈步，牵一手能协调地移动双腿，至少向前迈三步以上
105. 全掌握笔留笔道	主试者示范用笔在纸上画道，鼓励小儿模仿	小儿握笔在纸上留下笔道即可
106. 试把小丸投小瓶	出示一小丸及 30mL 广口试剂瓶，主试者拿瓶，示范并指点将小丸放入瓶内，鼓励小儿照样做	小儿捏住小丸试往瓶内投放，但不一定成功
107. 盖瓶盖	瓶盖翻放在桌上，主试者示范将瓶盖盖在瓶上，鼓励小儿照样做	小儿会将瓶盖翻正后盖在瓶上
108. 叫爸爸妈妈有所指 R	观察或询问小儿见到妈妈、爸爸时，是否会有意识并准确地叫出	小儿会主动地称呼爸爸或妈妈
109. 向他/她要东西知道给	将一玩具放入小儿手中，然后主试者或家长对小儿说"把某某东西给我"，不要伸手去拿，观察小儿反应	经要求，小儿把玩具主动递给主试者或家长，并主动松手
110. 穿衣知配合 R	观察或询问成人给小儿穿衣时的配合情况	穿衣时小儿合作，会有伸手、伸腿等配合动作，不一定穿进去
111. 共同注意 R	观察或询问，对家长指示的某一场景或过程，小儿能否与家长一起关注	小儿有共同注意过程
112. 独走自如	观察小儿走路的情况	小儿行走自如，不左右摇摆，会控制步速，不惯性前冲
113. 自发乱画	主试者出示纸和笔，鼓励小儿画画	小儿能用笔在纸上自行乱画
114. 从瓶中拿到小丸	出示装有小丸的 30mL 广口试剂瓶，递给小儿，说"阿姨想要豆豆（小丸）怎么办？"或"把豆豆给妈妈"。鼓励小儿将小丸取出，但不能说倒出	小儿能将小丸拿出或倒出
115. 翻书两次	主试者示范翻书，鼓励小儿照样做	做出翻书动作两次或以上
116. 盖上圆盒	主试者示范将圆盒盖好，鼓励小儿照样做	小儿会将圆盒盖上，并盖严

测查项目	操作方法	测查通过要求
117. 会指眼耳口鼻手	主试者问小儿"眼在哪儿？""耳在哪儿？""鼻子在哪儿？"等，观察其反应	能正确指出 3 个或 3 个以上身体部位
118. 说 3～5 个字 R	观察或询问小儿有意识讲话的情况	有意识地说 3～5 个字（妈、爸除外）
119. 会脱袜子 R	观察或询问小儿脱袜子的方法	观察或询问，小儿能正确且有意识地脱下袜子
120. 扔球无方向	主试者示范过肩扔球，鼓励小儿照样做	小儿举手过肩扔球，可无方向
121. 模仿画道道	主试者示范用蜡笔画出一无方向道道，鼓励小儿模仿	小儿能画出道道，起止自如，方向不限
122. 积木搭高四块	示范搭高两块积木，推倒后一块一块出示积木，鼓励小儿搭高	小儿搭高四块积木或以上，三试一成
123. 正放圆积木入型板	在型板圆孔下方放一圆积木，圆孔靠近小儿身体。主试者对小儿说"这是小朋友的家（指型板面而不是圆孔），请帮这个小朋友（指圆积木）找到自己的家"，不示范	不经指点，能正确将圆积木一次性放入孔内
124. 懂得三个投向	请小儿把三块积木分别递给妈妈、阿姨、放在桌子上，妈妈阿姨不能伸手要	小儿会正确地将积木送到要求的地方
125. 说十个字词 R	观察或询问小儿有意识讲话的情况并记录	有意识说 10 个或以上单字或词（爸、妈除外）
126. 白天能控制大小便 R	观察或询问小儿大小便控制情况，或询问白天是否尿湿裤子	经人提醒或主动示意大小便，白天基本不尿湿裤子
127. 会用匙 R	观察或询问小儿是否会自己用匙	小儿能自己用匙吃饭，允许少量遗洒
128. 脚尖走 R	主试者示范用脚尖行走，鼓励小儿照样做	小儿能用脚尖连续行走三步以上，脚跟不得着地
129. 扶楼梯上楼	在楼梯上放一玩具，鼓励小儿上楼去取	小儿能扶楼梯扶手，熟练地上三阶以上台阶
130. 水晶线穿扣眼	主试者示范用水晶线穿过扣眼，鼓励小儿照样做	小儿能将水晶线穿过扣眼 0.5cm 以上
131. 模仿拉拉锁	示范拉拉锁，拉上、拉下各一次。主试者固定拉锁两端，鼓励小儿照样做	小儿能双手配合将锁头来回移动，超过全拉锁的一半
132. 积木搭高 7～8 块	示范搭高两块积木，推倒后一块一块出示积木，鼓励小儿搭高	小儿搭高 7～8 块积木，三试一成
133. 知道红色	出示红、黄、蓝、绿四色图片，问小儿"哪个是红色？"	小儿能在四色图片中正确指出红色
134. 回答简单问题	主试者问"这是什么（球）？""那是谁（带小儿者）？""爸爸干什么去了（上班）？"	小儿均能正确回答
135. 说 3～5 个字的句子 R	观察或询问小儿有意识说话的情况	小儿能有意识地说出 3～5 个字的句子，有主谓语

NOTE

测查项目	操作方法	测查通过要求
136. 能表示个人需要 R	观察或询问小儿是否会明确表示自己的需要	小儿会说出三种或以上的需要，如"吃饭、喝水、玩汽车、上街"等，可伴手势
137. 想象性游戏 R	观察或询问小儿是否有想象性游戏，如假装给娃娃或动物玩具喂饭、盖被子、打针等	小儿有想象性游戏
138. 双足跳离地面	主试者示范双足同时离地跳起，鼓励小儿照样做	小儿会双足同时跳离地面，同时落地，两次以上
139. 穿过扣眼后拉线	主试者示范用水晶线穿过扣眼，并将线拉出，鼓励小儿照样做	小儿能将水晶线穿过扣眼，并能将线拉出
140. 一页页翻书	主试者示范一页页翻书，鼓励小儿照样做	小儿会用手捻书页，每次一页，连续翻书三页或以上
141. 倒放圆积木入型板	在小儿能正放圆积木入型板的基础上，将型板倒转180°。圆积木仍在原处，主试者对小儿说"这是小朋友的家（指型板），请帮这个小朋友（指圆积木）找到自己的家"，不示范	型板倒转后，小儿能正确将圆积木一次性放入圆孔内
142. 说两句以上诗或儿歌	鼓励小儿说唐诗或儿歌	小儿能自发或稍经提示开头后完整说出两句或以上唐诗或儿歌
143. 说常见物用途（碗笔凳球）	主试者分别提问小儿碗、笔、板凳、球的用途	小儿会说出三种或以上物品的用途
144. 会打招呼	范或不示范小儿见人打招呼	小儿会自发或模仿说"你好""再见"等
145. 问"这是什么？" R	观察或询问，小儿在见到某物时，是否能自发提问"这是什么？"	小儿会自发提出问题，主动问"这是什么？"
146. 独自上楼	鼓励小儿不扶扶手上楼梯，可示范	不扶扶手，稳定地上楼梯三阶或以上
147. 独自下楼	鼓励小儿不扶扶手下楼梯，可示范	不扶扶手，稳定地下楼梯三阶或以上
148. 模仿画竖道	主试者与小儿同向，示范画一垂直线，注意测查纸张放正，鼓励小儿模仿	小儿能画竖线，长度 > 2.5cm，所画线与垂直线的夹角应 < 30°
149. 对拉锁	出示打开的拉锁，示范将拉锁对好，鼓励小儿照样做	小儿会将拉锁头部分或全部插进锁孔
150. 认识大小	主试者向小儿出示大小圆片，请小儿把大的给妈妈或阿姨	小儿会正确把大的给妈妈或阿姨，三试二成
151. 正放型板	将圆、方、三角形三块积木放在与型板相应的孔旁，主试者对小儿说"这是小朋友的家（指型板），请帮这些小朋友（指三块积木）找到自己的家"，不示范。放置三角形积木方向要与型板一致	小儿能一次性正确放入相应孔内，仅等腰三角形可提示
152. 说 7 ~ 10 个字的句子	主试者说一句话"星期天妈妈带我去公园"，可重复一遍，鼓励小儿复述	小儿能复述出 7 个字及以上，不影响句意表达
153. 理解指令	主试者对小儿说"请举举你的手"和"请抬抬你的脚"，可重复指令一遍，但不能有示范的动作，观察小儿反应	小儿能按指令做出举手或抬脚动作

续表

测查项目	操作方法	测查通过要求
154. 脱单衣或裤 R	观察或询问小儿是否会自己脱上衣或裤子	小儿不用帮忙，自己脱掉单衣或单裤
155. 开始有是非观念	主试者问小儿"打人对不对？"，观察小儿的反应或回答	小儿摇头或说出不对
156. 独脚站 2s	主试者示范用独脚站立，鼓励小儿照样做	小儿不扶任何物体可单脚站立 2s 或以上
157. 穿扣子 3 ～ 5 个	主试者示范连续穿扣 3 ～ 5 个，鼓励小儿照样做	小儿能较熟练穿扣并拉过线 3 个或以上
158. 模仿搭桥	示范用下面二块，上面一块共三块积木搭成有孔的桥，并保留模型，鼓励小儿照样做。主试者不得提示桥孔	小儿能搭出有孔的桥
159. 知道 1 与许多	一块和数块积木分放两边，请小儿指出哪边是多的，再指另一边问"这是几个？"	小儿先正确指出哪一边多，后回答"是 1 个"
160. 倒放型板	在小儿正放三块积木入型板的基础上，将型板倒转 180°，三块积木仍在原处，主试者对小儿说"这是小朋友的家（指型板），请帮这些小朋友（指三块积木）找到自己的家"，不示范	小儿能一次性正确放入翻转后型板的相应孔内，仅等腰三角形可提示
161. 说出图片 10 样	出示图片，依次指给小儿看，鼓励其说出图片名称	小儿能正确说出 10 样及以上。记录 1. 北极熊 2. 树叶 3. 小鸡 4. 青蛙 5. 螳螂 6. 猕猴桃 7. 树 8. 房子 9. 雨伞 10. 壶 11. 铅笔 12. 钥匙 13. 打印机 14. 刀 15. 电脑 16. 管钳 17. 轮船 18. 毛笔和砚台 19. 国旗 20. 脚 21. 嘴唇 22. 步枪 23. 雪花 24. 中国结
162. 说自己名字	主试者问小儿"你叫什么名字？"	小儿能正确回答自己的大名
163. 来回倒水不洒	在一个无把儿的杯中注入 1/3 杯水，主试者示范将水倒入另一杯中，来回各倒一次，鼓励小儿照样做	小儿会将水来回倒两次，不洒水
164. 女孩扔果皮	出示图片，问小儿"乱扔垃圾是不对的，你看这个小女孩吃完的果皮应该扔哪儿？"，鼓励小儿回答	小儿正确回答或指出应该扔垃圾筐
165. 立定跳远	主试者示范跳过 16 开白纸（20cm 宽），鼓励小儿照样做	小儿双足同时离地跳起跃过纸，不得踩到纸
166. 模仿画圆	主试者示范画一圆形，鼓励小儿模仿	小儿所画圆二头相交，为闭合圆形，不能明显成角
167. 拉拉锁	出示打开的拉锁，示范将拉锁对好并拉上，鼓励小儿照样做	小儿能将拉锁头全部插进锁孔，并有拉的意识
168. 积木搭高 10 块	示范搭高二块积木，推倒后一块一块出示积木，鼓励小儿搭高。允许试三次	小儿能搭高积木 10 块。三试一成
169. 连续执行三个命令	嘱小儿做三件事擦桌子、摇铃、把门打开，可再重复命令一遍。小儿开始做后，不能再提醒或给予暗示	小儿会做每件事情，没有遗忘任何一项，但顺序可颠倒
170. 说出性别	主试者问小儿性别，若是女孩问"你是女孩还是男孩？"若是男孩问"你是男孩还是女孩？"	小儿能正确说出自己的性别

NOTE

续表

测查项目	操作方法	测查通过要求
171. 分清"里""外"	主试者将一小丸放入 30mL 广口试剂瓶内问"小丸是在瓶里？还是在瓶外？"	小儿会正确说出是在里边
172. 会穿鞋	主试者将小儿鞋脱下，鞋尖对着小儿，鼓励其穿上	小儿会穿进鞋并将鞋提上，不要求分左右
173. 解扣子	出示娃娃，鼓励小儿解扣子，主试者应辅助小儿固定娃娃衣服	小儿会自己解开某一个扣子
174. 双脚交替跳	主试者示范以高抬腿姿势原地交替跳起，鼓励小儿照样做	小儿可双足交替跳起，双脚离地 5cm
175. 模仿画交叉线	主试者与小儿同向示范画交叉线，鼓励小儿模仿	小儿能画出两直线并相交成角，直线线条较连续
176. 会拧螺丝	主试者出示螺丝、螺母，嘱其拧上。如小儿不会，可示范	小儿能双手配合将螺丝、螺母组装起来
177. 懂得"3"	主试者出示三块积木，问小儿"这是几块？"	小儿能正确说出"三块"
178. 认识两种颜色	出示红、黄、蓝、绿四色图片，先从非红色开始问，避免顺口溜出，请小儿说出各为何种颜色	能正确说出两种或以上颜色
179. 说出图片 14 样	出示图片，依次指给小儿看，鼓励其说出图片名称	小儿能正确说出 14 样及以上。记录 1.北极熊 2.树叶 3.小鸡 4.青蛙 5.螳螂 6.猕猴桃 7.树 8.房子 9.雨伞 10.壶 11.铅笔 12.钥匙 13.打印机 14.刀 15.电脑 16.管钳 17.轮船 18.毛笔和砚台 19.国旗 20.脚 21.嘴唇 22.步枪 23.雪花 24 中国结
180. 发音基本清楚	观察小儿在说话时的发音情况	小儿会发清楚大多数语音，不影响交流
181. 懂得"饿了、冷了、累了"	主试者依次问"饿了怎么办？冷了怎么办？累了怎么办？"	小儿能正确回答两问或以上吃饭、穿衣、休息等
182. 扣扣子	出示娃娃，鼓励小儿扣扣子，主试者应辅助小儿固定娃娃衣服	小儿能自己扣上娃娃的某一个扣子
183. 交替上楼	主试者示范不扶扶手，双足交替上楼，鼓励小儿照样做	小儿上台阶交替用脚，一步一台阶，可交替上楼三阶或以上
184. 并足从楼梯末级跳下	主试者示范站在楼梯末级，双足并拢跳至地面，鼓励小儿照样做	小儿双足并拢跳至地面，双足落地后两脚间距离小于 10cm
185. 拼圆形、正方形	主试者让小儿用 4 块塑料板拼圆形，用 2 块等边三角形板拼正方形，共限时 2min	两个图形均要拼对
186. 会用剪刀	主试者示范用打印纸剪一直线，鼓励小儿照样做	小儿能够剪出直线，长度大于 10cm，与主剪方向角度小于 15°
187. 懂得"5"	主试者出示五块积木，问小儿"这是几块？"	小儿能正确说出"五块"
188. 认识四种颜色	主试者出示红、黄、蓝、绿四色图片，先从非红色开始问，避免顺口溜出，请小儿说出各为何种颜色	四种颜色全部答对

测查项目	操作方法	测查通过要求
189. 会说反义词	主试者分别问：（1）火是热的，冰呢？（2）大象的鼻子是长的，小兔的尾巴呢？（3）头发是黑的，牙齿呢？（4）木头是硬的，棉花呢？	四题中答对两个或以上
190. 说出图形（△○□）	主试者依次出示积木△○□，问小儿"这是什么形状？"	小儿能正确回答三个图形的名称
191. 会穿上衣 R	观察小儿是否会穿上衣	小儿不需大人帮忙，会穿上衣并将扣子扣好或拉锁拉好
192. 吃饭之前为什么要洗手？	主试者问小儿"吃饭之前为什么要洗手"？	小儿能回答出原因"为避免生病"等
193. 独脚站 5s	主试者示范用独脚站立，鼓励小儿照样做	小儿独脚站立 5s 或以上，身体稳定
194. 并足从楼梯末级跳下稳	主试者示范站在楼梯末级，双足并拢跳至地面，鼓励小儿照样做	小儿双足并拢跳至地面，双足落地后两脚间距离小于 5cm，并站稳
195. 模仿画方形	主试者示范画一正方形，鼓励小儿模仿	小儿能基本模仿画出，所画图形允许稍有倾斜，有一个角可以 < 45°
196. 照图组装螺丝	主试者出示组装好的螺丝图片 5s 后收起，将分开的螺丝、平垫和螺母交给小儿，请小儿凭记忆组装。主试者可针对落下的零件提示"还有呢？"	小儿不需提示或稍经提示后自行将螺丝、平垫、螺母按顺序组装起来
197. 找不同（3 个）	出示找不同图画，主试者问小儿两张图画有什么不同之处？小熊示教，限时 2min	能找到包括示教内容的 3 处不同或以上
198. 图画补缺（3/6）	出示补缺图片，主试者问小儿各图中缺什么？第一幅图示教	要求说对包括示教内容的三幅图或以上
199. 模仿说复合句	主试者说一句话"妈妈叫我一定不要和小朋友打架"，可重复一遍，鼓励小儿复述	小儿能够复述较完整的复合句，偶尔漏字／错字
200. 锅、手机、眼睛的用途	主试者问：（1）锅是做什么用的？（2）手机是干什么用的？（3）眼睛有什么作用？	三问均正确
201. 会做集体游戏 R	观察或询问小儿能否做集体游戏	小儿能主动参加集体游戏，并能遵守游戏规则
202. 分辨男女厕所	出示男女厕所标识图片，问小儿应该进哪个厕所，并提问"为什么"	小儿能正确识别标志并用语言表达出性别意义
203. 独脚站 10s	主试者示范用独脚站立，鼓励小儿照样做	小儿独脚站立 10s 或以上，身体稳定
204. 足尖对足跟向前走 2m	主试者示范，脚跟对脚尖向前走直线，鼓励小儿照样做	小儿能脚跟对脚尖向前走 2m（六步），允许身体有小幅晃动
205. 折纸边角整齐	主试者示范用一长方形纸横竖对齐各折一次，鼓励小儿照样做	小儿折纸基本成长方形，折纸边差距 < 1cm，纸边夹角 < 15°
206. 筷子夹花生米	主试者鼓励小儿用筷子夹花生米，从桌子上夹到盒子里，连做三遍	小儿熟练地夹起三次以上，过程中无掉落

NOTE

续表

测查项目	操作方法	测查通过要求
207. 类同	主试者给小儿一个圆形扣子，然后出示第一组模板（包括圆形、方形、三角形），问"你手里的东西和我这些东西哪些是一类的？为什么？"然后收起，再出示第二组模版（包括方形纽扣、三角形、方形），提问同上	两问均答对
208. 图画补缺（4/6）	出示补缺图片，主试者问小儿各图中缺什么？第一幅图示教	要求说对包括示教内容的四幅图或以上
209. 会漱口	观察小儿是否会漱口	小儿能灵活左右漱口并将水吐出
210. 会认识数字	主试者出示图片，随意指出 10 以内数字，让小儿认	小儿全部正确答出
211. 懂得上午、下午	如在上午测试，主试者问：（1）现在是上午还是下午？（2）太阳落山是在下午还是上午？如在下午测试，则主试者问：（1）现在是下午还是上午？（2）太阳升起是在上午还是下午？	两问均回答正确
212. 数手指	主试者问小儿一只手有几个手指，如答对，再问两只手有几个手指	小儿会心算出两手有十个手指
213. 单脚跳	主试者示范原地单脚跳，鼓励小儿照样做	小儿能单脚连续跳 3 次或以上，可伸开双臂保持平衡，允许小儿在一脚范围内跳动
214. 踩踏板	主试者示范在一级台阶上以同一只脚上下台阶，鼓励小儿照样做	小儿以同一只脚能稳当并较熟练地完成 3 组，可稍有停顿
215. 照图拼椭圆形	将事先画好的椭圆形放在小儿面前，嘱其将 6 块塑料片按图分别放进去，不予提醒，限时 2min	小儿全部拼对
216. 试剪圆形	主试者给小儿出示一张已画好圆形（直径 7.5cm）的 1/2 A4 打印纸，鼓励小儿将圆形剪下（附原图）	小儿能剪出大致圆形，允许出角
217. 找不同 5 个	出示找不同图画，主试者问小儿两张图画有什么不同之处？小熊示教。限时 2min	能找到包括示教内容的 5 处不同或以上
218. 图画补缺（5/6）	出示补缺图片，主试者问小儿各图中缺什么？第一幅图示教	要求说对包括示教内容的五幅图或以上
219. 你姓什么？	主试者问小儿"你姓什么？"	小儿正确回答出姓，连名带姓不能通过
220. 说出两种圆形的东西	主试者让小儿说出两种圆形的东西	小儿能说出两种或以上圆形的东西
221. 你家住哪里？	主试者问小儿"你家住在哪里？"或追问"你再说详细些，我怎么送你回家呢？"	小儿说出的住址可使他人较容易找到
222. 接球	主试者示范用双手而非前胸接球，然后与小儿相距一米，将球拍给小儿，鼓励小儿用手接住球	小儿用手接住球，三次中接住一次即可，用双臂或用前胸接球不通过
223. 足尖对足跟向后走 2m	主试者示范，脚跟对脚尖向后走直线，鼓励小儿照样做	小儿能脚跟对脚尖向后走 2m（六步），允许身体有小幅晃动
224. 会写自己的名字	主试者让小儿写出自己的名字	小儿能正确写出自己的名字。
225. 剪平滑圆形	主试者给小儿出示一张已画好圆形（直径 7.5cm）的 1/2 A4 打印纸，鼓励小儿将圆形剪下（附原图）	小儿能剪出平滑的圆形，无成角、毛边

NOTE

测查项目	操作方法	测查通过要求
226. 树间站人	主试者问小儿"两棵树之间站一个人，一排三棵树之间站几个人？"	小儿回答"两个人。"
227. 十字切苹果	主试者问小儿"将一个苹果十字切开是几块？"如小儿不理解，主试者可用手势比画提示	不经提示或仅在主试者手势比画提示后答"四块"
228. 知道自己属相	主试者问小儿"你是属什么的？"	小儿能正确说出自己的属相
229. 倒数数字	主试者先示教"你会倒着数数吗？1、2、3倒数就是3、2、1。现在请你从24开始倒数，24、23、22、21……"鼓励小儿完成倒数	小儿能较流利地正确数出13～1
230. 人为什么要走人行横道？	主试者问小儿："过马路为什么要走人行横道？"	小儿能正确回答。为了安全，如怕被汽车撞了等
231. 鸡在水中游	出示鸡在水中游图画，主试者问小儿画的对不对，如回答"不对"，问哪里画错了	小儿能正确回答鸡不能在水里游泳
232. 抱肘连续跳	主试者示范原地抱肘单脚跳，鼓励小儿照样做	小儿抱肘单脚原地连续跳3次或以上，基本在原地跳动
233. 拍球2个	主试者示范拍球，鼓励小儿照样做（向下扔落地的第一下不算拍球）。允许试三次	小儿连续拍球2个或以上
234. 拼长方形	主试者让小儿用2块非等边三角形板拼长方形，出示时要求短边相对，限时2min	小儿拼对长方形
235. 临摹组合图形	主试者出示正方形和圆形的组合图形，鼓励小儿临摹。	小儿能画出，无转向
236. 找不同（7个）	出示找不同图画，主试者问小儿两张图画有什么不同之处？小熊示教。限时2min	能找到包括示教内容的7处不同或以上
237. 知道左右	主试者让小儿用左手摸右耳朵，右手摸左耳朵，右手摸右腿	小儿全部做对
238. 描述图画内容	主试者出示三幅连环画，然后对小儿说"这三幅图连起来讲了一个故事，请你给我讲一讲故事的内容是什么？小猴子为什么哭了？"若小儿回答第一问后不再答，可再追问"小猴子为什么哭了？"	能分别描述每张图画的基本内容
239. 上班，窗，苹果、香蕉（2/3）	主试者问：（1）人为什么要上班？（挣钱或建设国家）（2）房子为什么要有窗户？（透光或通风）（3）苹果和香蕉有什么共同点？（水果）	答对两题或以上。（1）挣钱或建设国家；（2）透光或通风；（3）水果
240. 一年有哪四个季节？	主试者问小儿一年有哪四个季节	春、夏、秋、冬，顺序可以颠倒
241. 认识标识	依次出示两组标识图片，问"哪一个是代表危险的标志？为什么？"	两组图均正确指出危险的标志，并说对理由
242. 踢带绳的球	主试者示范用一手提绳，将球停稳，以内踝及足弓内侧来踢球，鼓励小儿照样做。如小儿用足外侧踢，可示范更正一次姿势	小儿连续用足内踝踢球2个或以上
243. 拍球（5个）	主试者示范拍球，鼓励小儿照样做（向下扔落地的第一下不算拍球）。允许试三次	小儿连续拍球5个或以上
244. 临摹六边形	主试者出示六边形图形，鼓励小儿临摹	小儿可临摹出六边形，6个角均画得好，连接线平直

NOTE

续表

测查项目	操作方法	测查通过要求
245. 试打活结	出示一双筷子和一根绳，主试者示范用绳将筷子以活结方式捆上，鼓励小儿照样做。小儿打结时主试者应辅助固定筷子	经示范后，小儿能用活结将筷子捆上
246. 图形类比	主试者出示图形，问右边的 4 幅图中哪一幅放在左边空白处合适。第一题示教	小儿能指对包括第一题在内的三道题或以上
247. 面粉的用途	主试者问小儿"面粉能做哪些东西？"	小儿能回答两种或以上
248. 归纳图画主题	主试者出示三幅连环画，然后对小儿说"这三幅图连起来讲了一个故事，请你给我讲一讲故事的内容是什么？小猴子为什么哭了？"若小儿回答第一问后不再答，可再追问"小猴子为什么哭了？"	能明确理解故事的主题
249. 认识钟表	主试者请小儿看钟表图辨认时间	小儿能辨认两张图或以上所表示的时间
250. 懂得星期几	主试者先告诉小儿今天是星期几，然后提问"请告诉我后天是星期几？明天是星期几？"	小儿均能正确说出
251. 雨中看书	出示雨中看书图片，主试者问小儿画的对不对，如回答"不对"，问哪里画错了	小儿能正确回答下雨了，不能在雨里看书，会淋湿、生病、书湿了
252. 连续踢带绳的球	主试者示范用一手提绳，将球停稳，以内踝及足弓内侧来踢球，鼓励小儿照样做。如小儿用足外侧踢，可示范更正一次姿势	小儿用足内踝踢球 3 个或以上，踢一下落地一下
253. 交替踩踏板	主试者示范在一级台阶上交替换脚上下共 3 组（示范时主试者要边喊口号边示范），请小儿照样做，若小儿不会两脚交替可提醒小儿"换脚"	小儿能稳当并较熟练地两脚交替完成 3 组，可稍有停顿
254. 学翻绳	主试者示范将一根绳子做翻绳最初级模式，鼓励小儿跟着做	小儿能跟着主试者一步一步，或在主试者示范后自行做到中指挑绳
255. 打活结	出示一双筷子和一根绳，鼓励其用绳将筷子以活结方式捆上，小儿打结时主试者应辅助固定筷子	不需示范，小儿能用活结将筷子捆上
256. 数字类比	主试者出示图形，问下边的 4 幅图中哪一幅放在上边空白处合适。第一题示教	小儿能指对包括第一题在内的三道题或以上
257. 什么动物没有脚？	主试者问小儿"什么动物没有脚？"（脚定义为走路用的）	小儿回答蛇、鱼等两类或以上没有脚的动物
258. 为什么要进行预防接种	主试者问小儿"小朋友为什么要打预防针？"	小儿能表达出预防生病／感冒或打预防针可以不生病等
259. 毛衣、裤、鞋共同点？	主试者问小儿"毛衣、长裤和鞋有什么共同之处？"	小儿回答都是穿的、能保暖
260. 紧急电话	主试者分别问小儿火警、匪警（找警察帮助）、急救电话是多少？	小儿能正确回答出两种或以上电话号码
261. 猫头鹰抓老鼠	出示猫头鹰抓老鼠图片，主试者问小儿画的对不对，如回答"不对"，问哪里画错了	小儿能正确回答猫头鹰白天睡觉，不会在白天出来抓老鼠

注 1：标注 R 的测查项目表示该项目的表现可以通过询问家长获得。
注 2：标注 * 的测查项目表示该项目如果未通过需要引起注意。

　　注：中华人民共和国国家卫生和计划生育委员会 2017 年 10 月 12 日发布，2018 年 04 月 01 日实施。

NOTE

附录三　中国儿童膳食营养素参考摄入量

附表 3-1　中国 1～3 岁幼儿膳食营养素参考摄入量

能量/营养素	RNI		AI	AMDR/%E	营养素	RNI	UL	营养素	RNI	UL
能量 a（MJ/d）	男	女			钙（mg/d）	600	1500	维生素 A（µgRAE/d）d	310	700
—1 岁	3.77a	3.35a	—b	—	磷（mg/d）	300	—	维生素 D（µg）	10	20
—2 岁	4.60a	4.18a	—	—	钾（mg/d）	900（AI）	—	维生素 E（mg α-TE/d）e	6（AI）	150
—3 岁	5.23a	5.02a	—	—	钠（mg/d）	700（AI）	—	维生素 K（µg）	30（AI）	—
蛋白质（g/d）					镁（mg/d）	140	—	维生素 B₁（mg/d）	0.6	—
—1 岁	25		—	—	氯（mg/d）	1100（AI）	—	维生素 B₂（mg/d）	0.6	—
—2 岁	25		—	—	铁（mg/d）	9	25	维生素 B₆（mg/d）	0.6	20
—3 岁	30		C	—	碘（ug/d）	90	—	维生素 B₁₂（µg/d）	1.0	—
总碳水化合物（g）	—			50~65	锌（mg/d）	4.0	8	泛酸（mg/d）	2.1（AI）	—
总脂肪（%Ec）	—		35	—	硒（ug/d）	25	100	叶酸（µgDFE/d）f	160	300g
亚油酸（%E）	—		4.0	—	铜（mg/d）	0.3	2	烟酸（mgNE/d）h	6	10/100i
α-亚麻酸（%E）	—		0.60	—	氟（mg/d）	0.6（AI）	0.8	胆碱（mg/d）	200（AI）	1000
DHA（mg/d）	—		100	—	铬（ug/d）	15（AI）	—	生物素（µg/d）	17（AI）	—
					锰（mg/d）	1.5（AI）	—	维生素 C（mg/d）	40	400
					钼（ug/d）	40	200			

注：EAR = estimated average requirement，平均需要量；RNI = recommended nutrients intakes，参考摄入量；AI = adequate intake，适宜摄入量；UL = tolerable upper intake level，可耐受最高摄入量，有些营养素未制定 UL，主要是因为研究资料不充分，并不表示过量摄入没有健康风险；AMDR = acceptable macronutrient distribution range，宏量营养素可接受范围。

a. 能量需要量，EER ＝ estimated energy requirement；1000kcal ＝ 4.184MJ，1MJ ＝ 239kcal；身体活动水平为中度。

b. 未制定参考值者用"—"表示。

c.%E 为占能量的百分比。

d. 维生素 A 的单位为视黄醇活性当量（RAE），1ugRAE ＝膳食或补充制来源全反式视黄醇（μg ＋ 1/2 补充剂纯品全反式 β – 胡萝卜素（μg）＋ 1/12 膳食全反式 β – 胡萝卜素（μg）＋ 1/24 其他膳食维生素 A 类胡萝卜素（μg）；维生素 A 的 UL 不包括维生素 A 原类胡萝卜素 RAE；注意符号间空格，加则同加，删则同删。

e. α – 生育酚当量（α–TE），膳食中总 α–TE 当量（mg）＝ 1×α – 生育酚（mg）＋ 0.5×β – 生育酚（mg）＋ 0.1×γ – 生育酚（mg）＋ 0.02×δ – 生育酚（mg）＋ 0.3×α – 三烯生育酚（mg）。

f. 膳食叶酸当量（DFE，μg）＝天然食物来源叶酸（μg）＋ 1.7× 合成叶酸（μg）。

g. 指合成叶酸摄入量上限，不包括天然食物来源叶酸，单位为 μg/d。

h. 烟酸当量（NE，mg）＝烟酸（mg）＋ 1/60 色氨酸（mg）。

i. 烟酰胺，单位为 mg/d。

附表 3–2　中国 4～6 岁学龄前儿童膳食营养素参考摄入量

能量 / 营养素	RNI		AMDR/%E	营养素	RNI	PI	UL	营养素	RNI	UL
能量 a（MJ/d）	男	女		钙（mg/d）	800		1500	维生素 A（μgRAE/d）d	310	700
—4 岁	5.44a	5.23a	290	磷（mg/d）	350	—	—	维生素 D（μg/d）	10	30
—5 岁	5.86a	5.44a	—	钾（mg/d）（AI）	1200	2100	—	维生素 E（mgα–TE/d）e	7（AI）	200
—6 岁	6.69a	6.07a	—	钠（mg/d）（AI）	900	1200	—	维生素 K（μg/d）	40（AI）	—
蛋白质（g/d）				镁（mg/d）	160	—	—	维生素 B₁（mg/d）	0.8	—
—4 岁	30			氯（mg/d）（AI）	1400	—	—	维生素 B₂（mg/d）	0.7	—
—5 岁	30			铁（mg/d）	10	—	30	维生素 B₆（mg/d）	0.7	25
—6 岁	35			碘（μg/d）	90	—	200	维生素 B₁₂（μg/d）	1.2	—
总碳水化合物（g）	—		50~65	锌（mg/d）	5.5	—	12	泛酸（mg/d）	2.5（AI）	—
—添加糖	—		≤ 10	硒（ug/d）	30	—	150	叶酸（μgDFE/d）f	190	400g
总脂肪（%Ec）			20~30	铜（mg/d）	0.4	—	3	烟酸（mgNE/d）h	8	15/130h

续表

能量 / 营养素	RNI	AMDR/%E	营养素	RNI	PI	UL	营养素	RNI	UL
—饱和脂肪酸	—	＜8	氟（mg/d）	0.7（AI）	—	1.1	胆碱（mg/d）	250（AI）	1000
亚油酸（%E）	4.0（AI）	—	铬（μg/d）	20（AI）	—	—	生物素（μg/d）	20（AI）	—
α-亚麻酸（%E）	0.60（AI）	—	锰（mg/d）	2.0（AI）	—	3.5	维生素C（mg/d）	50	600
DHA+EPA（mg/d）	—	—	钼（μg/d）	50	—	300			

注：同附表3-1注。

附表3-3 中国7～10岁学龄儿童膳食营养素参考摄入量

能量 / 营养素	RNI 男	女	AMDR	RNI	PI	UL	营养素	RNI	UL
能量a（MJ/d）				1000		2000	维生素A（μgRAE/d）d	500	1500
—7岁	7.11a	6.49a	—	470			维生素D（μg/d）	10	45
—8岁	7.74a	7.11a	—	1500（AI）	2800		维生素E（mg α-TE/d）e	9（AI）	450
—9岁	8.37a	7.53a	—	1200（AI）	1500		维生素K（μg/d）	50（AI）	
—10岁	8.58a	7.95a	—	220			维生素B₁（mg/d）	1.0	
蛋白质（g/d）				1900（AI）			维生素B₂（mg/d）	1.0	
—7岁	40	40	—	13		35	维生素B₆（mg/d）	1.0	
—8岁	40	40		90		300	维生素B₁₂（μg/d）	1.6	35
—9岁	45	45		7.0		19	泛酸（mg/d）	3.5（AI）	
—10岁	50	50		40		200	叶酸（μgDFE/d）f	250	600
总碳水化合物（g）	—		50～65	0.5		4	烟酸（mgNE/d）h	11 / 10（女）	20/180
—添加糖	—		＜10	1.0（AI）		1.7	胆碱（mg/d）	300（AI）	1500
总脂肪（%E c）	—		20～30	25（AI）			生物（μg/d）	25（AI）	
—饱和脂肪酸	—		＜8	3.0（AI）			维生素C（mg/d）	65	1000

NOTE

续表

能量/营养素	RNI	AMDR	RNI	PI	UL	营养素	RNI	UL
亚油酸（%E）	4.0（AI）	—	65		450			
α-亚麻酸（%E）	0.60（AI）	—						
DH＋EPA（mg/d）	—	—						

注：同附表3-1注。

附表3-4　中国11～13岁青少年膳食营养素参考摄入量

能量或营养素	RNI 男	RNI 女	AMDR	营养素	RNI 男	RNI 女	PI	UL	营养素	RNI 男	RNI 女	UL
能量a（MJ/d）				钙（mg/d）	1200		—	2000	维生素A（μgRAE/d）e	670	630	2100
PAL（I）	8.58a	7.53a	—	磷（mg/d）	640		—		维生素D（μg/d）	10		50
PAL（II）	9.83a	8.58a	—	钾（mg/d）	1900（AI）		3400	—	维生素E（mgα-TE/d）f	13（AI）		500
PAL（III）	10.88a	9.62a	—	钠（mg/d）	1400（AI）		1900		维生素K（μg/d）	70（AI）		—
蛋白质（g/d）	60	55		镁（mg/d）	300				维生素B1（mg/d）	1.3	1.1	
总碳水化合物（%Ec）	—		50～65	氯（mg/d）	2200（AI）				维生素B2（mg/d）	1.3	1.1	—
—添加糖（%E）	—		＜10	铁（mg/d）	15	18	—	40	维生素B6（mg/d）	1.3		45
总脂肪（%E）	—		20～30	碘（μg/d）	110		—	400	维生素B12（μg/d）	2.1		—
—饱和脂肪酸（%E）	—		＜8	锌（mg/d）	10.0	9.0	—	28	泛酸（mg/d）	4.5（AI）		—
亚油酸（%E）	4.0（AI）		—	硒（μg/d）	55		—	300	叶酸（μgDFE/d）g	350		800h
α-亚麻酸（%E）	0.60（AI）		—	铜（mg/d）	0.7		—	6	烟酸（mgNE/d）i	14		12
DHA+EPA（mg/d）	—		—	氟（mg/d）	1.3（AI）			2.5	胆碱（mg/d）	400（AI）		
				铬（μg/d）	30（AI）				生物素（μg/d）	35（AI）		
				锰（mg/d）	4.0（AI）			8.0	维生素C（mg/d）	90		
				钼（μg/d）	90			650				

注：同附表3-1注。

附表3-5 中国14-17岁青少年膳食营养素参考摄入量

能量或营养素	RNI 男	RNI 女	AMDR	营养素	RNI 男	RNI 女	PI	UL	营养素	RNI 男	RNI 女	UL
能量[a]（MJ/d）				钙（mg/d）	1000		—	2000	维生素A（μgRAE/d）[e]	820	630	2700
PAL（I）	10.46[a]	8.37[a]	—	磷（mg/d）	710		—	—	维生素D（μg/d）	10		50
PAL（II）	11.92[a]	9.62[a]	—	钾（mg/d）	2200（AI）		3900		维生素E（mgα-TE/d）[f]	14（AI）		600
PAL（III）	13.39[a]	10.67[a]	—	钠（mg/d）	1600（AI）		2200		维生素K（μg/d）	75（AI）		—
蛋白质（g/d）	75	60		镁（mg/d）	320				维生素B₁（mg/d）	1.6	1.3	
总碳水化合物（%E[c]）	—		50～65	氯（mg/d）	2500				维生素B₂（mg/d）	1.5	1.2	
—添加糖（%E）	—		＜10	铁（mg/d）	16	18		40	维生素B₆（mg/d）	1.4		55
总脂肪（%E）	—		20～30	碘（μg/d）	120		—	500	维生素B₁₂（μg/d）	2.4		—
—饱和脂肪酸（%E）	—		＜8	锌（mg/d）	11.5	8.5	—	35	泛酸（mg/d）	5.0（AI）		—
亚油酸（%E）	4.0（AI）		—	硒（μg/d）	60			350	叶酸（μgDFE/d）[g]	400		900[h]
α-亚麻酸（%E）	0.60（AI）			铜（mg/d）	0.8		—	7	烟酸（mgNE/d）[i]	16	13	30/280[j]
DHA+EPA（mg/d）	—		—	氟（mg/d）	1.5（AI）		—	3.1	胆碱（mg/d）	500（AI）	400（AI）	2500
				铬（μg/d）	35（AI）				生物素（μg/d）	40		—
				锰（mg/d）	4.5（AI）			10	维生素C（mg/d）	100		1800
				钼（μg/d）	100		—	800				

注：同附表3-1注。

附录四 常用食物成分表

	名称	可食部分（%）	水分（g）	能量（kcal）	蛋白质（g）	脂肪（g）	碳水化合物（g）	膳食纤维（g）	胆固醇（mg）
谷类及制品	小麦粉（标准粉）	100	9.9	362	15.7	2.5	70.9	—	0
	小麦粉（特一、富强粉）	100	12.7	351	10.3	1.1	75.2	0.6	0
	小麦胚粉	100	4.3	403	36.4	10.1	44.5	5.6	0
	挂面（代表值）	100	11.5	353	11.4	0.9	75.1	0.9	0
	挂面（精制龙须面）	100	11.9	348	11.2	0.5	74.7	0.2	0
	面条（富强粉）（切面）	100	29	277	8.9	0.4	60.7	—	0
	通心面（通心粉）	100	11.8	351	11.9	0.1	75.8	0.4	0
	花卷	100	45.7	214	6.4	1	45.6	1.5	0
	烙饼（标准粉）	100	36.4	257	7.5	2.3	52.9	1.9	0
	馒头（蒸，富强粉）	100	40.3	235	7.1	1.3	50.9	—	0
	烧饼（糖）	100	25.9	298	8	2.1	62.7	2.1	0
	油饼	100	24.8	403	7.9	22.9	42.4	2	0
	稻米（大米代表值）	100	13.3	346	7.9	0.9	77.2	0.6	0
	糯米（江米）	100	12.6	350	7.3	1	78.3	0.8	0
	玉米（鲜）	46	71.3	112	4	1.2	22.8	2.9	0
	玉米面（白）	100	13.4	352	8	4.5	73.1	6.2	0
	玉米面（黄）	100	11.2	350	8.5	1.5	78.4	—	0
	玉米面（强化豆粉）	100	13.6	352	11.8	4.9	68.3	6.4	0
	小米	100	11.6	361	9	3.1	75.1	1.6	0
	小米粥	100	89.3	364	1.4	0.7	8.4	—	0
	薏米（薏苡仁）	100	11.2	361	12.8	3.3	71.1	2	0
薯类淀粉及制品	马铃薯（土豆、洋芋）	94	78.6	83	2.6	0.2	18.9	1.1	0
	甘薯（白心、红皮山芋）	86	72.6	108	1.4	0.2	26.2	1	0
	甘薯（红心、山芋红薯）	90	83.4	61	0.7	0.2	15.3	—	0
	淀粉（团粉、芡粉）	100	12.6	348	1.5	tr	85.8	0.8	0

续表

	名称	可食部分（%）	水分（g）	能量（kcal）	蛋白质（g）	脂肪（g）	碳水化合物（g）	膳食纤维（g）	胆固醇（mg）
干豆类及制品	黄豆（大豆）	100	10.2	390	35	16	34.2	15.5	0
	豆腐（北豆腐）	100	78.6	116	9.2	8.1	3	–	0
	豆腐（南豆腐）	100	83.6	87	5.7	5.8	3.9	–	0
	豆浆	100	93.8	31	3	1.6	1.2	–	0
	豆腐丝	100	58.4	203	21.5	10.5	6.2	1.1	0
	豆腐皮	100	9.4	447	51.6	23	12.5	–	0
	油豆腐（豆腐泡）	100	58.8	245	17	17.6	4.9	0.6	0
	腐竹	100	7.9	461	44.6	21.7	22.3	1	0
	豆腐干（代表值）	100	61.3	197	14.9	11.3	9.6	–	0
	素什锦	100	65.3	177	14	10.2	8.3	2	0
	绿豆	100	12.3	329	21.6	0.8	62	6.4	0
	小豆（红，红小豆）	100	12.6	324	20.2	0.6	63.4	7.7	0
	红豆沙	100	37.9	244	4.5	0.1	57.1	1.8	0
	花豆（红）	100	14.8	328	19.1	1.3	62.7	5.5	0
	蚕豆（鲜）	31	70.2	111	8.8	0.4	19.5	3.1	0
	豌豆（鲜）	42	70.2	111	7.4	0.3	21.2	3	0
蔬菜类及制品	白萝卜（菜菔）	95	94.6	16	0.7	0.1	4	–	0
	红心萝卜（心里美）	94	88	44	1.2	tr	11.2	1.4	0
	胡萝卜（红）	96	89.2	41	1	0.2	9.9	1.1	0
	扁豆（鲜，月亮菜）	91	88.3	41	2.7	0.2	8.2	2.1	0
	豆角	96	90	34	2.5	0.2	6.7	2.1	0
	荷兰豆	88	91.9	30	2.5	0.3	4.9	1.4	0
	四季豆（菜豆）	96	91.3	31	2	0.4	5.7	1.5	0
	豇豆（鲜）	97	90.1	32	2.2	0.3	7.3	–	0
	黄豆芽	100	88.8	47	4.5	1.6	4.5	1.5	0
	绿豆芽	100	95.3	16	1.7	0.1	2.6	1.2	0
	茄子（代表值）	93	93.4	23	1.1	0.2	4.9	1.3	0
	番茄（西红柿、番柿）	97	95.2	15	0.9	0.2	3.3	–	0
	辣椒（红、尖、干）	88	14.6	295	15	12	52.7	41.7	0
	辣椒（尖、青）	91	93.4	22	0.8	0.3	5.2	–	0
	甜椒（脱水）	100	10.5	324	7.6	0.4	76.6	8.3	0

NOTE

名称	可食部分（%）	水分（g）	能量（kcal）	蛋白质（g）	脂肪（g）	碳水化合物（g）	膳食纤维（g）	胆固醇（mg）
秋葵（黄秋葵、羊角豆）	98	91.2	25	1.8	0.2	6.2	1.8	0
冬瓜	80	96.9	10	0.3	0.2	2.4	–	0
黄瓜（胡瓜）	92	95.8	16	0.8	0.2	2.9	0.5	0
苦瓜（凉瓜、赖瓜）	81	93.4	22	1	0.1	4.9	1.4	0
南瓜（饭瓜、番瓜、倭瓜）	85	93.5	23	0.7	0.1	5.3	0.8	0
丝瓜	83	94.1	20	1.3	0.2	4	–	0
西葫芦	73	94.9	19	0.8	0.2	3.8	0.6	0
大蒜（白皮，鲜）	85	66.6	128	4.5	0.2	27.6	1.1	0
青蒜	84	90.4	34	2.4	0.3	6.2	1.7	0
蒜苗（青蒜）	82	88.9	40	2.1	0.4	8	1.8	0
大葱	82	91.8	28	1.6	0.3	5.8	1.3	0
细香葱（香葱、四季葱）	89	91.1	28	1.4	0.3	6.6	–	0
葱头（洋葱）	90	89.2	40	1.1	0.2	9	0.9	0
韭菜	90	92	25	2.4	0.4	4.5	–	0
大白菜（代表值）	89	94.4	20	1.6	0.2	3.4	0.9	0
酸白菜（酸菜）	100	94.9	10	0.7	0.2	2.6	–	0
小白菜（青菜、白菜）	94	94.8	14	1.4	0.3	2.4	–	0
油菜	96	95.6	14	1.3	0.5	2	–	0
油菜薹	82	92.4	24	3.2	0.4	3	2	0
芥蓝（甘蓝菜）	98	91	24	3.1	0.3	4.1	–	0
菜花（花椰菜）	82	93.2	20	1.7	0.2	4.2	2.1	0
西兰花（绿菜花）	83	91.6	27	3.5	0.6	3.7	–	0
芹菜（白茎、旱芹、药芹）	100	95.4	13	0.4	0.2	3.1	1	0
菠菜（脱水）	100	9.2	308	6.4	0.6	75.7	12.7	0
牛俐生菜（油麦菜）	81	95.9	12	1.1	0.4	2.1	–	0
香菜（芫荽、香荽）	81	90.5	33	1.8	0.4	6.2	1.2	0
苋菜（紫，红苋）	73	88.8	35	2.8	0.4	5.9	1.8	0
茼蒿（蓬蒿菜、艾菜）	82	93	24	1.9	0.3	3.9	1.2	0
荠菜（蓟菜）	88	90.6	31	2.9	0.4	4.7	1.7	0

续表

名称	可食部分（%）	水分（g）	能量（kcal）	蛋白质（g）	脂肪（g）	碳水化合物（g）	膳食纤维（g）	胆固醇（mg）
莴苣笋（莴苣）	62	95.5	15	1	0.1	2.8	0.6	0
玉兰片	100	78	66	2.6	0.4	18.6	11.3	0
百合	82	56.7	169	3.2	0.1	40.5	1.7	0
芦笋（绿，石刁柏、龙须菜）	90	93.3	19	2.6	0.1	3.3	—	0
藕（莲藕）	88	86.4	47	1.2	0.2	11.5	2.2	0
荸荠（马蹄、地栗）	78	83.6	63	1.2	0.2	15.3	1.1	0
山药（薯蓣）	83	84.8	57	1.9	0.2	12.4	0.8	0
芋头（芋艿、毛芋）	88	78.6	56	1.3	0.2	12.7	1	0
菌藻类	草菇（大黑头细花草）	100	92.3	27	2.7	0.2	4.3	1.6	0
	金针菇（鲜，智力菇）	100	90.2	32	2.4	0.4	6	2.7	0
	蘑菇（鲜，鲜蘑）	99	92.4	24	2.7	0.1	4.1	2.1	0
	木耳（干，黑木耳、云耳）	100	15.5	265	12.1	1.5	65.6	29.9	0
	香菇（鲜，香蕈、冬菇）	100	91.7	26	2.2	0.3	5.2	3.3	0
	银耳（白木耳）	96	14.6	261	10	1.4	67.3	30.4	0
	海带（江白菜、昆布）	98	70.5	90	1.8	0.1	23.4	6.1	0
	紫菜（干）	100	12.7	250	26.7	1.1	44.1	21.6	0
水果类及制品	苹果（国光苹果）	78	85.9	56	0.3	0.3	13.3	0.8	0
	苹果（红富士苹果）	85	86.9	49	0.7	0.4	11.7	2.1	0
	梨（香梨）	89	85.8	51	0.3	0.1	13.6	2.7	0
	梨（雪花梨）	86	88.8	42	0.2	0.1	10.6	0.8	0
	梨（鸭梨）	82	88.3	45	0.2	0.2	11.1	1.1	0
	红果（山里红、大山楂）	76	73	102	0.5	0.6	25.1	3.1	0
	桃（久保桃）	94	89	42	0.6	0.1	10	0.6	0
	葡萄（巨峰）	84	87	51	0.4	0.2	12	0.4	0
	葡萄（玫瑰香）	86	86.9	52	0.4	0.4	12.1	1	0
	葡萄干	100	11.6	344	2.5	0.4	83.4	1.6	0
	柿	87	80.6	74	0.4	0.1	18.5	1.4	0

NOTE

续表

	名称	可食部分（%）	水分（g）	能量（kcal）	蛋白质（g）	脂肪（g）	碳水化合物（g）	膳食纤维（g）	胆固醇（mg）
	猕猴桃（中华猕猴桃，羊桃）	83	83.4	61	0.8	0.6	14.5	2.6	0
	草莓	97	91.3	32	1	0.2	7.1	1.1	0
	橙	74	87.4	48	0.8	0.2	11.1	0.6	0
	柑	77	86.9	52	0.7	0.2	11.9	0.4	0
	柚（文旦）	69	89	42	0.8	0.2	9.5	0.4	0
	菠萝（凤梨、地菠萝）	68	88.4	44	0.5	0.1	10.8	1.3	0
	甜瓜（香瓜）	78	92.9	26	0.4	0.1	6.2	0.4	0
	西瓜（代表值）	59	93.3	31	0.5	0.3	6.8	0.2	0
坚果种子类	栗子（熟，板栗）	78	46.6	214	4.8	1.5	46	1.2	0
	松子（炒）	31	3.6	644	14.1	58.5	21.4	12.4	0
	甜瓜（香瓜）	78	92.9	26	0.4	0.1	6.2	0.4	0
	杏仁	100	5.6	578	22.5	45.4	23.9	8	0
	腰果	100	2.1	615	24	50.9	20.4	10.4	0
	榛子（炒）	21	2.3	611	30.5	50.3	13.1	8.2	0
	花生（炒）	71	4.1	601	21.7	48	23.6	6.3	0
	葵花子（炒，咸）	52	2	625	22.6	52.8	17.3	4.8	0
	莲子（干）	100	9.5	350	17.2	2	67.2	3	0
	南瓜子（炒，白瓜子）	68	4.1	582	36	46.1	7.9	4.1	0
	西瓜子（炒）	43	4.3	582	32.7	44.8	14.2	4.5	0
	芝麻（黑）	100	5.7	559	19.1	46.1	24	14	0
	芡实米（干，鸡头米）	100	11.4	352	8.3	0.3	79.6	0.9	0
畜肉及制品	猪肉（后臀尖）	97	55.1	331	14.6	30.8	0	0	0
	猪肉（脊背、里脊）	100	70.3	155	20.2	7.9	0.7	0	81
	猪肉（瘦）	100	71	143	20.3	6.2	1.5	0	81
	猪大排	68	58.8	264	18.3	20.4	1.7	0	165
	猪蹄（熟，爪尖）	43	55.8	260	23.6	17	3.2	0	86
	肠（广东香肠）	100	33.5	433	18	37.3	6.4	0	94
	牛肉（瘦）	100	75.2	106	20.2	2.3	1.2	0	58
	羊肉（后腿）	77	78.8	102	15.5	4	0.9	0	60

续表

名称		可食部分（%）	水分（g）	能量（kcal）	蛋白质（g）	脂肪（g）	碳水化合物（g）	膳食纤维（g）	胆固醇（mg）
禽肉类及制品	鸡翅	69	65.4	194	17.4	11.8	4.6	0	113
	鸡腿	69	70.2	181	16.4	13	0	0	162
	鸭肉（胸脯肉）	100	78.6	90	15	1.5	4	0	0
	盐水鸭（熟）	81	51.7	312	16.6	26.1	2.8	0	81
乳类及制品	牛乳	100	89.8	54	3	3.2	3.4	0	15
	牛乳粉（全脂）	100	2.3	478	20.1	21.2	51.7	0	110
	酸奶	100	84.7	72	2.5	2.7	9.3	0	15
	奶酪（干酪）	100	43.5	328	25.7	23.5	3.5	0	11
蛋类及制品	鸡蛋（红皮）	88	73.8	156	12.8	11.1	1.3	0	585
	鸭蛋	87	70.3	180	12.6	13	3.1	0	565
	鹅蛋	87	69.3	196	11.1	15.6	2.8	0	704
鱼虾蟹贝类	草鱼（白鲩、草包鱼）	58	77.3	112	16.6	5.2	0	0	86
	黄鳝（鳝鱼）	67	78	89	18	1.4	1.2	0	126
	鲤鱼（鲤拐子）	54	76.7	109	17.6	4.1	0.5	0	84
	罗非鱼	55	76	98	18.4	1.5	2.8	0	78
	鲢鱼（白鲢、胖子、连子鱼）	61	77.8	102	17.8	3.6	0	0	99
	鲫鱼（喜头鱼、海鲋鱼）	54	75.4	108	17.1	2.7	3.8	0	130
	带鱼（白带鱼、刀鱼）	76	73.3	127	17.7	4.9	3.1	0	76
	大黄鱼（大黄花鱼）	66	77.7	96	17.7	2.5	0.8	0	86
	鲅鱼（马鲛鱼、燕鲅鱼、巴鱼）	80	72.5	122	21.2	3.1	2.2	0	75
	鲈鱼（鲈花）	58	77.7	100	18.6	3.4	0	0	86
	海虾	51	79.3	79	16.8	0.6	1.5	0	117
	基围虾	60	75.2	101	18.2	1.4	3.9	0	181
	虾皮	100	42.4	153	30.7	2.2	2.5	0	428
	蟹（河蟹）	42	75.8	103	17.5	2.6	2.3	0	267
	鲍鱼（杂色鲍）	65	77.5	84	12.6	0.8	6.6	0	242
	蛏子	57	88.4	40	7.3	0.3	2.1	0	131
	牡蛎	100	82	73	5.3	2.1	8.2	0	100
	生蚝	100	87.1	57	10.9	1.5	0	0	94

NOTE

续表

名称	可食部分（%）	水分（g）	能量（kcal）	蛋白质（g）	脂肪（g）	碳水化合物（g）	膳食纤维（g）	胆固醇（mg）
鲜扇贝	35	84.2	60	11.1	0.6	2.6	0	0
蛤蜊（花蛤）	46	87.2	45	7.7	0.6	2.2	0	63
海参	93	18.9	262	50.2	4.8	4.5	0	62
海蜇皮	100	76.5	33	3.7	0.3	3.8	0	8
乌贼（鲜，枪乌贼、台湾枪乌贼）	97	80.4	84	17.4	1.6	0	0	268

附录五 0～6岁儿童中医健康管理技术规范（试行）

第一部分 服务要求

1. 开展儿童中医健康管理的乡镇卫生院、社区卫生服务中心应当具备儿童中医健康管理所需的基本设备和条件。

2. 从事儿童中医健康管理工作的人员应为接受过儿童中医保健知识技术培训的中医类别医师或其他类别医师。

3. 要加强宣传，告知服务内容，提高服务质量，使更多的儿童家长愿意接受服务。

4. 儿童健康管理服务在时间上可以与预防接种程序时间相结合。

5. 每次服务后及时记录相关信息，纳入儿童健康档案。

第二部分 管理程序

根据各试点地区实际情况，各地区可结合预防接种程序的时间要求，至少在6月至1岁期间、1至3岁期间、3岁至6岁期间各进行一次中医健康指导（至少3次），主要内容为：

1. 运用中医四诊合参[①]方法对儿童健康状态进行辨识，以望诊为主；

2. 提供儿童饮食调养、起居活动等指导，传授足三里、涌泉等常用穴位按揉、腹部推拿、捏脊等适宜居民自行操作的中医技术；

3. 对各年龄段儿童常见疾病或潜在因素有针对性地提供中医干预方案或给予转诊建议；

4. 记录在健康档案中。

以下为0～36个月儿童和3岁至6岁儿童中医健康管理可以选择的时间以及服务的基本流程（附图5-1、附图5-2）

```
满月 ─┐
3月龄 ─┤
6月龄 ─┤
9月龄 ─┤      ● 询问近期发育和健康情况，重点询问小儿的饮食、大便、活动等情况    ┌─→ 正常 ────────────────────────────────→ 中医健康指导：
12月龄 ─┼──→  ● 中医检查。以望诊为主：重点望面色、望形态、察舌、察指纹。检查是否有五迟五软②  │                                          中医饮食起居指导；
18月龄 ─┤                                                                              └─→ 可疑或异常 → 进行针对性中医健康指导或建议转诊 →  常用中医保健方法；
24月龄 ─┤                                                                                                                                  常用穴位推拿保健方法；
30月龄 ─┤                                                                                          正常 ─────────────────────────────────→ 发放中医健康教育处方
36月龄 ─┘
```

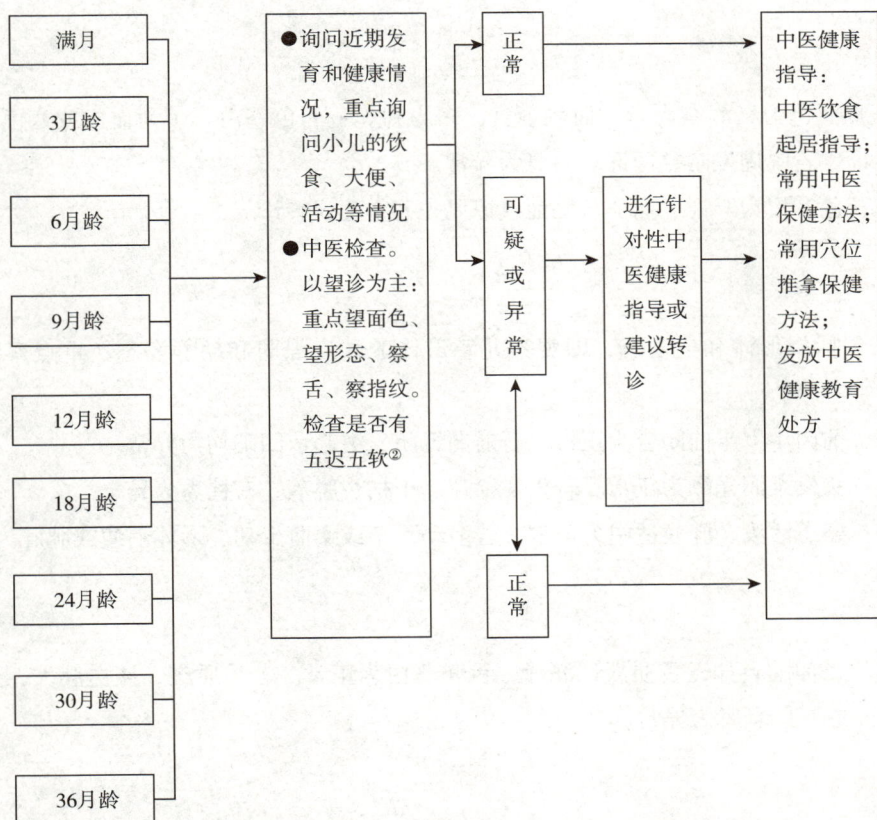

附图 5-1 0 ~ 36 个月儿童中医健康管理服务规范流程表

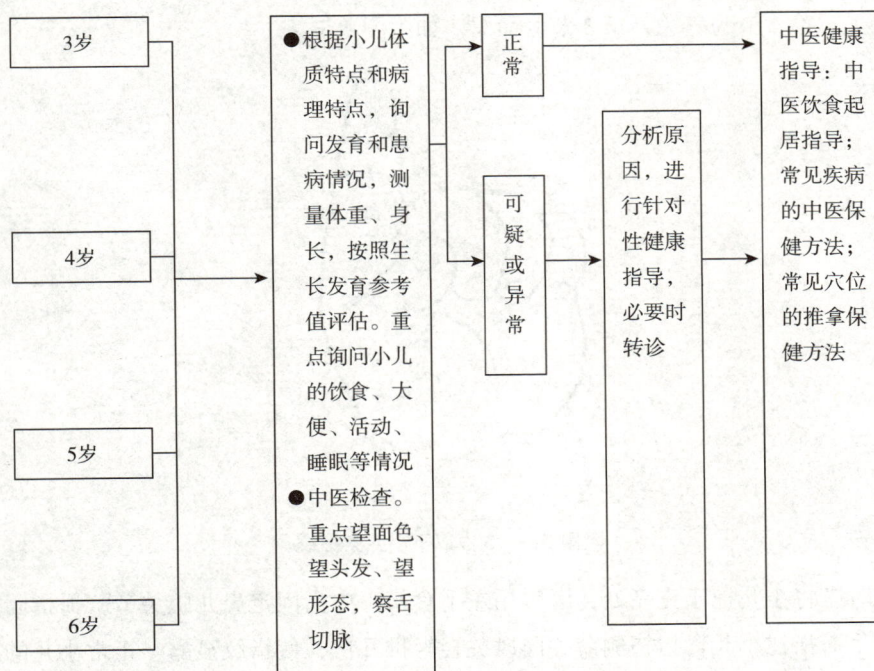

```
3岁 ─┐
     │      ● 根据小儿体质特点和病理特点，询问发育和患病情况，测量体重、身长，按照生长发育参考值评估。重点询问小儿的饮食、大便、活动、睡眠等情况    ┌─→ 正常 ──────────────────────────────→ 中医健康指导：中医饮食起居指导；
4岁 ─┼──→                                                                                                                                      常见疾病的中医保健方法；
     │      ● 中医检查。重点望面色、望头发、望形态，察舌切脉                                   └─→ 可疑或异常 → 分析原因，进行针对性健康指导，必要时转诊 →   常见穴位的推拿保健方法
5岁 ─┤
6岁 ─┘
```

附图 5-2 3 ~ 6 岁儿童中医健康管理服务规范流程表

第三部分 儿童中医诊断方法

儿童中医诊法包括望、闻、问、切等四诊，根据儿童的生理特点，以望诊为主。

NOTE

一、望面色

儿童正常面色为红润有光泽。面色萎黄，多为脾虚；面色苍白，多为血虚或寒证；面色发红，多为热证。若眼周发暗、面部有白斑为异常。

若面呈青色，多为寒证、痛证、瘀证或惊风先兆，建议转诊。

二、望形态

望形态包括望形体和望动态，即观察儿童形体的胖瘦强弱和动静姿态。重点察看以下几方面：

1. 囟门：前囟 1 岁半前闭合为正常。若前囟迟闭、突起、凹陷均为异常。
2. 头发：头发柔润光泽为正常。若头发稀疏、干枯、脱落、有枕秃为异常。
3. 体态：姿态活泼、胖瘦适中为正常。若多动不宁或蜷曲少动、形体消瘦或肥胖为异常。

三、察舌

舌体柔软，伸缩自如，舌质淡红润泽，舌苔薄白为正常。若舌质红、淡白胖大、紫暗有瘀斑，舌苔黄、厚腻、剥脱为异常。

四、察指纹

3 岁以下小儿须察指纹。小儿指纹是指食指桡侧的浅表静脉。指纹分三关：自虎口向指端，第 1 节为风关，第 2 节为气关，第 3 节为命关。如附图 5-3。

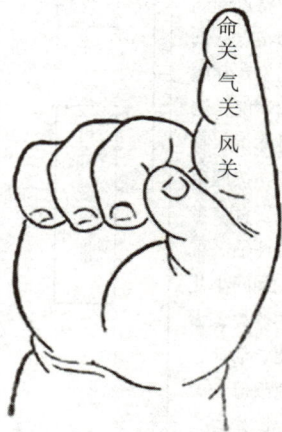

附图 5-3　3 岁以下小儿察指纹

看指纹时应将小儿抱于光亮处，医生用左手食指、中指固定患儿腕关节，拇指固定其食指末端，用右手拇指在小儿食指桡侧命关向风关轻轻推几次，使指纹显露。正常小儿的指纹为淡紫隐隐，风关以内。若指纹淡红、青紫，达气关以上，推之涩滞为异常。若指纹达命关，而非一向如此，则提示病情危重。

五、察大便

正常儿童的大便应该是色黄而干湿适中，日行 1～2 次。对婴儿而言，母乳喂养，大便呈卵黄色，稠而不成形；牛奶、羊奶喂养，大便呈淡黄白色，质地较硬，有臭味，1 日 3 次左右，均属正常。

若大便干结成球，排便困难，数日一行，或大便清稀，夹有未消化食物或黏液，一日数次，均为异常。

第四部分　儿童日常中医保健知识

小儿处于不断的生长发育过程中，五脏六腑的功能不够完善，尤其表现为肺、脾、肾三脏不足，较成年人容易患病，因此应加强儿童日常保健。

一、0～3 岁儿童日常保健

（一）饮食调养

1. 婴幼儿脾胃功能较薄弱，食物宜细、软、烂、碎，营养均衡。

2. 养成良好饮食习惯，避免偏食、纵儿所好，乳食无度。

（二）起居调摄

1. 婴儿衣着要宽松，不可紧束而妨碍气血流通，影响骨骼发育。婴幼儿衣者应寒温适宜，避免过暖。

2. 婴幼儿要有足够的睡眠，注意逐步形成夜间以睡眠为主、白天以活动为主的作息习惯。

3. 经常带孩子到户外活动，多晒太阳，增强体质，增加对疾病的抵抗力。

二、4～6 岁儿童日常保健

（一）饮食调养

1. 食物品种应多样化，以谷类为主食，同时进食牛奶、鱼、肉、蛋、豆制品、蔬菜、水果等多种食物，注意荤素搭配。

2. 要培养小儿良好的饮食习惯，进餐按时，相对定量，不多吃零食，不挑食，不偏食。培养独立进餐的能力。

（二）起居调摄

1. 养成良好的生活习惯，包括作息规律，定时排便。

2. 根据气温变化，及时增减衣服。遵循古训"四时欲得小儿安，常要一分饥与寒"。

（三）运动保健

1. 保证每天有一定时间的户外活动，接受日光照射，呼吸新鲜空气。

2. 加强锻炼，适当运动，如跳绳、拍球等。

三、儿童饮食宜忌

1. 大便干结：宜进食绿色蔬菜（芹菜、白菜、萝卜等）、水果（香蕉、苹果、火龙果等）、粗粮（玉米、燕麦等）；忌食香燥、煎炸、辛辣、油腻食品。

NOTE

2. 腹泻：宜进食薏苡仁、山药等；忌食生冷、油腻食品。

3. 食欲不振：宜进食扁豆、莲子、山楂等；忌食寒凉、煎炸、甜腻食品。

第五部分　儿童常见中医保健适宜技术和方法

一、常用推拿方法

（一）揉脾经

主治：腹泻、便秘、痢疾、食欲不振、黄疸等。

位置：拇指末节螺纹面。

操作：操作者一手握住小儿手掌，另一手的拇指螺纹面按住小儿拇指螺纹面，顺时针或逆时针方向揉 100 ～ 300 次。如附图 5-4。

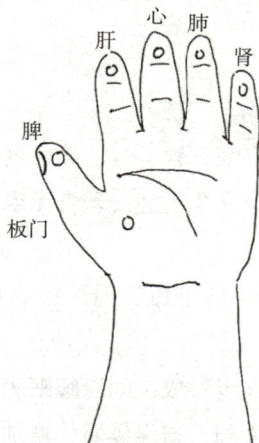

附图 5-4　脾经

（二）揉肺经

主治：感冒、发热、咳嗽、胸闷、气喘、虚汗、脱肛等。

位置：无名指末节螺纹面。

操作：操作者一手握住小儿手掌，另一手的拇指螺纹面按住小儿无名指螺纹面，顺时针或逆时针方向揉 100 ～ 300 次。

（三）揉板门

主治：食积、腹胀、食欲不振、呕吐、腹泻、气喘、嗳气等。

位置：手掌的大鱼际隆平面。

操作：操作者一手握住小儿手掌，另一手的拇指端按揉小儿大鱼际 100 ～ 300 次。

（四）摩腹

主治：消化不良、腹痛、腹胀、恶心、呕吐等。

位置：腹部。

操作：操作者用手掌掌面或食指、中指、无名指指面附着于小儿腹部，以腕关节连同前臂做环形有节律的移动的方法，称为摩法。摩 3 ～ 5 分钟。

（五）推七节骨

主治：泄泻、便秘、脱肛、遗尿等。

位置：腰骶部正中，第四腰椎至尾骨末端处。

操作：操作者用拇指桡侧面或食指、中指指面自下而上或自上而下直推100～300次。向上推为推上七节骨，向下推为推下七节骨。如附图5-5。

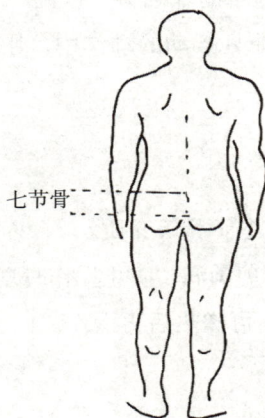

附图 5-5　七节骨

（六）揉足三里

主治：腹胀、腹痛、腹泻、呕吐、下肢痿软无力等。

位置：外膝眼下3寸，胫骨前嵴外1横指处。

操作：操作者用拇指端按揉100～300次。如附图5-6。

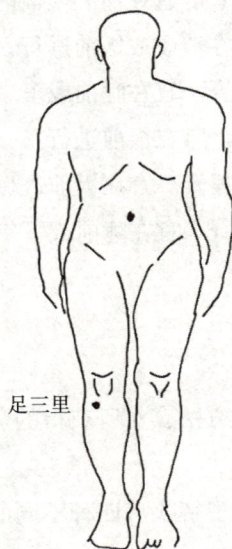

附图 5-6　足三里

（七）捏脊

主治：发热、惊风、夜啼、疳积、腹泻、呕吐、腹痛、便秘等。

位置：背脊正中，大椎至尾骨末端处。

操作：双手的中指、无名指、小指握成空拳状，手心朝上，食指半屈，拇指伸直并对准食指的前半段，各指要自然。施术时应从儿童尾椎下的长强穴开始（由于长强不易取穴，实际操作时可从尾骨下开始），术者用双手的食指与拇指合作，在食指向前轻推患儿皮肤的基础上与拇指一起将儿童的皮肤捏拿起来，然后沿着督脉，自下而上，左右两手交替合作，按照推、捏、捻、放的先后顺序，自尾椎下的长强穴向上捏拿至脊背上端的大椎穴，这叫捏1遍，如此捏6遍。在第5遍捏拿儿童脊背时，在患儿督脉两旁的脏腑俞穴处，用双手的拇指与食指合作分别将脏腑俞穴的皮肤，用较重的力量在捏拿的基础上，提拉一下。捏拿第6遍结束后，用双手的拇指腹部在患儿腰部的肾俞穴处，在原处揉动的动作中，用拇指适当地向下施以一定的压力，揉按结合。

二、推拿注意事项

1. 操作前需准备滑石粉、爽身粉或冬青膏等介质。
2. 操作者应双手保持清洁，指甲修剪圆润，防止操作时划伤小儿皮肤。
3. 天气寒冷时，要保持双手温暖，可搓热后再操作，以免凉手刺激小儿，造成紧张，影响推拿。
4. 推拿手法应柔和，争取小儿配合。
5. 局部皮肤破损、骨折早期不宜推拿。

三、常见症状儿童保健推拿

1. 大便干：揉脾经、摩腹、推下七节。宜在清晨或饭前进行。
2. 腹泻：揉脾经、摩腹、推上七节。宜在清晨或饭前进行。
3. 食欲不振：揉脾经、揉板门、捏脊。宜在清晨或饭前进行。
4. 腹胀：推脾经、摩腹、捏脊。宜在清晨或饭前进行。
5. 夜寐不安：摩腹、揉足三里、捏脊。宜在睡前或下午进行。
6. 出汗多：揉肺经、揉脾经、捏脊。宜在饭前进行。
7. 反复感冒：推肺经、揉足三里、捏脊。宜在饭前进行。
8. 尿床：揉足三里、推上七节、捏脊。宜在睡前或下午进行。

附注释：

（一）"四诊合参"概念

综合运用望、闻、问、切4种基本方法，对所获得的资料进行全面分析，为准确辨病辨证提供依据的中医诊断原则。

望、闻、问、切四诊，是中医调查了解疾病四种不同的诊断方法，各有其独特的作用，不应该相互取代，只能互相结合，取长补短。四诊之间是相互联系、不可分割的，因此在临床运用时，必须有机地结合起来，这就是"四诊合参"。只有这样才能全面系统地了解病情，做出正确的判断。

（二）"五迟五软"概念

五迟是指立迟、行迟、语迟、发迟、齿迟，五软是指头项软、口软、手软、足软、肌肉软，均属于小儿生长发育障碍病证。西医学上的脑发育不全、智力低下、脑性瘫痪、佝偻病等，均可见到五迟、五软证候。五迟以发育迟缓为特征，五软以痿软无力为主症，两者既可单独出现，也常互为并见。多数患儿由先天禀赋不足所致，证情较重，预后不良；少数由后天因素引起者，若症状较轻，治疗及时，也可康复。临床症状为：

1. 小儿 2 ～ 3 岁还不能站立、行走为立迟、行迟；初生无发或少发，随年龄增长头发仍稀疏难长为发迟；牙齿届时未出或出之甚少为齿迟；1 ～ 2 岁还不会说话为语迟。

2. 小儿周岁前后头项软弱下垂为头项软；咀嚼无力，时流清涎为口软；手臂不能握举为手软；2 ～ 3 岁还不能站立、行走为足软；皮宽肌肉松软无力为肌肉软。

五迟、五软之症见一、二症者，应建议转诊。

附录六　0 ～ 6 岁儿童健康管理服务规范

一、服务对象

辖区内居住的 0 ～ 6 岁儿童。

二、服务内容

（一）新生儿家庭访视

新生儿出院后 1 周内，医务人员到新生儿家中进行，同时进行产后访视。了解出生时情况、预防接种情况，在开展新生儿疾病筛查的地区了解新生儿疾病筛查情况等。观察家居环境，重点询问和观察喂养、睡眠、大小便、黄疸、脐部情况、口腔发育等。为新生儿测量体温、记录出生时体重、身长，进行体格检查，同时建立《0 ～ 6 岁儿童保健手册》。根据新生儿的具体情况，有针对性地对家长进行母乳喂养、护理和常见疾病预防指导。如果发现新生儿未接种卡介苗和第 1 剂乙肝疫苗，提醒家长尽快补种。如果发现新生儿未接受新生儿疾病筛查，告知家长到具备筛查条件的医疗保健机构补筛。对于低出生体重、早产、双多胎或有出生缺陷的新生儿，根据实际情况增加访视次数。

（二）新生儿满月健康管理

新生儿满 28 天后，结合接种乙肝疫苗第二针，在乡镇卫生院、社区卫生服务中心进行随访。重点询问和观察新生儿的喂养、睡眠、大小便、黄疸等情况，对其进行体重、身长测量、体格检查和发育评估。

（三）婴幼儿健康管理

满月后的随访服务均应在乡镇卫生院、社区卫生服务中心进行，偏远地区可在村卫生室、社区卫生服务站进行，时间分别在 3、6、8、12、18、24、30、36 月龄时，共 8 次。有条件的地区，建议结合儿童预防接种时间增加随访次数。服务内容包括询问上次随访到本次随访之间的婴幼儿喂养、患病等情况，进行体格检查，做生长发育和心理行为发育评估，进行母乳喂养、辅食添加、心理行为发育、意外伤害预防、口腔保健、中医保健、常见疾病防治等健康指导。在婴幼儿 6 ～ 8、18、30 月龄时分别进行 1 次血常规检测。在 6、12、24、36 月龄时使用听性行为观察法分别进行 1 次听力筛查。在每次进行预防接种前均要检查有无禁忌证，若无，体检结束后接受疫苗接种。

NOTE

（四）学龄前儿童健康管理

为 4 ~ 6 岁儿童每年提供一次健康管理服务。散居儿童的健康管理服务应在乡镇卫生院、社区卫生服务中心进行，集体儿童可在托幼机构进行。服务内容包括询问上次随访到本次随访之间的膳食、患病等情况，进行体格检查、生长发育和心理行为发育评估、血常规检测和视力筛查，进行合理膳食、心理行为发育、意外伤害预防、口腔保健、中医保健、常见疾病防治等健康指导。在每次进行预防接种前均要检查有无禁忌证，若无，体检结束后接受疫苗接种。

（五）健康问题处理

对健康管理中发现的有营养不良、贫血、单纯性肥胖等情况的儿童应当分析其原因，给出指导或转诊的建议。对口腔发育异常（唇腭裂、高腭弓、诞生牙）、龋齿、视力低常或听力异常儿童应及时转诊。

三、服务流程（附图 6-1）

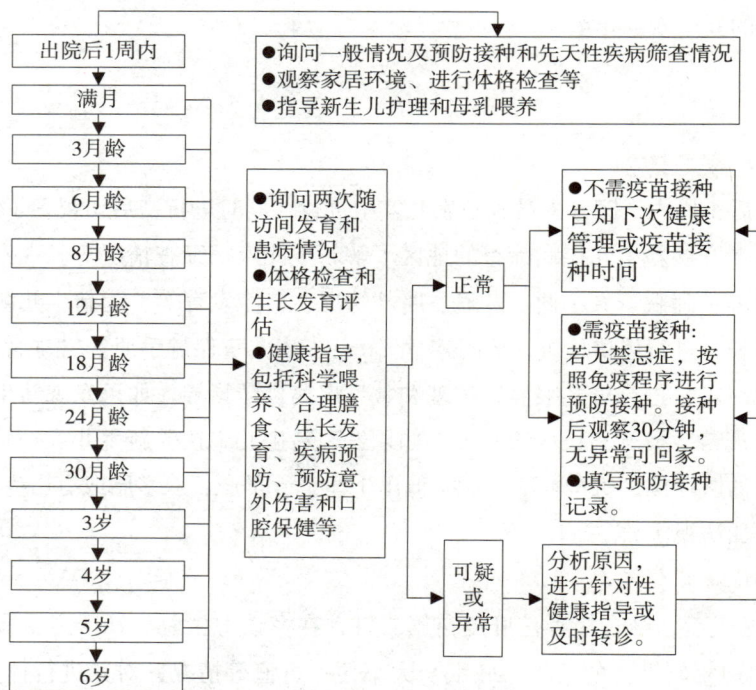

附图 6-1   0 ~ 6 岁儿童健康管理服务流程

四、服务要求

1. 开展儿童健康管理的乡镇卫生院、村卫生室和社区卫生服务中心（站）应当具备所需的基本设备和条件。

2. 从事儿童健康管理工作的人员（含乡村医生）应取得相应的执业资格，并接受过儿童保健专业技术培训，按照国家儿童保健有关规范的要求进行儿童健康管理。

3. 乡镇卫生院、村卫生室和社区卫生服务中心（站）应通过妇幼卫生网络、预防接种系统以及日常医疗卫生服务等多种途径掌握辖区中的适龄儿童数，并加强与托幼机构的联系，取得配合，做好儿童的健康管理。

4. 加强宣传，向儿童监护人告知服务内容，使更多的儿童家长愿意接受服务。

5. 儿童健康管理服务在时间上应与预防接种时间相结合。鼓励在儿童每次接受免疫规划范围内的预防接种时，对其进行体重、身长（高）测量，并提供健康指导服务。

6. 每次服务后及时记录相关信息，纳入儿童健康档案。

7. 积极应用中医药方法，为儿童提供生长发育与疾病预防等健康指导。

五、考核指标

1. 新生儿访视率＝年度辖区内接受 1 次及以上访视的新生儿人数 / 年度辖区内活产数×100%。

2. 儿童健康管理率＝年度辖区内接受 1 次及以上随访的 0 ～ 6 岁儿童数 / 年度辖区内应管理的 0 ～ 6 岁儿童数 ×100%。

3. 儿童系统管理率＝年度辖区中按相应频次要求管理的 0 ～ 6 岁儿童数 / 年度辖区内应管理的 0 ～ 6 岁儿童数 ×100%。

六、附件

1. 新生儿家庭访视记录表

2. 1 岁以内儿童健康检查记录表

3. 1 ～ 2 岁儿童健康检查记录表

4. 3 ～ 6 岁儿童健康检查记录表

附件1

新生儿家庭访视记录表

姓名：　　　　　　　　　　　　　　　　　　　　　　　　编号□□□－□□□□□

性别	0 未知的性别　1 男　2 女 9 未说明的性别	□	出生日期	□□□□ □□ □□	
身份证号			家庭住址		
父亲	姓名　　　　职业		联系电话		出生日期
母亲	姓名　　　　职业		联系电话		出生日期
出生孕周_____周	母亲妊娠期患病情况　1 糖尿病　2 妊娠期高血压　3 其他_____				□
助产机构名称_____	出生情况　1 顺产　2 胎头吸引　3 产钳　4 剖宫　5 双多胎 6 臀位　7 其他_____				□ / □
新生儿窒息　1 无　2 有 （Apgar 评分：1 分钟　5 分钟　不详）		□	是否有畸形　1 无　2 有_____		□
新生儿听力筛查　1 通过　2 未通过　3 未筛查　4 不详					□
新生儿疾病筛查　1 甲低　2 苯丙酮尿症　3 其他遗传代谢病_____					□
新生儿出生体重_____kg		目前体重_____kg		出生身长_____cm	
喂养方式　1 纯母乳　2 混合　3 人工	□	*吃奶量_____mL/ 次		*吃奶次数_____次 / 日	
*呕吐　1 无　2 有	□	*大便　1 糊状　2 稀	□	*大便次数_____次 / 日	

NOTE

续表

体温_____℃		脉率_____次/分钟		呼吸频率_____次/分钟	
面色　1 红润　2 黄染　3 其他_____		黄疸部位　1 面部　2 躯干　3 四肢　4 手足			□
前囟_____cm×_____cm　1 正常　2 膨隆　3 凹陷　4 其他_____					□
眼外观　　1 未见异常　2 异常_____	□	四肢活动度　1 未见异常　2 异常_____			□
耳外观　　1 未见异常　2 异常_____	□	颈部包块　　1 无　　2 有_____			□
鼻　　　　1 未见异常　2 异常_____	□	皮肤　1 未见异常　2 湿疹　3 糜烂　4 其他_____			□
口腔　　　1 未见异常　2 异常_____	□	肛门　　　　1 未见异常　2 异常_____			□
心肺听诊　1 未见异常　2 异常_____	□	外生殖器　　1 未见异常　2 异常_____			□
腹部触诊　1 未见异常　2 异常_____	□	脊柱　　　　1 未见异常　2 异常_____			□
脐带　1 未脱　2 脱落　3 脐部有渗出　4 其他_____					□
转诊建议　1 无　2 有 原因：_____　　机构及科室：_____					□
指导 1 喂养指导 2 发育指导 3 防病指导 4 预防伤害指导 5 口腔保健指导				□/□/□/□/□	
本次访视日期　　　年　　月　　日		下次随访地点			
下次随访日期　　　年　　月　　日		随访医生签名			

填表说明：

1. 姓名：填写新生儿的姓名。如没有取名则填写母亲姓名＋之男或之女。

2. 出生日期：按照年（4 位）、月（2 位）、日（2 位）顺序填写，如 19490101。

3. 身份证号：填写新生儿身份证号，若无，可暂时空缺，待户口登记后再补填。

4. 父亲、母亲情况：分别填写新生儿父母的姓名、职业、联系电话、出生日期。

5. 出生孕周：指新生儿出生时母亲怀孕周数。

6. 新生儿听力筛查：询问是否做过新生儿听力筛查，将询问结果相应在"通过""未通过""未筛查"上划"√"。若不清楚在"不详"上划"√"。

7. 新生儿疾病筛查：询问是否做过新生儿甲低、新生儿苯丙酮尿症及其他遗传代谢病的筛查，筛查过的在相应疾病上面划"√"；若是其他遗传代谢病，将筛查的疾病名称填入。

8. 喂养方式

（1）母乳喂养：指婴儿只吃母乳，不加任何其他食品，但允许在有医学指征的情况下，加喂药物、维生素和矿物质。

（2）混合喂养：指婴儿在喂母乳同时，喂其他乳类及乳制品。

（3）人工喂养：指无母乳，完全喂其他乳类和代乳品。将询问结果在相应方式上划"√"。

9. "*"为低出生体重、双胎或早产儿需询问项目。

10. 查体

（1）眼外观：婴儿有目光接触，眼球能随移动的物体移动，结膜无充血、溢泪、溢脓时，判断为未见异常，否则为异常。

（2）耳外观：当外耳无畸形、外耳道无异常分泌物，无外耳湿疹，判断为未见异常，否则为异常。

（3）鼻：当外观正常且双鼻孔通气良好时，判断为未见异常，否则为异常。

（4）口腔：当无唇腭裂、高腭弓、诞生牙、口腔炎症（口炎或鹅口疮）及其他口腔异常时，判断为未见异常，否则为异常。

（5）心肺：当未闻及心脏杂音，心率和肺部呼吸音无异常时，判断为未见异常，否则为异常。

（6）腹部：肝脾触诊无异常时，判断为未见异常，否则为异常。

（7）四肢活动度：上下肢活动良好且对称，判断为未见异常，否则为异常。

（8）颈部包块：触摸颈部是否有包块，根据触摸结果，在"有"或"无"上划"√"。

（9）皮肤：当无色素异常，无黄疸、发绀、苍白、皮疹、包块、硬肿、红肿等，腋下、颈部、腹股沟部、臀部等皮肤皱褶处无潮红或糜烂时，判断为未见异常，否则为其他相应异常。

（10）肛门：当肛门完整无畸形时，判断为未见异常，否则为异常。

（11）外生殖器：当男孩无阴囊水肿、鞘膜积液、隐睾，女孩无阴唇粘连，外阴颜色正常时，判断为未见异常，否则为异常。

11. 指导：做了哪些指导请在对应的选项上划"√"，可以多选，未列出的其他指导请具体填写。

12. 下次随访日期：根据儿童情况确定下次随访的日期，并告知家长。

附件 2

1 岁以内儿童健康检查记录表

姓名：　　　　　　　　　　　　　　　　　　　　　　编号□□□－□□□□□

月龄		满月	3 月龄	6 月龄	8 月龄
随访日期					
体重（kg）		_____ 上 中 下	_____ 上 中 下	_____ 上 中 下	_____ 上 中 下
身长（cm）		_____ 上 中 下	_____ 上 中 下	_____ 上 中 下	_____ 上 中 下
头围（cm）					
体格检查	面色	1 红润 2 黄染 3 其他	1 红润 2 黄染 3 其他	1 红润　2 其他	1 红润　2 其他
	皮肤	1 未见异常　2 异常	1 未见异常　2 异常	1 未见异常　2 异常	1 未见异常　2 异常
	前囟	1 闭合　2 未闭 ____cm×____cm	1 闭合　2 未闭 ____cm×____cm	1 闭合　2 未闭 ____cm×____cm	1 闭合　2 未闭 ____cm×____cm
	颈部包块	1 有　2 无	1 有　2 无	1 有　2 无	—
	眼外观	1 未见异常　2 异常	1 未见异常　2 异常	1 未见异常　2 异常	1 未见异常　2 异常
	耳外观	1 未见异常　2 异常	1 未见异常　2 异常	1 未见异常　2 异常	1 未见异常　2 异常
	听力	—	—	1 通过　2 未通过	
	口腔	1 未见异常　2 异常	1 未见异常　2 异常	出牙数（颗）____	出牙数（颗）____
	心肺	1 未见异常　2 异常	1 未见异常　2 异常	1 未见异常　2 异常	1 未见异常　2 异常
	腹部	1 未见异常　2 异常	1 未见异常　2 异常	1 未见异常　2 异常	1 未见异常　2 异常

NOTE

续表

脐部	1 未脱　2 脱落 3 脐部有渗出　4 其他	1 未见异常　2 异常	—————	—————
四肢	1 未见异常　2 异常	1 未见异常　2 异常	1 未见异常　2 异常	1 未见异常　2 异常
可疑佝偻病症状	—————	1 无　2 夜惊 3 多汗　4 烦躁	1 无　2 夜惊 3 多汗　4 烦躁	1 无　2 夜惊 3 多汗　4 烦躁
可疑佝偻病体征	1 无　2 颅骨软化 3 方颅　4 枕秃	1 无　2 颅骨软化 3 方颅　4 枕秃	1 肋串珠　2 肋外翻 3 肋软骨沟　4 鸡胸 5 手镯征	1 肋串珠　2 肋外翻 3 肋软骨沟　4 鸡胸 5 手镯征
肛门 / 外生殖器	1 未见异常　2 异常	1 未见异常　2 异常	1 未见异常　2 异常	1 未见异常　2 异常
血红蛋白值	＿＿＿＿g/L	＿＿＿＿g/L	＿＿＿＿g/L	＿＿＿＿g/L
户外活动	＿＿＿＿小时 / 日	＿＿＿＿小时 / 日	＿＿＿＿小时 / 日	＿＿＿＿小时 / 日
服用维生素 D	＿＿＿＿IU/ 日	＿＿＿＿IU/ 日	＿＿＿＿IU/ 日	＿＿＿＿IU/ 日
发育评估	1 通过　2 未过	1 通过　2 未过	1 通过　2 未过	1 通过　2 未过
两次随访间患病情况	1 未患病　2 患病	1 未患病　2 患病	1 未患病　2 患病	1 未患病　2 患病
其他				
转诊建议	1 无　2 有 原因： 机构及科室：	1 无　2 有 原因： 机构及科室：	1 无　2 有 原因： 机构及科室：	1 无　2 有 原因： 机构及科室：
指导	1 科学喂养 2 生长发育 3 疾病预防 4 预防意外伤害 5 口腔保健	1 科学喂养 2 生长发育 3 疾病预防 4 预防意外伤害 5 口腔保健	1 科学喂养 2 生长发育 3 疾病预防 4 预防意外伤害 5 口腔保健	1 科学喂养 2 生长发育 3 疾病预防 4 预防意外伤害 5 口腔保健
下次随访日期				
随访医生签名				

填表说明：

1.填表时，按照项目栏的文字表述，将在对应的选项上划"√"。若有其他异常，请具体描述。"—————"表示本次随访时该项目不用检查。

2.体重、身长：指检查时实测的具体数值。并根据国家卫生管理部门选用的儿童生长发育参照标准，判断儿童体格发育情况，在相应的"上""中""下"上划"√"。

3.体格检查

（1）满月：皮肤、颈部包块、眼外观、耳外观、心肺、腹部、脐部、四肢、肛门 / 外生殖器的未见异常判定标准同新生儿家庭访视。满月及 3 月龄时，当无口腔炎症（口炎或鹅口疮）及其他口腔异常时，判断为未见异常，否则为异常。

（2）3、6、8 月龄：

①皮肤：当无皮疹、湿疹、增大的体表淋巴结等，判断为未见异常，否则为异常。

②眼外观：结膜无充血、溢泪、溢脓判断为未见异常，否则为异常。

③耳外观：当外耳无湿疹、畸形、外耳道无异常分泌物时，判断为未见异常，否则为异常。

④听力：6月龄时使用行为测听的方法进行听力筛查。检查时应避开婴儿视线，分别从不同的方向给予不同强度的声音，观察孩子的反应，大致地估测听力正常与否。

⑤口腔：3月龄时，当无口腔炎症（口炎或鹅口疮）及其他口腔异常时，判断为未见异常，否则为异常，6和8月龄时按实际出牙数填写。

⑥心肺：当未闻及心脏杂音，肺部呼吸音也无异常时，判断为未见异常，否则为异常。

⑦腹部：肝脾触诊无异常，判断为未见异常，否则为异常。

⑧脐部：无脐疝，判断为未见异常，否则为异常。

⑨四肢：上下肢活动良好且对称，判断为未见异常，否则为异常。

⑩可疑佝偻病症状：根据症状的有无在对应选项上划"√"。

⑪可疑佝偻病体征：根据体征的有无在对应选项上划"√"。

⑫肛门／外生殖器：男孩无阴囊水肿、无睾丸下降不全，女孩无阴唇粘连、肛门完整无畸形，判断为未见异常，否则为异常。

4. 户外活动：询问家长儿童在户外活动的平均时间后填写。

5. 服用维生素 D：填写具体的维生素 D 名称、每日剂量，按实际补充量填写，未补充，填写"0"。

6. 发育评估：按照"儿童生长发育监测图"的运动发育指标进行评估每项发育指标至箭头右侧月龄通过的，为通过。否则为不通过。

7. 两次随访间患病情况：填写上次随访（访视）到本次随访间儿童所患疾病情况，若有，填写具体疾病名称。

8. 指导：做了哪些指导请在对应的选项上划"√"，可以多选，未列出的其他指导请具体填写。

9. 下次随访日期：根据儿童情况确定下次随访日期，并告知家长。

附件 3

1 ～ 2 岁儿童健康检查记录表

姓名：　　　　　　　　　　　　　　　　　　　　　　　编号□□□－□□□□□

月（年）龄		12月龄	18月龄	24月龄	30月龄
随访日期					
体重（kg）		＿＿上 中 下	＿＿上 中 下	＿＿上 中 下	＿＿上 中 下
身长（cm）		＿＿上 中 下	＿＿上 中 下	＿＿上 中 下	＿＿上 中 下
体格检查	面色	1红润　2其他	1红润　2其他	1红润　2其他	1红润　2其他
	皮肤	1未见异常　2异常	1未见异常　2异常	1未见异常　2异常	1未见异常　2异常
	前囟	1闭合　2未闭 ＿＿cm×＿＿cm	1闭合　2未闭 ＿＿cm×＿＿cm	1闭合　2未闭 ＿＿cm×＿＿cm	
	眼外观	1未见异常　2异常	1未见异常　2异常	1未见异常　2异常	1未见异常　2异常
	耳外观	1未见异常　2异常	1未见异常　2异常	1未见异常　2异常	1未见异常　2异常
	听力	1通过2未通过	＿＿＿＿	1通过2未通过	＿＿＿＿

续表

	出牙/龋齿数（颗）	/	/	/	/
	心肺	1 未见异常　2 异常	1 未见异常　2 异常	1 未见异常　2 异常	1 未见异常　2 异常
	腹部	1 未见异常　2 异常	1 未见异常　2 异常	1 未见异常　2 异常	1 未见异常　2 异常
	四肢	1 未见异常　2 异常	1 未见异常　2 异常	1 未见异常　2 异常	1 未见异常　2 异常
	步态	——	1 未见异常　2 异常	1 未见异常　2 异常	1 未见异常　2 异常
	可疑佝偻病体征	1 "O" 型腿 2 "X" 型腿	1 "O" 型腿 2 "X" 型腿	1 "O" 型腿 2 "X" 型腿	——
	血红蛋白值	————	————g/L	————	————g/L
户外活动		————小时/日	————小时/日	————小时/日	——小时/日
服用维生素 D		————IU/日	————IU/日	————IU/日	——
发育评估		1 通过　2 未过	1 通过　2 未过	1 通过　2 未过	——
两次随访间患病情况		1 未患病　2 患病	1 未患病　2 患病	1 未患病　2 患病	1 未患病　2 患病
其他					
转诊建议		1 无　2 有 原因： 机构及科室：	1 无　2 有 原因： 机构及科室：	1 无　2 有 原因： 机构及科室：	1 无　2 有 原因： 机构及科室：
指导		1 科学喂养 2 生长发育 3 疾病预防 4 预防意外伤害 5 口腔保健	1 科学喂养 2 生长发育 3 疾病预防 4 预防意外伤害 5 口腔保健	1 合理膳食 2 生长发育 3 疾病预防 4 预防意外伤害 5 口腔保健	1 合理膳食 2 生长发育 3 疾病预防 4 预防意外伤害 5 口腔保健
下次随访日期					
随访医生签名					

填表说明：

1.填表时，按照项目栏的文字表述，根据查体结果在对应的序号上划"√"。"————"表示本次随访时该项目不用检查。

2.体重、身长：指检查时实测的具体数值。并根据国家卫生管理部门选用的儿童生长发育参照标准，判断儿童体格发育情况，在相应的"上""中""下"上划"√"。

3.体格检查

（1）皮肤：当无皮疹、湿疹、增大的体表淋巴结等，判断为未见异常，否则为异常。

（2）前囟：如果未闭，请填写具体的数值。

（3）眼外观：结膜无充血、无溢泪、无流脓判断为未见异常，否则为异常。

（4）耳外观：外耳无湿疹、畸形、外耳道无异常分泌物，判断为未见异常，否则为异常。

（5）听力：使用行为测听的方法进行听力筛查。检查时应避开小儿的视线，分别从不同的方向给予不同强度的声音，观察孩子的反应，根据所给声音的大小，大致地估测听力正常与否。

（6）出牙数 / 龋齿数（颗）：填入出牙颗数和龋齿颗数。出现褐色或黑褐色斑点或斑块，表面粗糙，甚至出现明显的牙体结构破坏为龋齿。

（7）心肺：当未闻及心脏杂音，肺部呼吸音也无异常时，判断为未见异常，否则为异常。

（8）腹部：肝脾触诊无异常，判断为未见异常，否则为异常。

（9）四肢：上下肢活动良好且对称，判断为未见异常，否则为异常。

（10）步态：无跛行，判断为未见异常，否则为异常。

（11）佝偻病体征：根据体征的有无再对应选项上划"√"。

4. 户外活动：询问家长儿童在户外活动的平均时间后填写。

5. 服用维生素 D：填写具体的维生素 D 名称、每日剂量，按实际补充量填写，未补充，填写"0"。

6. 发育评估：按照"儿童生长发育监测图"的运动发育指标进行评估（见服务规范指南）。每项发育指标至箭头右侧月龄通过的，为通过。否则为不通过。

7. 两次随访间患病情况：填写上次随访到本次随访间儿童所患疾病情况，若有，填写具体疾病名称。

8. 其他：将需要记录又不在标目限制范围之内的内容时记录在此。

9. 转诊建议：转诊无、有在相应数字上划"√"。并将转诊原因及接诊机构名称填入。

10. 指导：做了哪些指导请在对应的选项上划"√"，可以多选，未列出的其他指导请具体填写。

11. 下次随访日期：根据儿童情况确定下次随访的日期，并告知家长。

附件 4

3～6 岁儿童健康检查记录表

姓名：　　　　　　　　　　　　　　　　　　　　　　　编号□□□－□□□□□

月龄		3岁	4岁	5岁	6岁
随访日期					
体重（kg）		＿＿ 上 中 下	＿＿ 上 中 下	＿＿ 上 中 下	＿＿ 上 中 下
身长（cm）		＿＿ 上 中 下	＿＿ 上 中 下	＿＿ 上 中 下	＿＿ 上 中 下
体格发育评价		1正常　2低体重 3消瘦　4发育迟缓 5超重	1正常　2低体重 3消瘦　4发育迟缓 5超重	1正常　2低体重 3消瘦　4发育迟缓 5超重	1正常　2低体重 3消瘦　4发育迟缓 5超重
体格检查	视力	＿＿＿＿			
	听力	1通过　2未过			
	牙数（颗）/龋齿数	/	/	/	/
	心肺	1未见异常2异常	1未见异常2异常	1未见异常2异常	1未见异常2异常
	腹部	1未见异常2异常	1未见异常2异常	1未见异常2异常	1未见异常2异常
	血红蛋白值	＿＿＿g/L	＿＿＿g/L	＿＿＿g/L	＿＿＿g/L
	其他				

续表

两次随访间患病情况	1 无 2 肺炎＿＿次 3 腹泻＿＿次 4 外伤＿＿次 5 其他＿＿＿	1 无 2 肺炎＿＿次 3 腹泻＿＿次 4 外伤＿＿次 5 其他＿＿＿	1 无 2 肺炎＿＿次 3 腹泻＿＿次 4 外伤＿＿次 5 其他＿＿＿	1 无 2 肺炎＿＿＿次 3 腹泻＿＿次 4 外伤＿＿次 5 其他＿＿＿
转诊建议	1 无　2 有 原因： 机构及科室：	1 无　2 有 原因： 机构及科室：	1 无　2 有 原因： 机构及科室：	1 无　2 有 原因： 机构及科室：
指导	1 合理膳食 2 生长发育 3 疾病预防 4 预防意外伤害 5 口腔保健	1 合理膳食 2 生长发育 3 疾病预防 4 预防意外伤害 5 口腔保健	1 合理膳食 2 生长发育 3 疾病预防 4 预防意外伤害 5 口腔保健	1 合理膳食 2 生长发育 3 疾病预防 4 预防意外伤害 5 口腔保健
下次随访日期				
随访医生签名				

填表说明：

1. 填表时，按照项目栏的文字表述，在对应的选项前划"√"。若有其他异常，请具体描述。"————"表示本次随访时该项目不用检查。

2. 体重、身长：指检查时实测的具体数值。并根据国家卫生管理部门选用的儿童生长发育参照标准，判断儿童体格发育情况，在相应的"上""中""下"上划"√"，并做出体格发育评价。

3. 体格检查

（1）视力检查：填写具体数据，使用国际视力表或对数视力表均可。

（2）听力检查：3 岁时使用行为测听的方法进行听力筛查，将结果在相应数字上划"√"。

（3）牙齿数与龋齿数：据实填写牙齿数和龋齿数。出现褐色或黑褐色斑点或斑块，表面粗糙，甚至出现明显的牙体结构破坏为龋齿。

（4）心肺：当未闻及心脏杂音，肺部呼吸音也无异常时，判断为未见异常，否则为异常。

（5）腹部：肝脾触诊无异常，判断为未见异常，否则为异常。

（6）血红蛋白值：填写实际测查数据。

（7）其他：将体格检查中需要记录又不在标目限制范围之内的内容时记录在此。

4. 两次随访间患病情况：在所患疾病后填写住院次数。

5. 其他：当有表格上未列入事宜，但须记录时，在"其他"栏目上填写。

6. 指导：做了哪些指导请在对应的选项上划"√"，可以多选，未列出的其他指导请具体填写。

7. 下次随访日期：根据儿童情况确定下次随访的日期，并告知家长。

注：《中医药健康管理服务规范（国卫基层发〔2013〕7 号）》；2013 年 7 月 31 日由国家卫生计生委、国家中医药管理局联合印发。

主要参考书目

1. 胡亚美，申昆玲，沈颖. 诸福堂实用儿科学 .8 版 . 北京：人民卫生出版社 .2015.

2. 张奇文. 实用中医保健学（修订本）. 北京：中国医药科技出版社，2016.

3. 桂永浩，薛辛东. 儿科学 .3 版 . 北京：人民卫生出版社，2015.

4. 石淑华，戴耀华. 儿童保健学 .3 版 . 北京：人民卫生出版社，2019.

5. 黎海芪. 实用儿童保健学 . 北京：人民卫生出版社，2018.

6. 毛萌. 儿童保健学分册 . 北京：人民卫生出版社，2017.

7. 汪受传，俞景茂. 中医儿科临床研究 . 北京：人民卫生出版社，2009.

8. 俞景茂. 儿科各家学说及应用 . 北京：中国中医药出版社，2017.

9. 汪受传. 中医药学高级丛书·中医儿科学 .2 版 . 北京：人民卫生出版社，2011.